患者さんのために知っておきたい
画像診断情報
100

全国国立病院療養所放射線技師会 編

医療科学社

刊行にあたり

　本書を刊行するに至ったきっかけを書き記しておかなければならない．

　3年ほど前になるが，小児の痛ましい医療事故を覚えていらっしゃる方も少なくないはずである．

　当時の新聞を改めて読み返してみると，東京都内の病院で，5歳の男児が亡くなった．腸がねじれて急激に悪化する腸閉塞だった．苦しむ子が病院に運ばれた朝，家族や看護師は何度も，早く診て，と訴えたが，当直医は待たせて放置した．母親によると，ようやく腹部のX線撮影などをした後，小児の診察をして，「腸が詰まってガスがたまっている．もう一度，浣腸して検査しましょう」と言い残して，点滴，浣腸以外の処置はなかった．当直医は，その後，一度も様子を見に来ず，午前11時ごろ帰宅した．日勤の小児科医に重い腸閉塞の子がいると引き継いだが，X線写真は見せていなかった．容体が悪化するなか，日勤の医師も昼過ぎまで，一度も病室を訪れなかった．午後4時すぎに男児は亡くなり，死因は司法解剖で，絞扼性イレウス（腸閉塞）と判明した．

　この病院は，以前に治療を受け，小児救急の充実をめざし休日でも小児科医が診てくれるので選んだ病院だったが，そこでの最悪なできごととなってしまった．

　この痛ましいできごとのなかで，診療放射線技師は，救急医療の一端を担っている職種として，腹部の撮影を担当していたが，その撮影した画像について，医師へ何のコメントもしなかったのであろうか．

　これらに関する詳しい情報は入手していないが，少なくとも，撮影した腹部の画像が紙上に掲載してあったので，それが特徴的な画像であったことから，緊急性を要することは判断できたはずである．診断・治療の領域を超えるということを言っているのではなく，実際に撮影した技師が，一言，コメントを言えるような環境であった

ならば，また，救急時の画像の知識を有していたならば，この痛ましい事故は回避できたのではないだろうか．言えない環境であっても，言える勇気があれば，幼い命を救えたのではないだろうか．

　緊急性が高いほど，医療従事者間のコミュニケーションにより，患者さんに対する一体となった取り組みが求められるはずである．それには互いの職種に対して尊厳を持つことが条件であるならば，診療放射線技師として画像を読み取る力を養っていくことは，医療人として最低限必要なことであり，そのための研鑽を欠かすことはできない．真の医療従事者として，チーム医療の一員として，強く認識してほしいと願うばかりである．

　そういうなかで，本書は，本会会員から提供していただいた，「診療放射線技師として最低限知ってほしい画像とそれに関連する臨床情報」を収載した．痛ましいできごとを繰り返さないための一助になれば，本書を刊行した意義が最大限生かされると思っている．

2006年3月吉日
全国国立病院療養所放射線技師会

　　　　　　　　　　　　　　　　　　会長　大塚　次男

患者さんのために知っておきたい **画像診断情報100**

〈目次〉

発刊にあたり────大塚 次男

頭 部 ・1

1. 多発外傷・1
2. 頭部外傷（1）・6
3. 頭部外傷（2）・8
4. 外傷性脳実質内出血および血腫・10
5. 交通外傷による急性硬膜外血腫・12
6. 両側慢性硬膜下血腫・14
7. 急性くも膜下出血（1）・16
8. 急性くも膜下出血（2）・19
9. 急性くも膜下出血（3）・23
10. 非典型的くも膜下出血・26

[脳出血症例一覧]・28
　【急性硬膜下血腫／慢性硬膜下血腫／くも膜下出血（1）／くも膜下出血（2）／脳内出血混合型（ICH）／小脳出血／脳幹出血および脳挫傷／硬膜外血腫／脳梗塞／被殻出血，皮質下出血／脳内出血混合型】

11. 急性脳梗塞またはTIA（一過性脳虚血発作）疑い・36
12. 脳梗塞（1）・40
13. 脳梗塞（2）・44

14 小脳梗塞・48
15 脳静脈血栓症・50
16 右中大脳動脈閉塞・54
17 右中大脳動脈動脈瘤・56
18 肺癌の頭蓋骨転移・60
19 肺癌の骨転移・64
20 髄膜腫・66
21 神経膠芽腫・68
22 インフルエンザ脳症・70
23 ヘルペス脳炎・72
24 多発性硬化症・74

胸部 • 77

25 急性心筋梗塞，右冠状動脈梗塞・78
26 急性心筋梗塞，左冠動脈前下降枝梗塞・80
27 タコつぼ型心筋症（左室壁運動異常）・81
28 心不全・84
29 解離性大動脈瘤・86
30 胸腹部解離性大動脈瘤・88
31 大動脈瘤破裂（1）・90
32 大動脈瘤破裂（2）・91
33 胸部大動脈瘤破裂・93
34 肺梗塞・94
35 肺塞栓症・96
36 深部静脈血栓症による肺塞栓症・98
37 食道穿孔（1）・102
38 食道穿孔（2）・105
39 食道閉鎖，気管食道瘻・108
40 肺癌疑い・110

- 41 自然気胸・112
- 42 気胸・116
- 43 外傷性気胸・118
- 44 喀血・121
- 45 縦隔気腫・124
- 46 肺結核（1）・126
- 47 肺結核（2）・128

腹部 ・133

- 48 消化管穿孔（1）・134
- 49 消化管穿孔（2）・136
- 50 消化管穿孔（3）・138
- 51 十二指腸潰瘍穿孔・142
- 52 十二指腸潰瘍穿孔，急性汎発性腹膜炎・144
- 53 上腸間膜動脈塞栓症（1）・146
- 54 上腸間膜動脈塞栓症（2）・148
- 55 腸管穿孔・150
- 56 穿孔性腹膜炎・156
- 57 転移性肝癌破裂・158
- 58 脾外傷・160
- 59 脾損傷・163
- 60 交通外傷による脾臓損傷・166
- 61 外傷による腹痛，腹直筋血腫・168
- 62 急性胆囊炎，胆石・172
- 63 急性膵炎・175
- 64 神経芽細胞腫・178
- 65 下血・181
- 66 膵臓癌術後出血・184
- 67 腸閉塞症・186

- 68 大腸癌による腸重積・188
- 69 閉鎖孔ヘルニア・192
- 70 子宮外妊娠・194
- 71 中腸回転異常，中腸軸捻転・196

脊椎 ・199

- 72 頸椎脊椎・脊髄外傷・200
- 73 頸椎硬膜外血腫・202
- 74 咽後膿瘍・204
- 75 第12胸椎脱臼骨折・206
- 76 外傷性胸椎圧迫骨折・210
- 77 外傷性腰椎圧迫骨折・212
- 78 器材落下による脊椎損傷・214

小児救急 ・217

- 79 鎖骨骨折・218
- 80 若木骨折・220
- 81 上腕骨顆上骨折・222
- 82 気管支喘息・224
- 83 中腸軸捻転・226
- 84 異物誤飲（ボタン電池）・228
- 85 腸重積・231

骨折，外傷等 ・ 285

- 86 胸部・胸郭外傷および損傷・236
- 87 肩関節・238
- 88 肩関節前方脱臼・240
- 89 左肩脱臼・242
- 90 骨盤骨折（1）・244
- 91 骨盤骨折（2）・246
- 92 骨盤骨折，腎損傷・248
- 93 下腿骨骨折（右下腿粉砕骨折）・251
- 94 左足関節外果骨折・254
- 95 左前腕・手関節（コーレス骨折）・256
- 96 多発外傷（1）・258
- 97 多発外傷（2）・261
- 98 右股関節開排制限（股関節脱臼）・266
- 99 右ペルテス病・268
- 100 右大腿骨頭すべり症・270

資料提供者一覧・x
索引・273
編集後記・281
参考文献・283

資料提供者一覧

国立病院機構　弘前病院	逢坂　耕司，加藤　文男
国立病院機構　仙台医療センター	工藤　洋，齋　洋子，茄子川　集，佐久間　教之，長尾　眞人
国立病院機構　霞ヶ浦医療センター	昆布谷　三恵子
国立病院機構　埼玉病院	北川　一仁，小高　喜久雄
国立がんセンター東病院	池野　直哉，秋田　経理，加藤　芳人，田仲　隆
国立病院機構　下志津病院	山村　恭子，尾形　健三郎
国立病院機構　東京医療センター	加藤　融，鈴木　成人，菊池　進，大塚　次男
国立病院機構　災害医療センター	谷崎　洋，田村　正樹，大棒　秀一
国立国際医療センター	金井　一能，堀　延壽，大沼　裕，小林　一三
国立成育医療センター	跡田　直利，昆布谷　三恵子，梶谷　敏郎
国立病院機構　東京病院	廣井　典夫，森田　善政
国立精神・神経センター武蔵病院	立道　信宏，小林　信久
国立病院機構　村山医療センター	周東　森昭，小酒井　安二
国立病院機構　相模原病院	安保　勝裕，渡部　幸雄
国立病院機構　西新潟中央病院	塚田　洋子，石川　玉樹
国立病院機構　名古屋医療センター	坂野　和徳，林　隆彦
国立病院機構　金沢医療センター	松崎　和浩，中町　繁士
国立病院機構　舞鶴医療センター	坂本　龍彦，花房　範計，川北　欣弘，大住　隆
国立病院機構　京都医療センター	松尾　浩二，坂下　善治
国立病院機構　大阪南医療センター	米田　茂，宇治　茂
国立病院機構　近畿中央胸部疾患センター	中尾　博司，松岡　源郎
国立病院機構　姫路医療センター	近藤　和也，酒井　春美
国立病院機構　南和歌山医療センター	鷲谷　文男
国立病院機構　呉医療センター	難波　宗平，高木　秀亮，小山　悟司，今井　英司，日山　博則，岡本　雄策，北江　謙次
国立病院機構　岩国医療センター	河野　民生
国立病院機構　香川小児病院	山口　雄作，門谷　豊実
国立病院機構　高知病院	下井　睦男
国立病院機構　九州医療センター	楢崎　亜希子，井手口　忠光，赤澤　史生，山本　静成，池田　尋隆
国立病院機構　長崎医療センター	田中　範司，宮崎　悟
国立病院機構　熊本医療センター	田畑　信幸，田上　俊一

頭　部

1 多発外傷 頭蓋骨骨折＋急性硬膜下血腫＋脳挫傷＋骨盤骨折＋腹部出血（骨盤内）＋脳ヘルニア　multiple injury

● 主訴・症状 ●

横断歩道を走行中車にはねられる．左側頭部に3×3cm血腫（＋），救急車内レベルⅢ-200，対光反射なし．瞳孔同大，酸素10L，ERへ．レベルⅢ200-300R＞左アニソコリーあり，対光反射なし．

● 画像診断情報 ●

頭蓋骨骨折

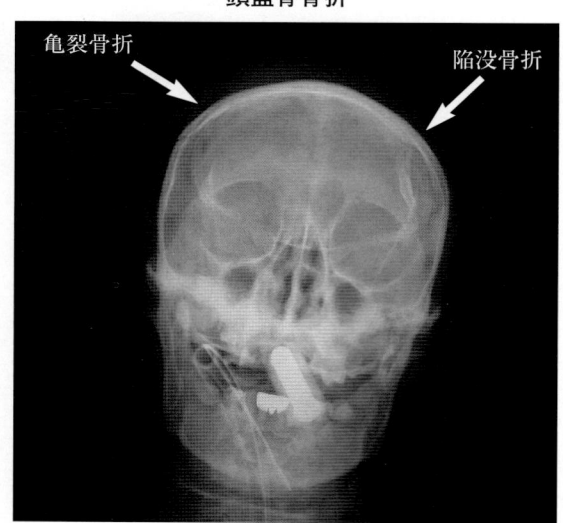

頭部単純像

脳挫傷および急性硬膜下血腫

急性硬膜下血腫のために脳室が圧迫
されて左側へ偏位している.

脳挫傷
陥没骨折

頭部CT像

骨盤骨折および筋層内出血

腹部単純像

骨折
血腫

骨盤部CT像

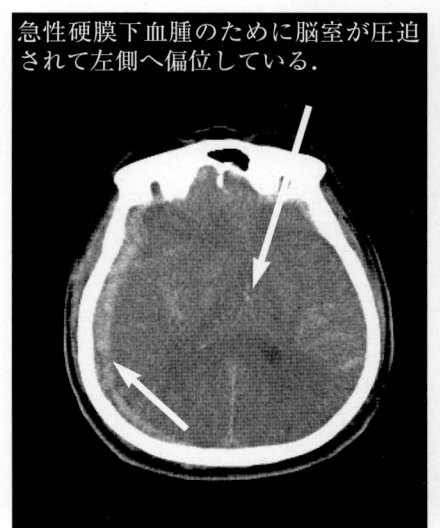

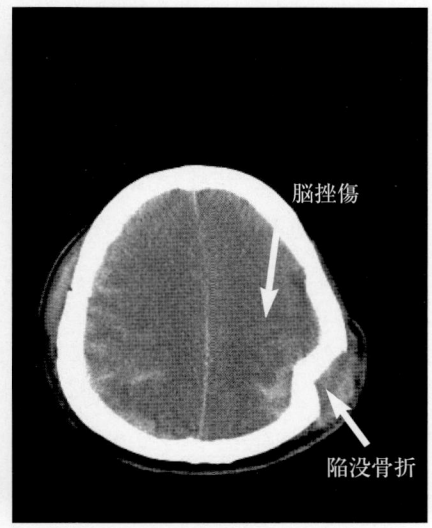

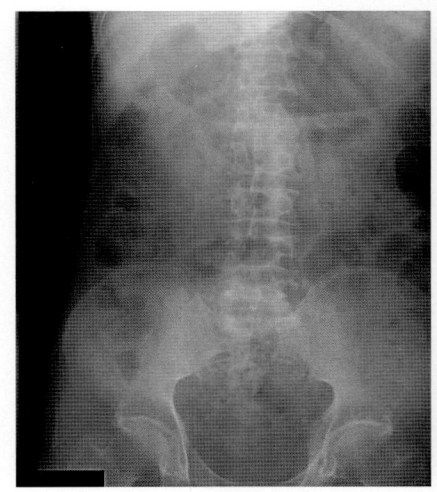

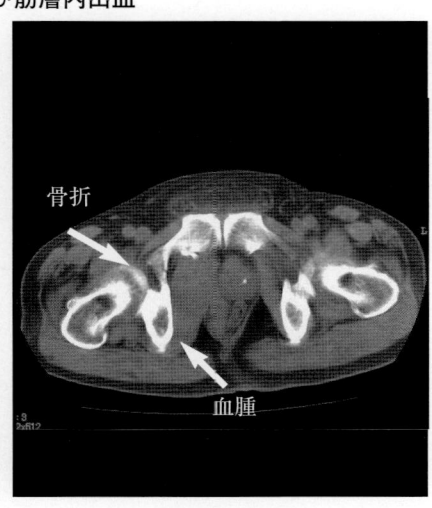

● ワンポイント ●

〈急性硬膜下血腫（acute subdural hematoma：ASDH）〉

　頭部打撲後，比較的急激に生じるもので，重症の意識障害や脳挫傷を伴う．頭部外傷のなかで，出血は脳硬膜とくも膜のあいだに存在し，脳実質を圧迫して脳障害を生ずる．CTでは三日月型の血腫像を呈する．これは硬膜下腔に出血が広がることによる．治療方法は血腫除去や減圧術があり，脳挫傷を伴うため予後不良となる．乳幼児では軽微な外傷であっても急性硬膜下血腫を生じることがある．

〈骨盤骨折〉

　骨盤骨折は強大な外力が加わったことを意味しており，頭部外傷，胸部外傷，腹部外傷等を伴っていることが多い．また骨盤腔内には多くの血管が走行し，骨盤骨折による血管損傷は大量の出血をきたす．

〈瞳孔左右不同症（アニソコリー，アニソコリア）〉

　瞳孔の大きさが左右異なること．瞳孔の大きい側の動眼神経が麻痺すると生じる．

〈脳ヘルニア〉

　脳がむくみ，脳組織が頭蓋骨の外にはみ出てしまう状態．生命の危険がある．

box box box box box

対光反射（反応）(light reflex)

　瞳孔反射のひとつで，目に光が入るか，光の強さが急に増加したとき瞳孔が縮小し，光が弱くなれば瞳孔が散大する反応で，反射的に起こる（瞳孔反射）．この反応には直接性瞳孔反射と共感（同感）性瞳孔反射の2つがあり，いずれも両側の瞳孔縮小が起こる．
　対光反射は刺激光が黄斑に近く当たるほど強く起こり，周辺刺激では起こらない．

頭蓋陥没骨折（depressed skull fracture）

　頭蓋冠の一部が内方へ偏位した骨折．いわゆる皿状骨折，山高帽骨折，ピンポン骨折は乳児期では規則的な頭蓋陥凹からなり，骨折と関係ないこともある．

硬膜下出血（subdural hemorrhage）

　硬膜とくも膜の間の出血．脳表の小動脈，静脈の損傷により硬膜下血腫を形成，大多数の症例で脳挫傷を伴う．硬膜下血腫を形成し，脳の一次損傷の程度により予後は異なるが，硬膜外血腫に比し極めて予後が悪い．慢性血腫は偽膜により被嚢される．

急性硬膜下出血

：頭部外傷に伴うもので，典型的臨床経過は外傷直後から高度な意識障害が存在し，地主の増大によりさらに意識障害が悪化，脳ヘルニア状態に伸展する．CTでは三日月状の急性硬膜下血腫が高吸域として描出され，中心構造の著名な偏位がみられる．

瞳孔（左右）不同症（anisocoria）

　2つの瞳孔の大きさが異なる状態．
　瞳孔の大きさは，正常の生理状態では光を当てると一度収縮するがすぐに散大し，対光反射における瞳孔変動（hippus）がある．Horner症候群では一側性の縮瞳があり，暗所で瞳孔不同が著明となる．4％コカインの点眼で散瞳が起これば節前線維またはそれより中枢の障害であり，瞳孔に変化がなければ節後線維の障害といえる．0.1％エピネフリン点眼を行うと節前線維またはそれより中枢の障害では変化はないが，節後線維の障害では散瞳が起こる．Adieの緊張性瞳孔では，障害側の瞳孔は大きく，対光反射はなく，近見反射では瞳孔は非常にゆっくり収縮し，注視点を取り除くとまた非常にゆっくり散大する．虹彩辺縁に虫の動くような動きがみられる．副交感神経刺激興奮薬（ピロカルビン）0.1％の点眼で瞳孔は著明に収縮する．

脳ヘルニア（cerebral hernia）

　脳は頭蓋骨に囲まれ大後頭孔で外部と連絡しており，大脳鎌により左右の大脳半球に，小脳テントにより小脳半球と大脳半球に分けられているが，腫瘤あるいは脳浮腫により頭蓋内圧が亢進し頭蓋骨欠損部を通して脳組織が突出することをいう．大脳鎌ヘルニア，前天幕切痕ヘルニア，後天幕切痕ヘルニア，小脳・扁桃ヘルニア（大後頭孔ヘルニア），上行性天幕切痕ヘルニアがある．

2 頭部外傷（1）頭蓋骨骨折＋脳挫傷＋脳内出血
head injury

● 主訴・症状 ●

屋根の上から転落し，コンクリート上に倒れていたところ発見．レベル3-3-9度方式：Ⅲ-100，自発呼吸あり，レベルⅢ-300．挿管，サーフロ，バルン挿入，頭部単純撮影，頭部CT撮影，ICUへ入院する．

● 画像診断情報 ●

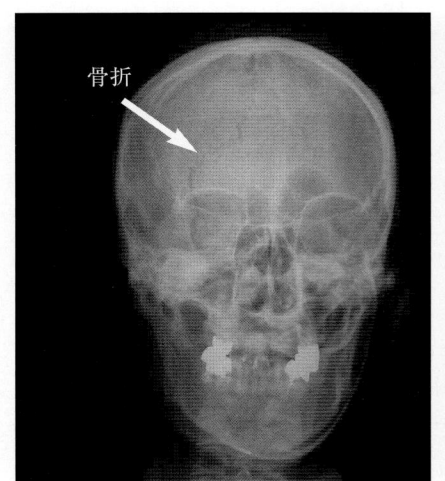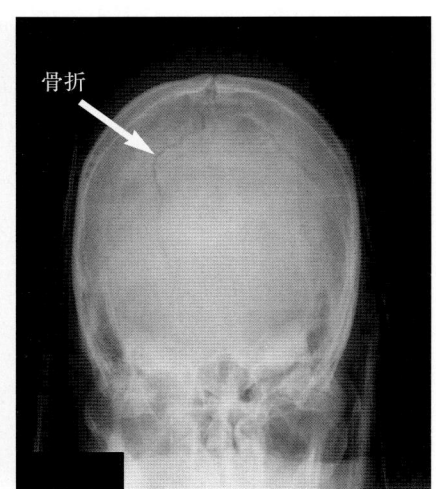

骨折

骨折

頭部単純像

頭　部

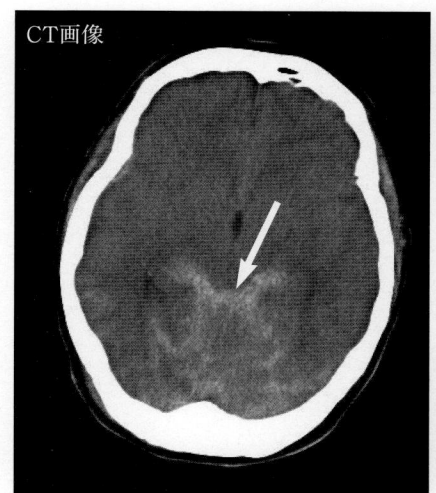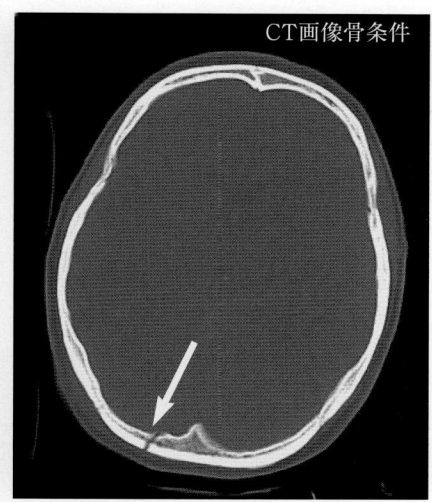

頭部CT像

● **必要な対応事項** ●

・交通事故および転落事故など頭部に外圧のかかった事故の場合は骨条件の画像が必要．
・硬膜外血腫，硬膜下血腫の場合は，頭蓋骨との境が明瞭に観察できるような画像を作成する．
・出血による急激な血圧変動，状態悪化に注意する．
・頸椎損傷の可能性もあるので，患者移動には細心の注意を払い，頸椎側面像（cross table X線）による確認が必要．

3 頭部外傷（2）頭蓋骨骨折＋外傷性硬膜外血腫
head injury

● 主訴・症状 ●

めまい・ふらつき・転倒．

● 画像診断情報 ●

頭部外傷

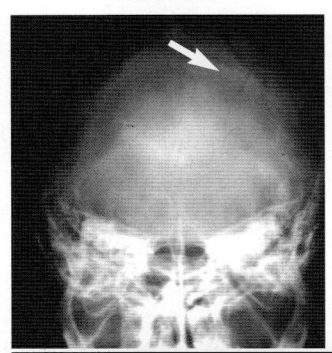

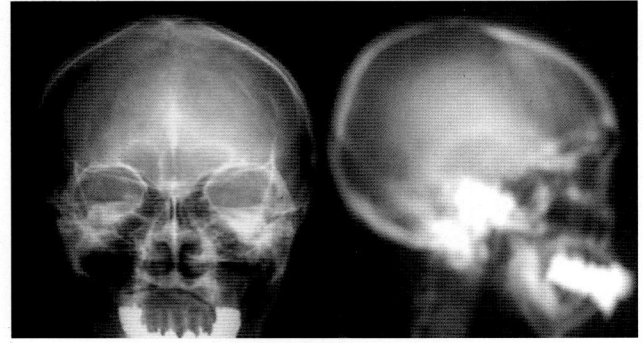

頭部単純像

〈頭部外傷時の単純撮影〉

　頭部撮影（3方向：タウン撮影は必須）および頸椎損傷の可能性もあるため頸椎撮影が必要である．

頭　部

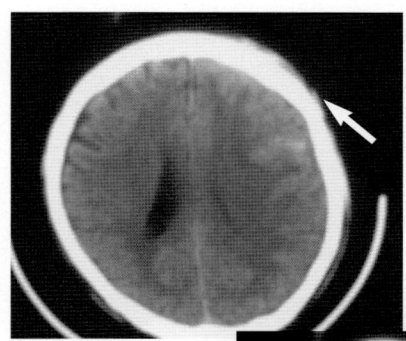

頭部CT像

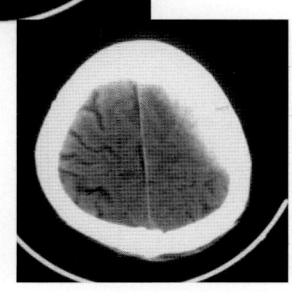

● ワンポイント ●

　cross table X線による頸椎側面撮影を最優先で行い，頸椎損傷の有無を確認する．撮影時は両肩との重なりを避けるため両上肢を下方へ牽引下垂させる．

● 必要な対応事項 ●

　状態悪化を認めた場合緊急手術を行う．

画像診断情報 100

4 外傷性脳実質内出血および血腫
traumatic intracerebral hemorrhage (ICH) & hematoma

● 主訴・症状 ●

転落による頭部外傷，意識障害．

● 画像診断情報 ●

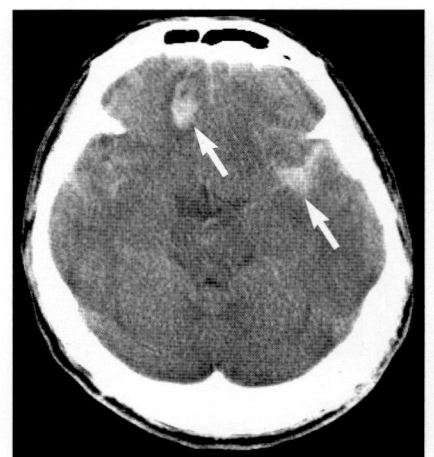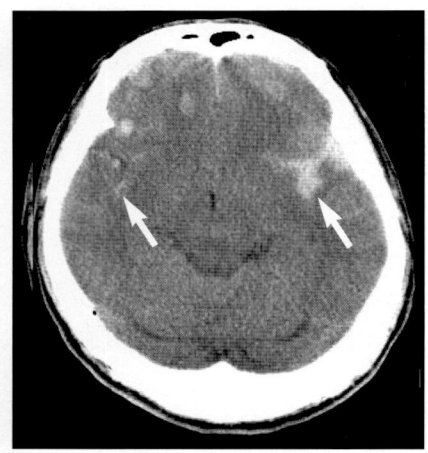

来院時頭部CT像

　CTでシルビウス裂および上前頭回，上側頭回近傍に高X線吸収域が認められる．

〈撮影のポイント〉
・頭蓋底部などはthin slice撮影する．
・左右の対称性が比較でき，動きによるアーチファクトを極力避ける．
・頭頂部まで撮影する（頭頂部の上矢状脈洞近傍の血腫を見逃さないため）．
・必要に応じて骨条件を追加し，頭蓋骨骨折診断情報を高める．

頭　部

〈診断のポイント〉
・頭皮下血腫，頭蓋骨損傷部位により衝撃を受けた側を同定し，直撃（同側）損傷，対側（反対）損傷の確認をする．
・正中構造の偏位，脳槽，脳溝の描出具合，神経学的所見との総合的所見により手術適応などの治療方針が決定される．

● ワンポイント ●

　初回CTで異常所見がなくても，経過観察が必要であり数時間以内のCT再検査も考慮する．

● 必要な対応事項 ●
・発生初期は，経過観察が重要，入院が望ましい．
・常に患者の状態把握を行い，様態急変に十分注意する．
・状態の急激な悪化をみる場合は，開頭術による血腫除去や減圧術を行う．

画像診断情報 100

5 交通外傷による急性硬膜外血腫
traffic accident acute epidural hematoma（AEDH）

● 主訴・症状 ●

　意識障害1（JCS）．急性硬膜外血腫，右側頭骨骨折，腰椎圧迫骨折，左上腕骨骨折が認められ，同日緊急開頭手術，左上腕整復術施行（術後は良好で1か月後に退院）．

● 画像診断情報 ●

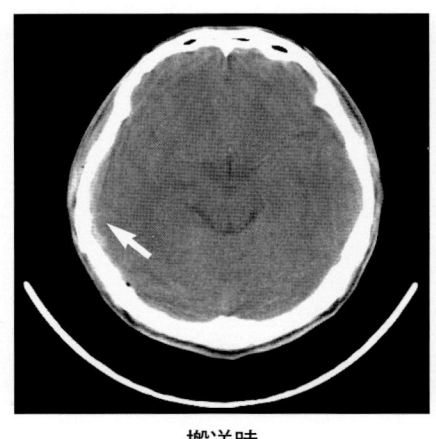
搬送時

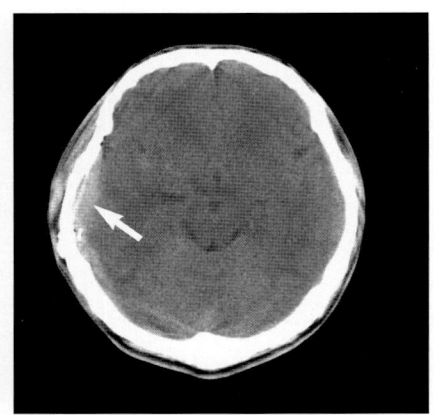
1時間30分後

頭部CT像

〈撮影のポイント〉
・血腫が少量の場合，隣接する骨との区別が難しいため，5mm以下のthin slice撮影をする．
・骨条件での画像再構成やウインドウ幅を広げるなど，骨損傷や血腫の有無の確認が必要不可欠となる．

頭　部

〈画像評価〉

　画像上の注意点：硬膜外血腫が右側頭部に生じており，1時間30分後には血腫の増大が確認された．CT上は凸レンズ型の高吸収を示す．

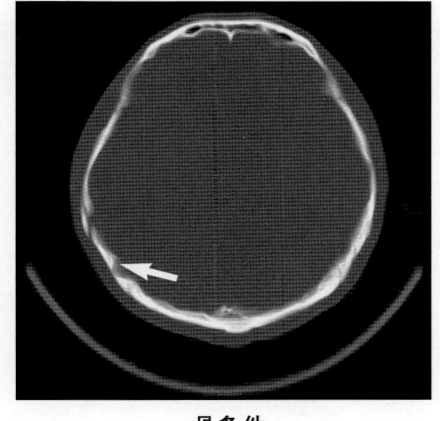

骨条件

● 検査フロー ●

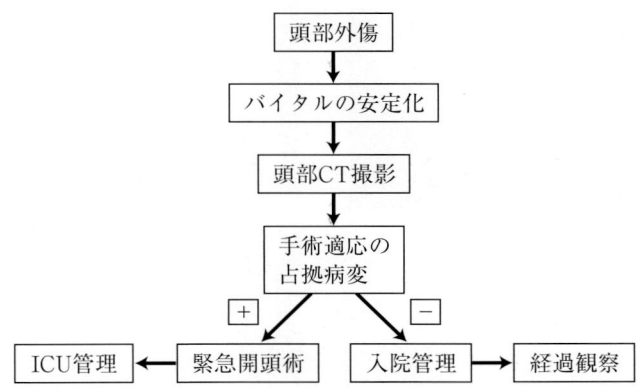

● 必要な対応事項 ●

・発症初期は，重症度に関係なく入院させ経過観察が必要．
・硬膜外血腫は頭蓋骨と硬膜の間に生じる血腫であり，外傷生のものが多く，大部分が骨折を伴う．
・硬膜外血腫は徐々に増大する傾向があり，短時間での経過観察が必要となる．

6 両側慢性硬膜下血腫
bilateral chronic subdural hematoma (CSDH)

● 主 訴 ・ 症 状 ●

頭痛.

● 画 像 診 断 情 報 ●

両側慢性硬膜下血腫手術前

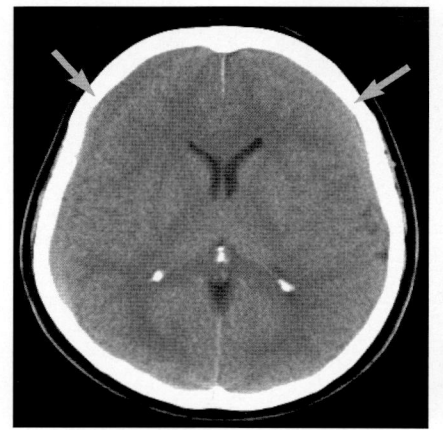
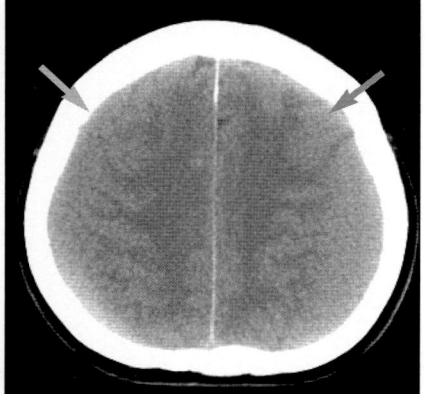
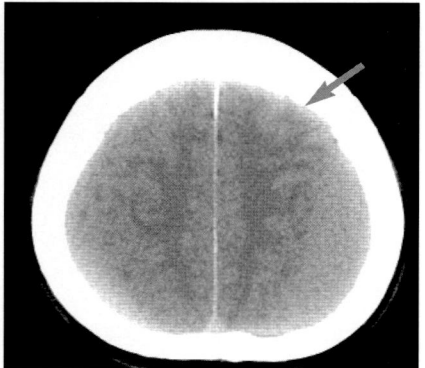

頭部CT像

頭　部

両側慢性硬膜下血腫手術後

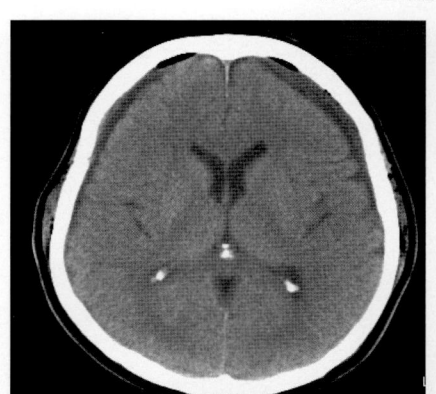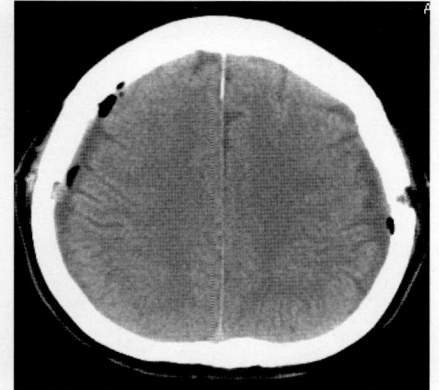

頭部CT像

　術前CT像では両側前頭から頭頂部に広範な血腫を認め，両側シルビウス裂は消失している．また両側側脳室前角も血腫の圧迫により狭小化している．術後CTでは，血腫は除去されシルビウス裂両側側脳室前角は描出されている．血腫除去に伴う空気像を右側前頭から頭頂部，左側頭頂部において認める．

● ワンポイント ●

・発症からの経過時間により，脳実質と同濃度を呈することがあり注意を要する．
・慢性硬膜下血腫は頭部外傷後約2週間から3か月に発生する．血腫増大により脳圧迫が生じ，精神症状や運動知覚障害を呈する．

● 必要な対応事項 ●

　経時的なCTによる経過観察を行い，血腫増大を認め，手術適応との診断がなされた場合は，穿頭術による血腫除去と洗浄を行う．

7 急性くも膜下出血（1）
acute subarachnoid hemorrhage (SAH)

● 主訴・症状 ●

突然発症の激しい頭痛，嘔吐，痙攣発作．意識障害．

● 画像診断情報 ●

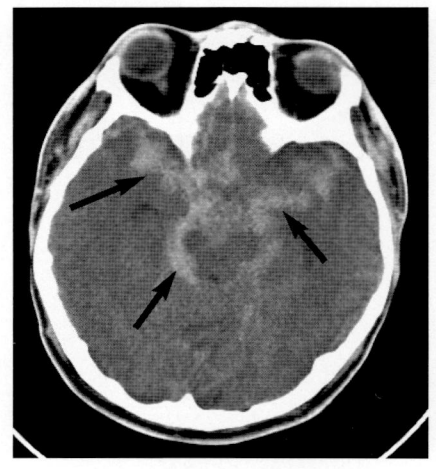
急性クモ膜下出血発症時

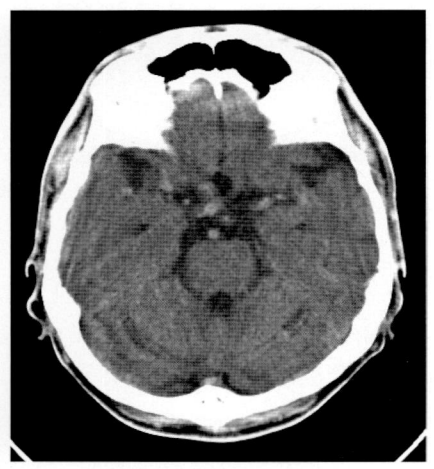
発症前

頭部CT像

　脳底部くも膜下槽が高X線吸収域として描出され，急性期のSAHが認められる．緊急手術などが必要な状況である．
〈検査条件〉
　頭蓋底部などはthin slice撮影し，画像作成時ウインドウ幅を広めに設定し骨との境界領域を注意深く観察する．

頭　部

〈追加情報〉
　右大脳半球を中心に巨大脳動静脈奇形（arterio-venous malformation：AVM）が認められた．

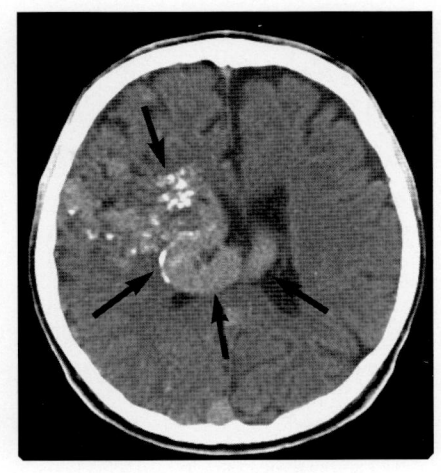

● 検査フロー ●

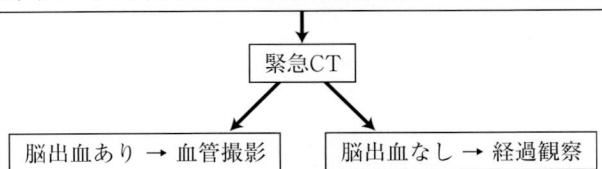

● **必要な対応事項** ●

・発症初期は，重傷度に関係なく入院させ経過観察が必要．
・急性くも膜下出血では動脈瘤破裂による発症が多く，出血源を早期に検索し開頭によるクリッピングなどの外科的な処置およびコーティング術など，カテーテルによる血管内治療が必要．

● **緊急対応事項** ●

・脳内出血，くも膜下出血が確認されれば血管撮影が必要．
・患者の気道確保，嘔吐による気管閉塞に注意が必要．
・脳浮腫，脳ヘルニアなどによる患者様態の急変に留意する．

頭部

8 急性くも膜下出血（2）
acute subarachnoid hemorrhage (SAH)

● 主訴・症状 ●

51歳，男性．嘔吐，意識障害，右顔面を含む右方麻痺．問いに対し「はい」としか答えられない．

● 画像診断情報 ●

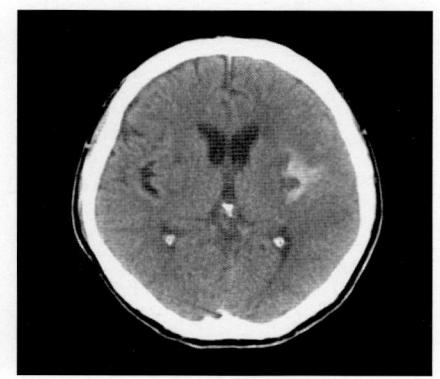

急性くも膜下出血発症時
頭部CT像

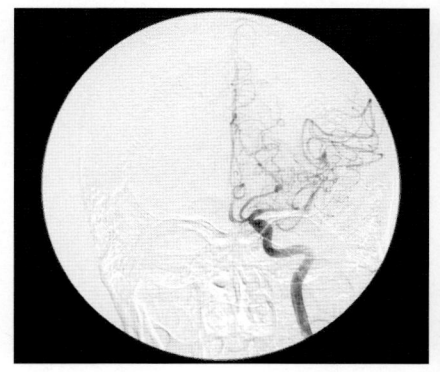

正面

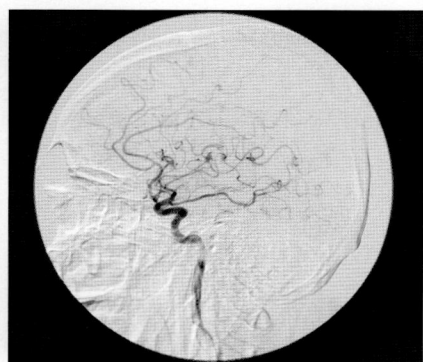

側面

血管撮影像

画像診断情報 100

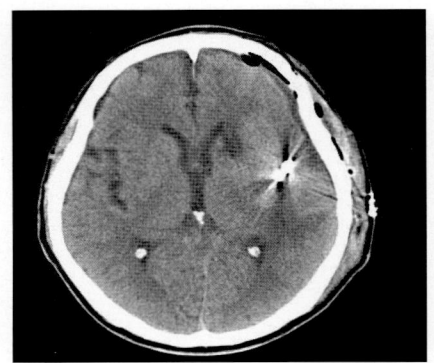
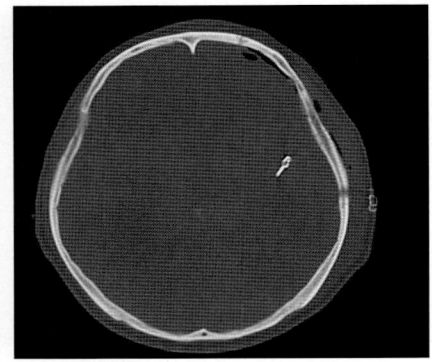

クリッピング術後　頭部CT像

　左シルビウス裂が高X線吸収域として描出されている．急性くも膜下出血．緊急血管撮影により出血源を同定し，緊急手術により左中大脳動脈，動脈瘤に対し開頭クリッピング術．
〈検査条件〉
　頭蓋底部などはthin slice撮影．多くは，くも膜下出血が容易に診断される．しかし，出血量が少ない場合は見逃されることもあり，ウインドウ幅を適時変化させるなどして，頭蓋骨との境界領域などを注意深く観察する．〔髄液検査（腰椎部穿刺で髄液を採取）で血性髄液（赤〜黄色）の有無を調べることがある〕．
〈追加情報〉
　左中大脳動脈，動脈瘤に対し開頭クリッピング術施術．

● ワンポイント ●

〈開頭手術または血管内治療後〉
　術後はICU管理（約2週間ほど）．循環血液量，脳灌流圧の維持に留意．手術が順調に行われた場合でも，くも膜下出血後1〜2週間の間に，約半数の人に脳血管攣縮の症候がみられる場合がある．
　そのほか，水頭症，髄膜炎，てんかんなどの頭蓋内合併症や全身合併症（肺炎，

消化管出血，肝不全，腎不全，尿路感染症，血液凝固能異常，多臓器不全など）を起こす危険性があり，予防および適切な処置が必要で，場合によってはさらに別の手術が必要となる場合がある．

　破裂脳動脈瘤によるくも膜下出血は，順調に経過しているようにみえても，発症後約1か月～2か月以内は急変する場合のある難しい病気である．

● **検 査 フ ロ ー** ●

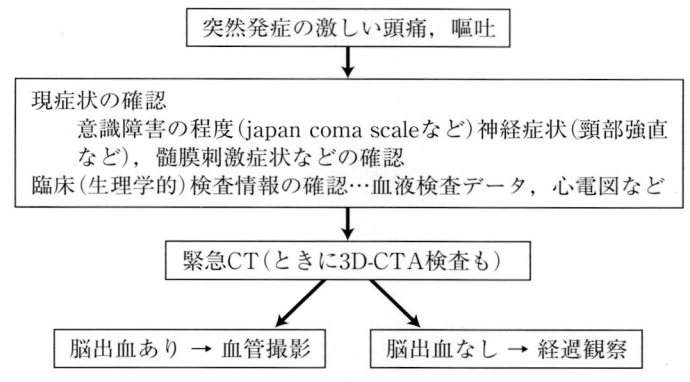

● **必要な対応事項** ●

・発症初期は，重傷度に関係なく入院させ経過観察が必要．くも膜下出血と診断した時点で速やかに鎮静（modified NLA）をはかり，血圧を管理する．
・急性くも膜下出血では動脈瘤破裂による発症が多く，出血源を早期に検索しクリッピングなどの外科的適切処置が必要．症例によってはコイル（GDC）による瘤内塞栓術が施行可能な場合もある．

● **緊急対応事項** ●

・脳出血，くも膜下出血が確認されたならば血管撮影が必要．
・患者の気道確保，特に嘔吐による気管閉塞に注意が必要．
・脳浮腫，脳ヘルニアなどによる患者様態の急変に留意する．

---

box box box box **box**

くも膜下出血（subarachnoid hemorrhage）

　脳血管の破綻により出血が脳表や脳槽のくも膜下腔に生じるものであり，原因には多くの疾患や病態がある．特に重要な原因は脳動脈瘤の破綻によるものであり，80%が嚢状動脈瘤である．次いで動静脈奇形（約10%）がある．動脈瘤の好発部位は内頸動脈と後交通動脈の分岐部（ICPC）と前交通動脈が最も多く，それぞれが約1／3ずつを占め，次いで虫大脳動脈第1分岐部で15～20%を占める．くも膜下出血は，通常は脳脊髄液の経路を通じて広がる．

症状：くも膜下出血の原因である脳動脈瘤の大出血に先行して，約半数に数か月先行し小出血症状（minor leak）としての突然の激しい頭痛，嘔気，嘔吐，項部痛，一過性意識障害，視力障害などがみられる．発症は突然の激しい頭痛（後頭部が多い），嘔気，嘔吐を特徴とする．意識障害は約半数で出現し，急激に昏睡に陥る場合は予後不良である．一過性で数分から1時間以内に回復することもまれではない．髄膜刺激兆候を認めるが，発症24時間以内には明らかでない場合がある．急激な頭蓋内圧亢進により眼底出血がみられる場合は，予後不良である．実質内に血腫形成をした場合，血管攣縮（vasospasm）による脳梗塞を併発した場合は，不全片麻痺などの局所症状を呈することがある．動脈瘤の部位により特徴的な症状が出現することがある．脳圧亢進時には両側が移転神経麻痺をみる．

　若年者で，てんかん発作，反復性片頭痛発作，失神発作などの既往があり片麻痺，失語症などの局所症状が発作直後から持続する場合は，脳動静脈奇形を疑う．この場合は，頸動脈部，頭蓋，眼窩などに血管雑音を聴取できることが多い．

頭 部

9 急性くも膜下出血（3）
acute subarachnoid hemorrhage（SAH）

● 主訴・症状 ●

1週間前よりときどき頭痛，搬送時呼吸停止．トイレに倒れているのを家人が発見し救急車で来院．救急隊到着時3-3-9度方式：Ⅲ-300，呼吸停止，頸動脈触知可．酸素投与，補助換気しながら搬送．ER到着時，Ⅲ-100，BP：150/87P：76 頭部単純，頭部CT撮影にてSAHを確認後，血管撮影を行う．

● 画像診断情報 ●

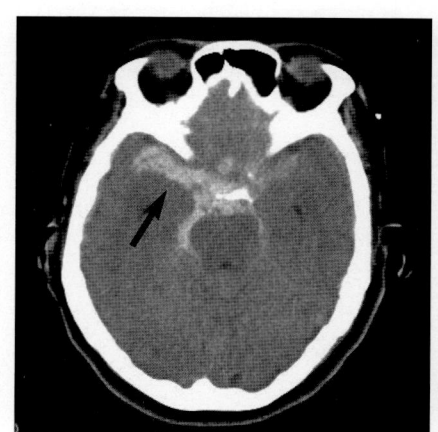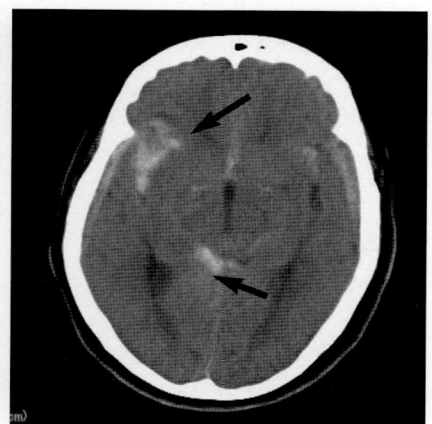

頭部CT像

● ワンポイント ●

〈3-3-9度方式〉

Ⅰ）覚醒している

　1：だいたい意識清明だが，いまひとつはっきりしない．
　2：見当識障害がある．
　3：自分の名前，生年月日がいえない．

23

画像診断情報 100

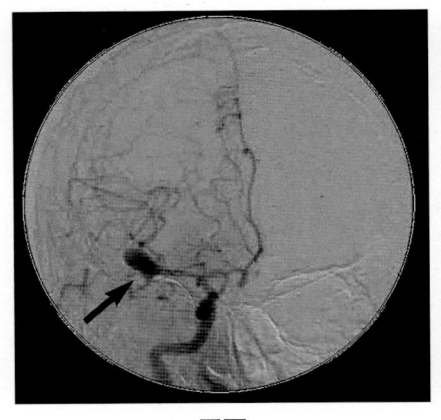 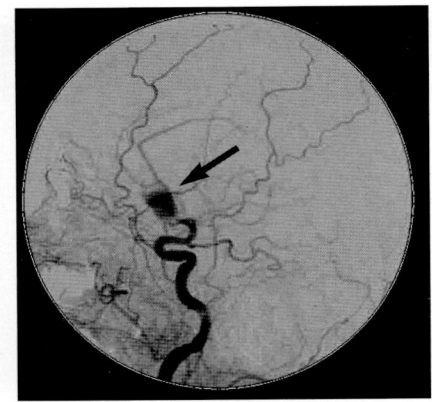

正面　　　　　　　　　　　　　　側面
血管撮影像

右中大脳動脈に動脈瘤．

Ⅱ）刺激で覚醒する
　10：普通の呼びかけで容易に開眼する．
　20：大きな声，または体を揺さぶることにより開眼する．
　30：痛み刺激を加えつつ，呼びかけを繰り返すとかろうじて開眼する．
Ⅲ）刺激しても覚醒しない
　100：痛み刺激に対して，はらいのけ動作をする．
　200：痛み刺激で少し手足を動かしたり，顔をしかめる．
　300：痛み刺激にまったく反応せず．
〈くも膜下出血（脳動脈瘤破裂）〉
　くも膜下出血は脳をとりかこんでいるくも膜と軟膜の間のくも膜下腔に出血が起こった状態．これらの出血は動脈性で，瞬時に頭蓋内圧が上昇し，突発性の頭痛やときに意識障害を引き起こす．くも膜下出血の原因の85％は脳動脈瘤破裂，5％が脳動静脈奇形，残り10％ほどは原因不明．

脳動脈瘤の成因は，動脈硬化や高血圧などが加わって動脈瘤が発生すると考えられている．また，くも膜下出血後には脳血管攣縮，水頭症という問題がある．
〈治療方法〉
　手術の主な目的は，破裂脳動脈瘤の再破裂を防止することで，開頭して破裂した脳動脈瘤の部分のクリッピング術が必要な処置である．血管攣縮の問題に対しては，開頭時に血管周囲の血腫を除去する．水頭症に対しては，脳室ドレナージ処置を行う．
　開頭術以外に血管内治療による脳動脈瘤の塞栓術がある．局所麻酔のもとで血管内より病巣の異常血管内に極細のカテーテルを挿入し，人工的な物質（金属コイルなど）で脳動脈瘤を詰めてしまう方法．

---

box box box box box

脳動脈瘤（cerebral aneurysm）
　脳動脈の限局性拡張，または動脈管腔に直接連結している血液を含む腫瘍で，くも膜下出血の主な原因として囊状動脈瘤がある．動脈瘤の好発部位は内頸動脈と後交通動脈の分岐部（ICPC）と前交通動脈が最も多く，それぞれが約1／3ずつを占め，次いで虫大脳動脈第1分岐部で15〜20％を占める．

脳動静脈奇形（cerebral arteriovenous malformation）
　細動脈が奇形の本体であるナイダス（nidus）に流入し直接細動脈に短絡している血管奇形．流入動脈（feeding artery）は血管抵抗が小さいため，成長・加齢に伴い奇形に注ぐ血流は少しずつ増加し，動脈血流量が増加して静脈は拡張・蛇行し，奇形自身も少しずつ大きくなる．くも膜下出血の原因として動脈瘤に次いで多い．

症状：発症年齢は若年者が多い．出血はくも膜下腔に起こることが多く，脳出血による局所神経徴候を伴うくも膜下出血の病像を呈する．生命予後は動脈瘤からのくも膜下出血より良い．出血しなければ無症状であるが，大きな奇形では血流のsteel現象により痙攣発作を生じたり，周辺の一過性虚血に基づく症状を起こすことがある．しばしば頸動脈雑音，頭部血管雑音，眼窩部雑音を聴取できる．

治療：摘出可能なものは脳外科的手術を行うことが原則である．高齢で発見された小さいものは比較的予後が良く，手術を見合わせる場合もある．最近は大きな動静脈奇形に対しては手術前に血管内治療として塞栓術が行われる．また，ガンマナイフによる治療があり，深部に存在する場合や大きさが3cmまでのものが対象となる．

画像診断情報 100

10 非典型的くも膜下出血
non-archetype subarachnoid hemorrhage

● 画像診断情報 ●

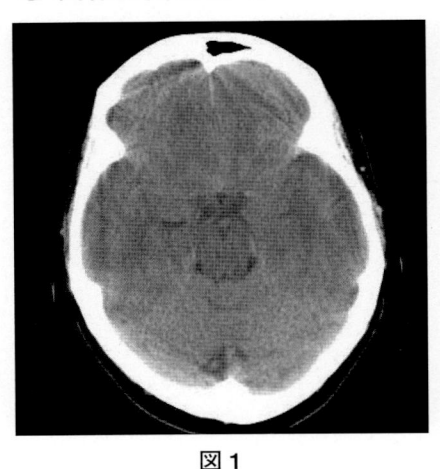

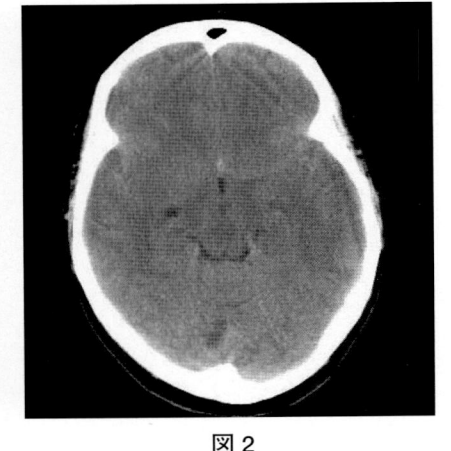

| 図1 | 図2 |

頭部CT像

　典型的なくも膜下出血の場合，鞍上槽から両側シルビウス裂にかけて高吸収が認められるが，図1・図2の場合典型的なくも膜下出血のような高吸収は認められない．

　典型的なくも膜下出血の場合，正常では黒く（低吸収域）描出されるくも膜下腔が白く（高吸収域）描出される．

　脚間槽（図3 ⇒），シルビウス裂（図4 ⇒）を中心とするくも膜下腔の等濃度化．

　軽度脳室拡大を観察できる場合，非典型的くも膜下出血を強く示唆するので，注意深く観察する必要がある．

頭　部

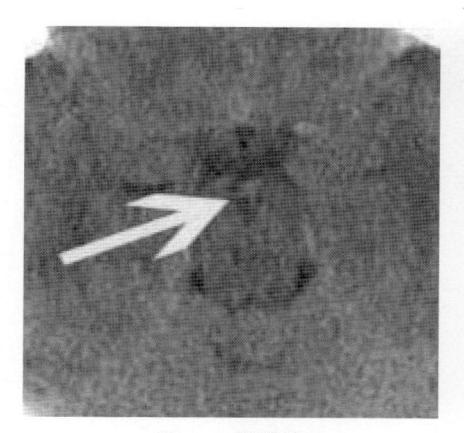

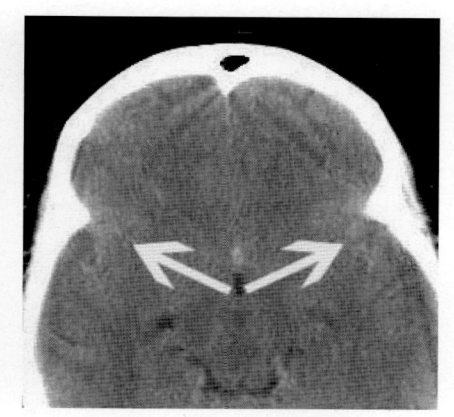

図3　脚間槽　　　　　　　　図4　シルビウス裂

● ワンポイント ●

〈くも膜下出血の症状〉

［頭痛］突然発症する激しい頭痛，嘔吐，頸部硬直が三大徴候といわれている．

［意識障害］出血に伴う頭蓋内圧の急激な上昇により，出血直後には意識がなくなる．

［髄膜刺激症状］項部硬直がみられることがある．数時間後に出現するため通常発症直後にはみられない．

［その他］脳内血腫を伴っている場合には片麻痺がみられることがある．網膜前出血や硝子体出血などの眼底出血を伴うことがある．

画像診断情報 100

脳出血症例一覧
cerebral hemorrhage

急性硬膜下血腫

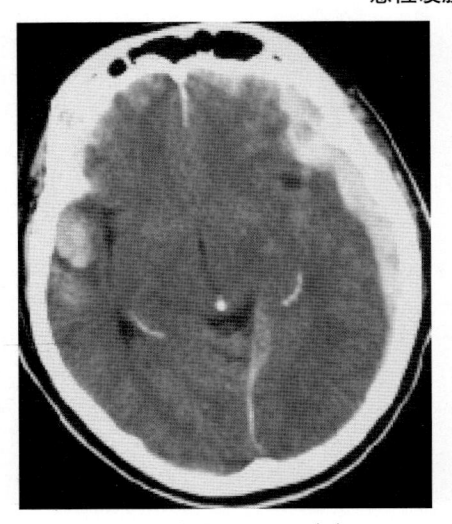

ASDH＋contusion (1) 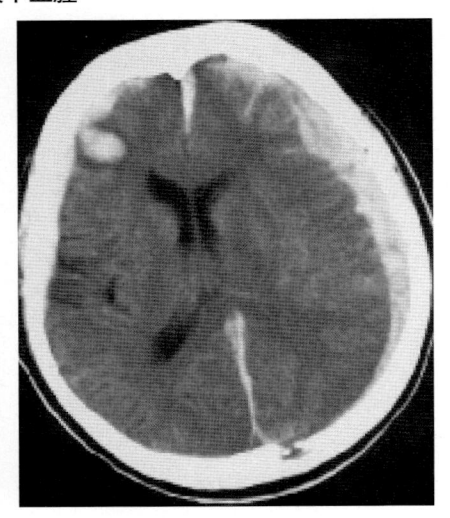　　　ASDH＋contusion (2)

慢性硬膜下血腫

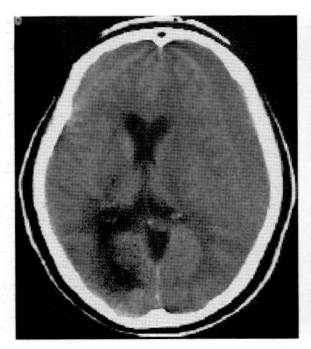

CSDH (1) 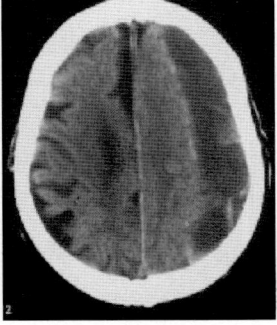　　　CSDH (2) 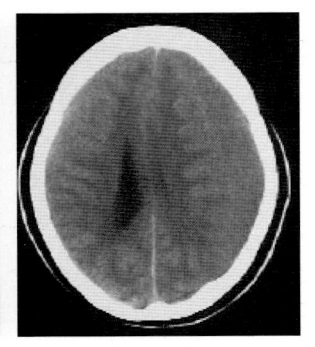　　　CSDH (3)

頭 部

くも膜下出血 (1)

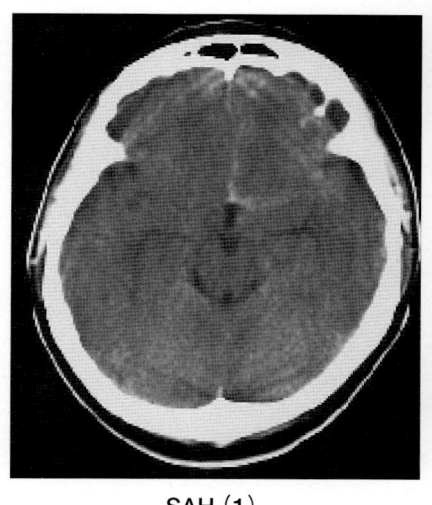

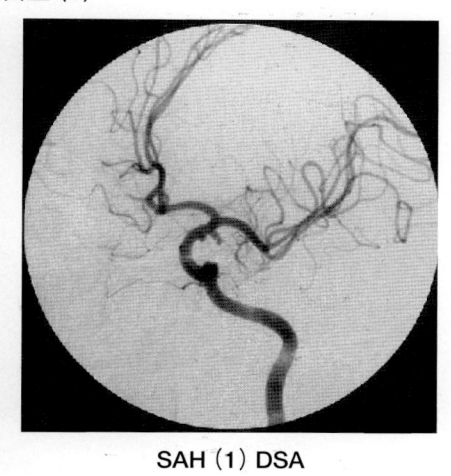

SAH (1)

SAH (1) DSA

くも膜下出血 (2)

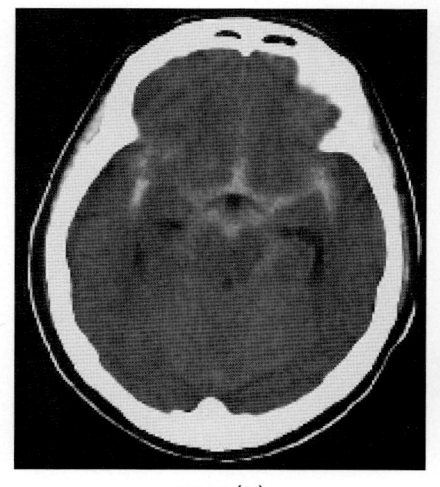

SAH (2)

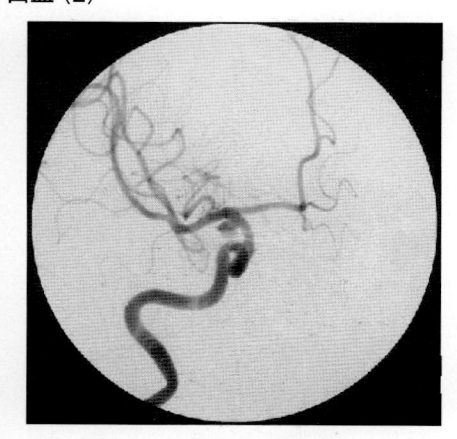

SAH (2) DSA

画像診断情報 100

脳内出血混合型（ICH）

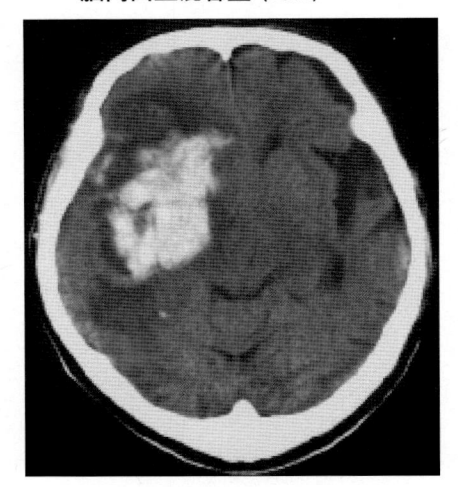

混合型ICH

小脳出血

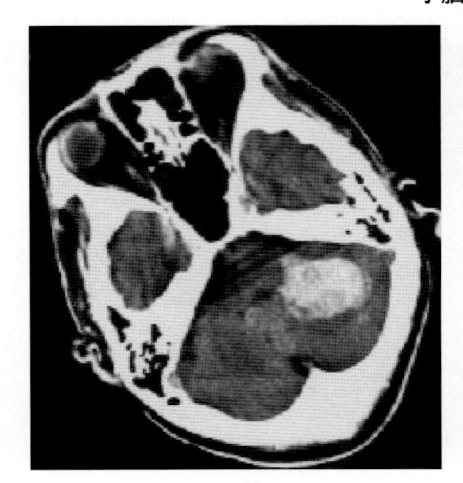

小脳ICH（1） 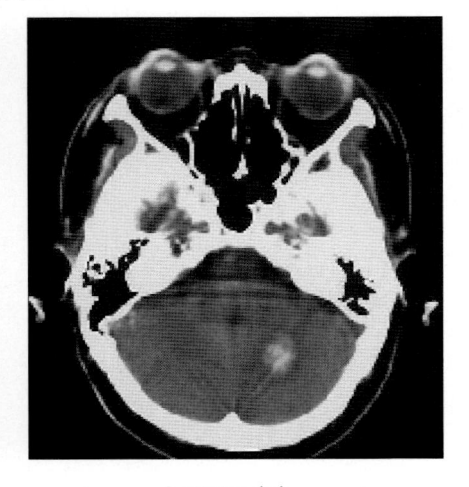　　　　　　　　　小脳ICH（2）

頭 部

脳幹出血および脳挫傷

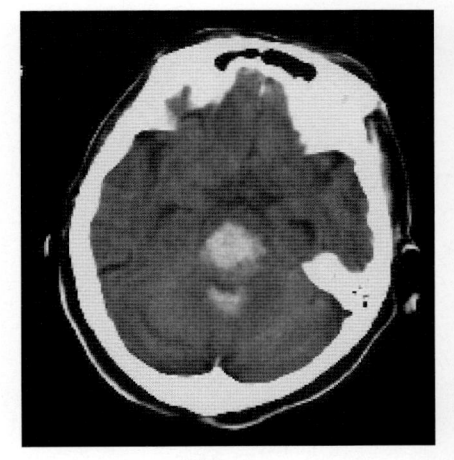

脳幹ICH

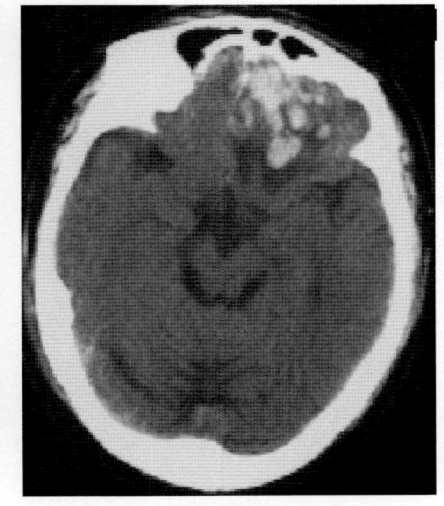

脳挫傷

硬膜外血腫

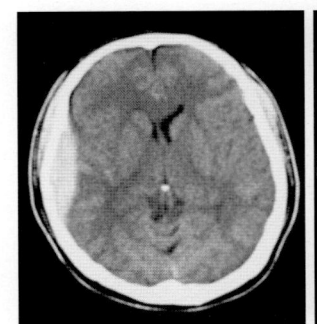

EDH（1）

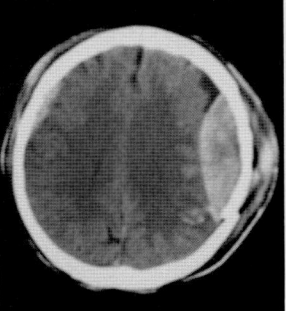

EDH（2）

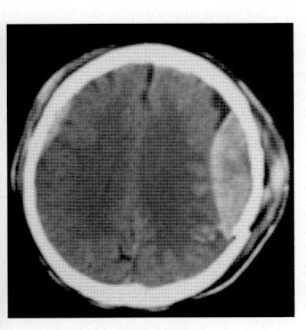

EDH（3）

画像診断情報 100

脳梗塞

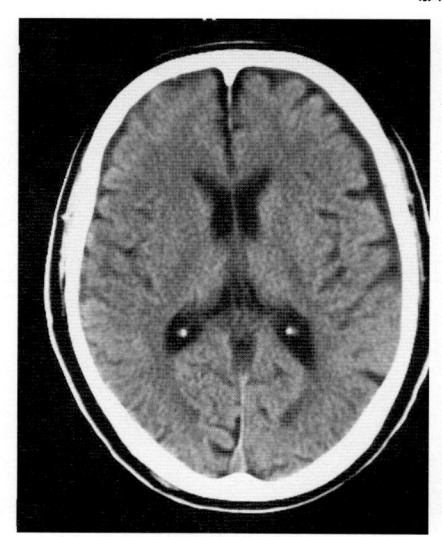

梗塞（2.5時間後） 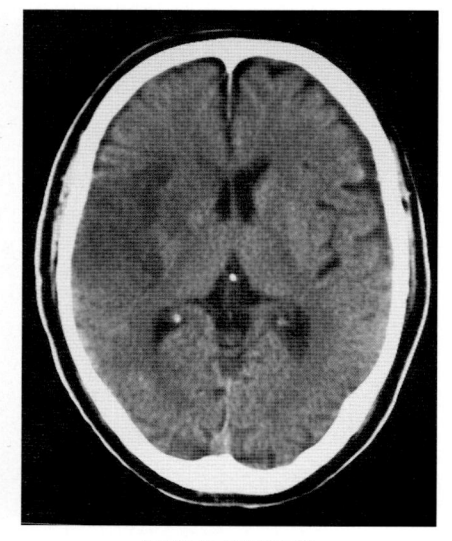　　　　　　　梗塞（24時間後）

脳梗塞

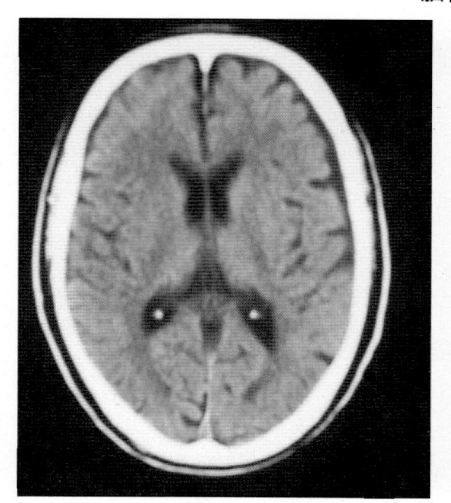

CT像 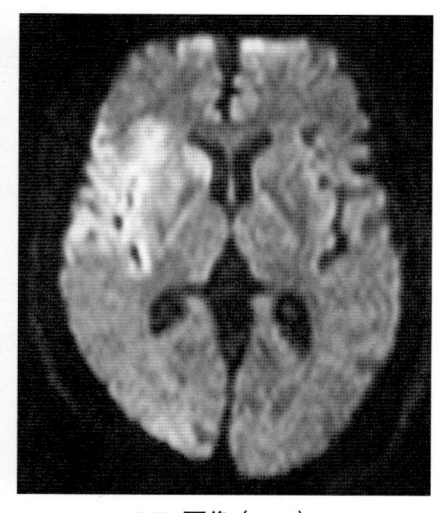　　　　　　　MRI画像（DWI）

頭 部

被殻出血，皮質下出血

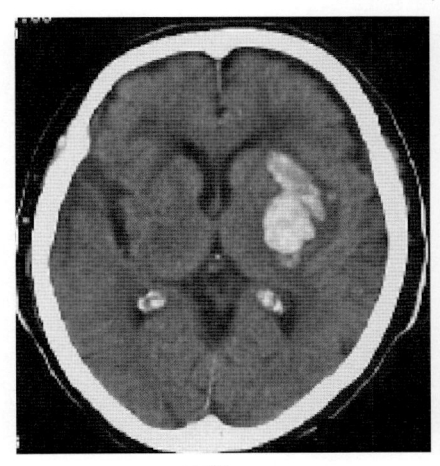

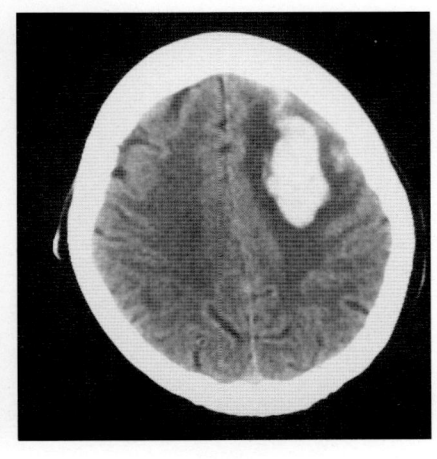

被殻ICH　　　　　　　　　　　　皮質下出血

脳内出血（視床および被殻出血）混合型

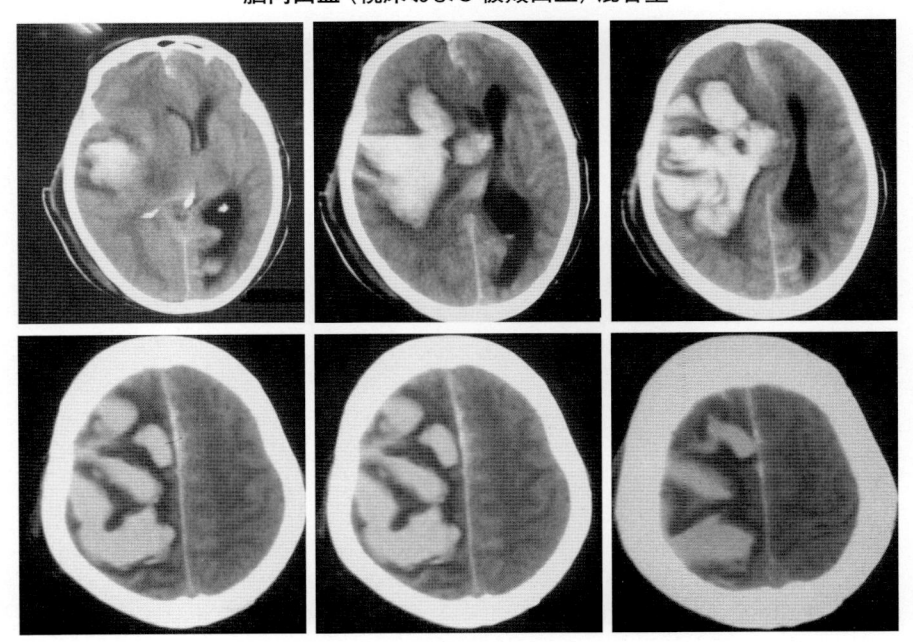

box box box box box

脳挫傷 (brain contusion)
　非可逆的脳挫滅創が限局性，またはびまん性にみられる状態．出血を伴った脳表面の打撲傷で，軟膜，くも膜の損傷は伴わない．挫滅創は病理学的には出血を伴う軟化壊死組織よりなる．好発部位は前頭葉底面，側頭葉内側面で出血斑をみる．脳表面や脳梁にも出血斑をみることがある．顕著な皮質挫傷では挫傷部位直下の白質に浮腫を伴っている．意識障害，局所的神経症状をみることが多いが，初期にはわからないこともある．CTでは点状出血，壊死脳，脳浮腫，正常脳などが混在した「salt & pepper」，「motted」な混合吸収域示す．
　脳挫傷が強く，大小の出血が集まると出血性挫傷となる．CTでは高吸収域辺縁が「fluffy」にみえる．外傷後数時間は大きくなる．陥没骨折直下の脳挫傷の場合は，脳内血腫との鑑別は困難である．治癒すると髄膜を巻き込んで表面が陥凹した沈着部分になる．

脳実質内出血 (cerebral parenchymatous hemorrhage)
　脳出血は脳血管が破綻することにより，脳実質内に血腫を形成するものをいい，大部分が高血圧性である．四大好発部位は被殻，視床，橋，小脳であり，ほかに皮質下，尾状核，中脳などである．

脳内出血 (cerebral hemorrhage)
　脳組織内への出血で，多くはレンズ核線状体動脈の破綻による内包部分への出血をいう．脳出血は脳血管が破綻することにより脳実質内に血腫を形成するもので，大部分が高血圧性である．高血圧性脳内出血の発生機序は，高血圧を背景とした細動脈に生じたlipohyalinosisと，この病変より生ずる小動脈瘤の破綻による．脳出血の原因は①高血圧性，②amyloid

angiopathy，③動脈瘤の破裂，④血管腫，動静脈奇形（海綿状血管腫，capillary teleangiectasia,）⑤頭部外傷，⑥脳動脈炎（結節性動脈周囲炎，SLE，ウイルスおよびリケッチア感染症），⑦脳腫瘍からの出血，⑧出血性素因（白血病，血友病，再生不良性貧血，血小板減少性紫斑病，肝硬変，抗凝固薬の投与）⑨もやもや病，⑩静脈洞血栓症，等があげられるが，高血圧性以外は続発性として分類される．

　高血圧性脳出血の四大好発部位は被殻，視床，橋，小脳であり，ほかに皮質下，尾状核，中脳などがある．

診断：CTでは急性期の血腫は境界鮮明な高吸収域として描出される．周囲に浮腫による帯状の低吸収域がみられる．血腫の融解吸収に伴いX線吸収値は低下し，次第に低吸収域に変る．発症2〜4週頃には造影剤により血腫の外縁に沿いリング状増強効果を認める．amyloid angiopathyによる出血は皮質下に多く，「練り歯磨きチューブから出したような形」にみえることが少なくない．

MRI：超急性期の血腫内の赤血球はoxhemoglobinで脳実質と等信号を示す．24時間を越えると血腫内はdeoxhemoglobinとなり，T1強調画像で等信号，T2強調画像で低信号となる．血腫周囲は浮腫によりT1等信号，T2高信号となる．7日目頃にはmethemoglobinにより血腫外側部がT1高信号，T2高信号となる．血腫中心部はT1等信号，T2低信号のままであり，血腫周辺部はヘモジデリンによりT1等信号，T2低信号となる．1か月以降の慢性期では，血腫全体がT1高信号，T2高信号となり，血腫周辺部はT1等信号，T2低信号で経過する．

治療：外科的治療と内科的処置がある．外科的手術適応は，①被殻出血では，傾眠から半昏睡の意識障害を認める患者で血腫量31mL以上の場合や，血腫が被殻を越えて内包へ進展し中脳周囲槽の変形を示す場合，②小脳出血では血腫の大きさが3cm以上の場合や，意識障害を認める重症例，血腫の大きさが2〜3cmの軽症例であっても経過観察中に意識障害が出現してくる場合は早急な手術が必要である．③高血圧性皮質下出血では昏迷以上の意識障害を示す例や，血腫量30mL以上，またはCT上中脳周囲槽の変形もしくは正中構造偏位1cm以上を認める場合は適応となる．④視床出血では，意識レベルが昏迷から半昏迷で脳ヘルニア徴候を伴う場合や，血腫量10mL以上の場合にCTガイド下に血腫吸引術が行われる．出血の脳室穿破や血腫圧迫により水頭症をきたし，意識悪化の場合は持続脳室ドレナージを設置する．

硬膜外出血（extradural hemorrhage）

　頭蓋と硬膜の間に血液がたまること（＝epidural hematoma）．

急性硬膜外出血：脳の一時的損傷がなくても発生し，側頭骨骨折による中硬膜動脈の破綻による硬膜外血腫，ときに横静脈洞や上矢状静脈洞を横切る骨折により後頭蓋窩硬膜外血腫や両側頭頂部硬膜外血腫を呈する．

　早期発見，早期治療により障害を残すことなく社会復帰可能である．診断・治療が遅れると脳ヘルニアへ進行し，生命機能予後が悪い．典型的臨床経過は意識清明期の後の頭痛，嘔吐，意識障害と片麻痺などの局所症状の出現であり，これが進行性に悪化する．CTでは直撃損傷による骨折と，その直下に凸レンズ状の高吸収を呈する硬膜外血腫を認める．

11 急性脳梗塞またはTIA（一過性脳虚血発作）疑い
acute cerebral inferction or transient ischemic attack（TIA）

● **主訴・症状** ●

　意識障害，片麻痺．患者が高齢であったため詳細不明，突然の麻痺とのことでMRIでDWI（拡散強調画像）撮像を施行．

● **画像診断情報** ●

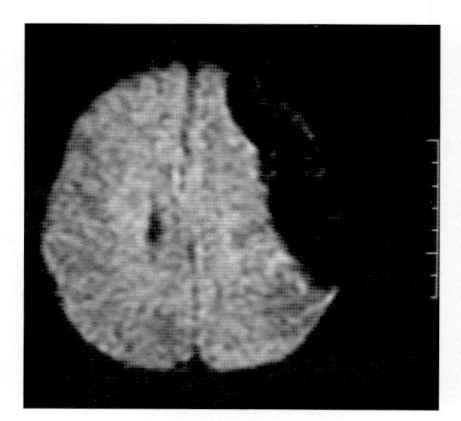

拡散強調画像 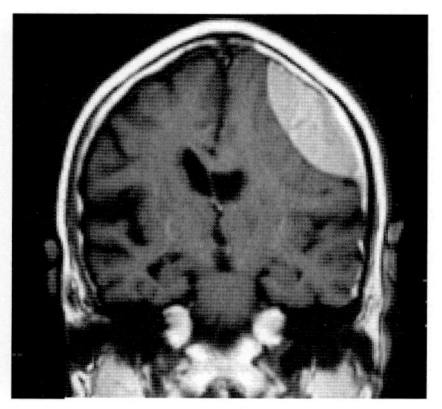　　　　　T1強調画像（冠状断）

頭部MRI像

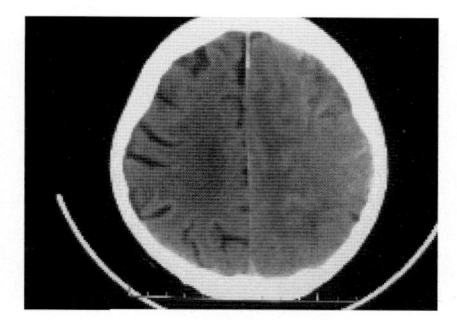

同日頭部CT像

　拡散強調画像より急性脳梗塞は否定，慢性硬膜下血腫が疑われたためT1強調画像冠状断を追加．拡散強調画像でほぼ無信号．T1強調画像で高信号（みえにくいが内部に一部ムラがある）．CTではややわかりにくい．高齢のため手術はせずMRIでの経過観察となった．

〈検査条件〉

急性期脳梗塞が疑われる場合，拡散強調画像とT2強調画像のみの撮影ではなく，時間が許されるのであればT1強調画像，FLAIR，MRAなどの撮像を行えば他疾患の除外診断に役立つ．

● 検 査 フ ロ ー ●

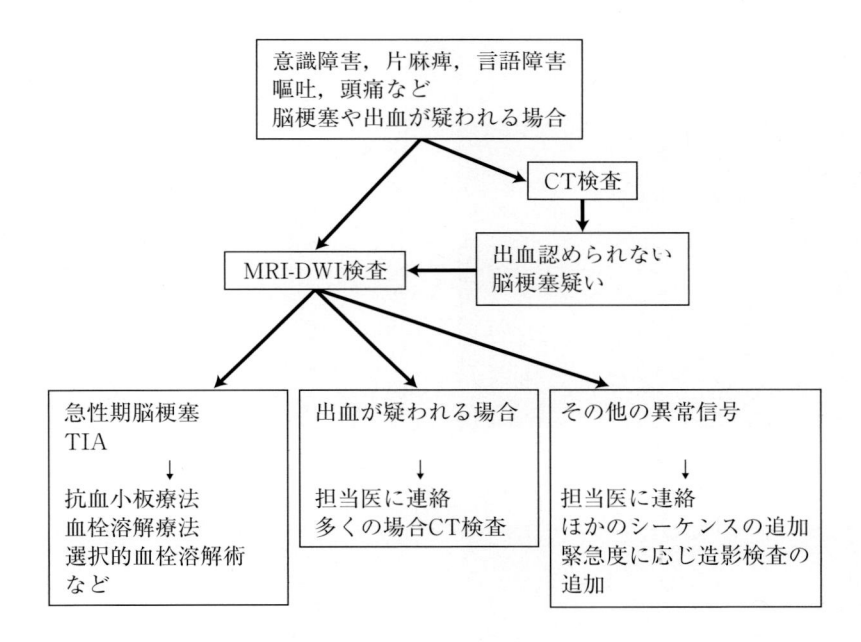

```
     意識障害，片麻痺，言語障害
     嘔吐，頭痛など
     脳梗塞や出血が疑われる場合
           │         ↘
           │           CT検査
           ↓            ↓
      MRI-DWI検査 ← 出血認められない
       ↙    ↓    ↘      脳梗塞疑い
```

急性期脳梗塞	出血が疑われる場合	その他の異常信号
TIA	↓	↓
↓	担当医に連絡	担当医に連絡
抗血小板療法	多くの場合CT検査	ほかのシーケンスの追加
血栓溶解療法		緊急度に応じ造影検査の
選択的血栓溶解術		追加
など		

〈注意点〉

DWI（diffusion weighted image：拡散強調画像）撮像による急性期脳梗塞の診断は一般化しており，症状から急性期脳梗塞が疑われる場合，CTより前にMRI検査を施行することもまれではない．ただし，多くの施設で，検査は技師のみで施行している場合が多く，ある程度の読影力が検査を行う上で必要である．また必要な検査であれば追加するべきである．

● ワンポイント ●

MRI・拡散強調画像で高信号で描出される代表的疾患.

急性～亜急性脳梗塞（10～2週間後くらいまで），類上皮腫，脳膿瘍，脳炎，髄膜腫（一部），悪性リンパ腫，低酸素脳症など.

脳出血は時期によりさまざまな信号を呈する．一般的にはまだらな高信号〔前記の慢性硬膜下血腫は古い血腫(低信号)に比較的新しい出血が発生したもの〕.

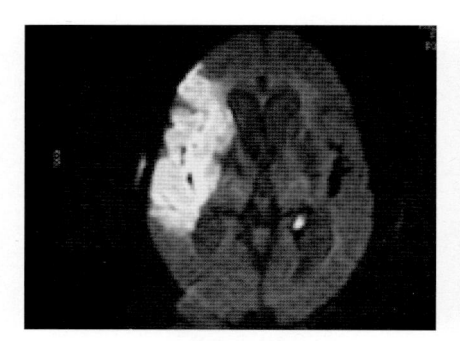

急性期脳梗塞

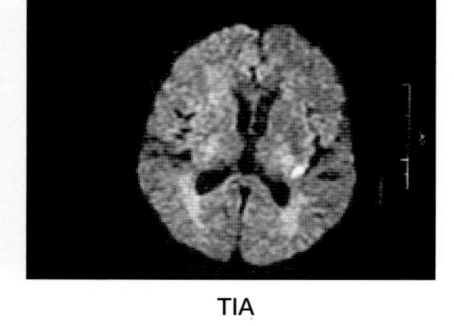

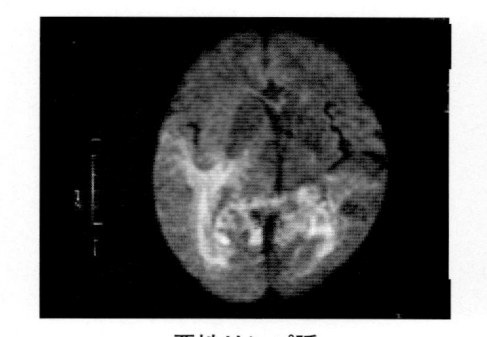

TIA

悪性リンパ腫
高信号なムラ，高信号な部分が造影される.

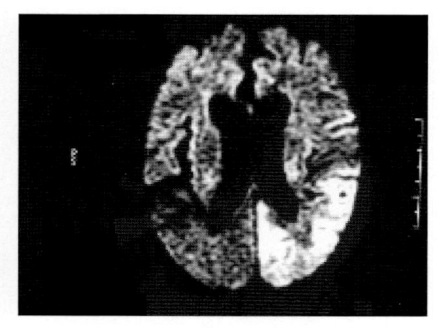

てんかん重積（珍しい）
急性期脳梗塞との区別難しい．経過観察していると高信号部は消失する.

box box box box box

一過性脳虚血発作（transient ischemic attack：TIA）
　神経学的機能の突然の喪失で，通常24時間以内に完全に回復するものをいい，脳への血流障害の結果とされている．脳梗塞のみならず，心筋梗塞の警告発作として重要である．頸動脈や椎動脈のアテローム硬化および心弁膜由来の微小梗塞が原因として最も多い．脳への血流障害の結果とされている．
症状：急性発症で2分以内（最高5分以内）に症状が完成し，2〜15分持続して短期間で回復することが多い．症状の持続時間は内頸動脈系で平均14分，椎骨脳底動脈系で平均8分とされている．心原性TIAのほうが動脈原性TIAよりも症状の持続時間が長い．TIAは突然発症であり，漠然とした経過は示さない．TIAが脳梗塞へ移行する割合は20〜30％とする報告が多く，TIA初発から1か月以内に20％，1年以内に50％がなんらかの脳梗塞を発症する．
治療：抗血小板療法，抗凝固療法，外科的治療（TIAの再発予防としての頸動脈内膜切除術）などがある．

拡散強調画像（diffusion weighted image：DWI）
　この撮像法は早期からSE（spin echo）法を用いて行われ，有用性は認められていたが検査時間が長く，原理上より被検者の動きに敏感で良好な画像を得ることが困難であった．現在では水分子のランダムな運動（拡散）情報の画像化が可能であり，急性期脳梗塞の診断，囊胞性病変の鑑別に有用な検査法である．

T1強調画像（T1WI）
　T1強調画像はSE(spin echo)法を用い，主に解剖学的情報を提供するとともに血腫の有無，椎体脂肪組織の変化の検索に有用である．正常T1強調画像では，椎体は脊椎髄質が脂肪髄を含むため比較的信号強度が高いが，脂肪髄は加齢により増加するので，老年者では椎体の信号強度が高くなる傾向がある．椎体周囲の皮質や椎体後方の椎体静脈は，低信号域として描出される．椎間板は椎体よりも低信号で，特に椎間板周辺部が内部よりやや低い信号強度を示す．脊髄は中程度の信号強度であるが，脳脊髄液（cerebro-spinal fluid: CSF）は低信号を呈するので脊髄と脳脊髄液の区別は明瞭である．

T2強調画像（T2WI）
　T2強調画像はSE（spin echo）法または高速SE法を用いるが，時間分解能の観点からほとんど高速SE法が選択され，腫瘍，浮腫，梗塞，脊髄病変や脊髄空洞症などT2延長をきたす病変や，椎間板ヘルニアなどの硬膜囊圧排性病変の検索に有用である．正常のT2強調画像では，椎体はT1強調画像に比較し低信号である．椎間板は内側部が辺縁部よりやや高信号であるが，成年者にはしばしば椎間板内側部にintranucler cleftと呼ばれる線状の低信号域が認められ，椎間板変性の指標となっている．CSFはT2緩和時間が長く，脊髄に比較し高信号として描出される．

画像診断情報 100

12 脳梗塞（1）
cerebral infarction

● 主訴・症状 ●

15時頃，嘔吐後意識低下し救急車要請する．意識レベルⅢ-200，瞳孔同大，対光反射あり，右方偏移あり．麻痺は右上下肢－4，緊急CT検査を行う．16時20分MRI検査を行う．左中大脳動脈領域に梗塞巣あり．

● 画像診断情報 ●

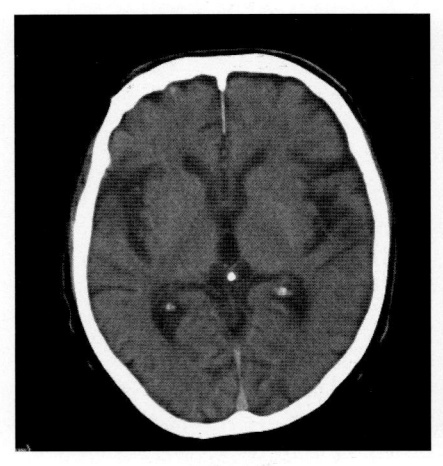

15時45分 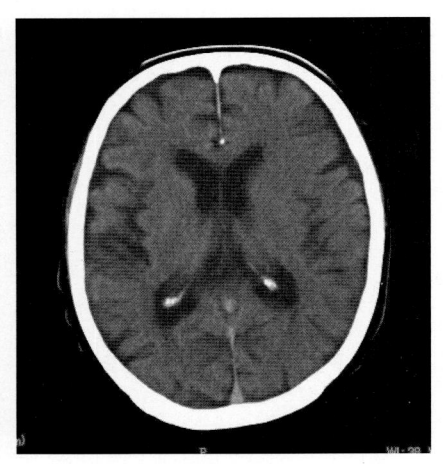　　　　　　　　　　　15時45分

頭部CT像

● ワンポイント ●

脳梗塞は脳出血，くも膜下出血など他の疾患と鑑別する必要があり，CT検査が適している．CT検査で脳梗塞巣領域が明瞭な低吸収域として認められるのは脳組織の破壊を示唆し，発症8時間くらい経過しないと画像化されない．EPI（echo planar imaging）を用いたMRI拡散強調画像では，発症1時間以内でも異

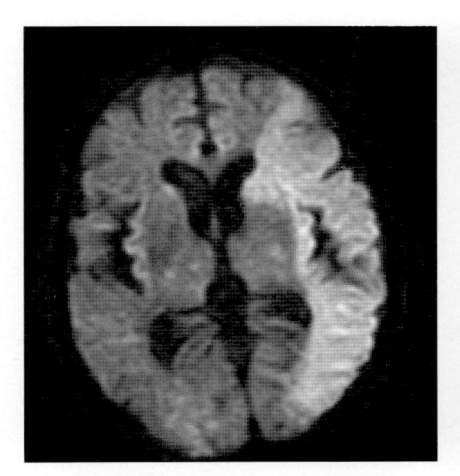

MRI拡散強調画像：16時20分

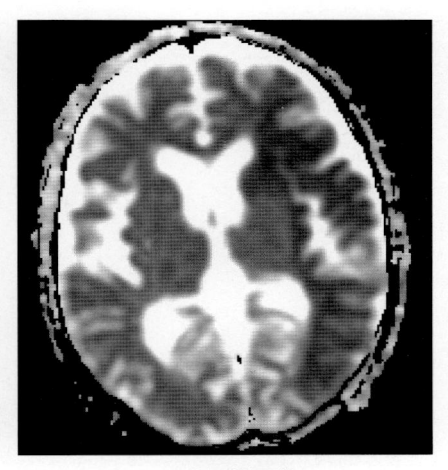

ADC解析画像

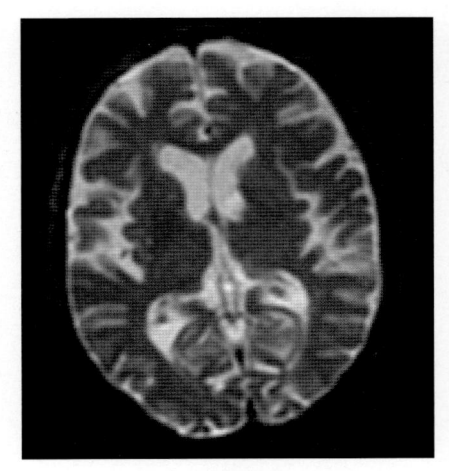

T2強調画像

急性期脳梗塞の場合，拡散強調画像では高信号領域，ADCマップでは低信号領域として描出される．

ADC (apparent diffusion coefficient；見かけ上の拡散係数) マップを作ることで発生時期不明な脳梗塞の時間的な経過を推定することが可能といわれている．

常な高信号を示し，超急性脳梗塞の範囲を診断できる．

　脳に十分な血液を送ることができない状態を作る病因には脳血栓，脳塞栓，脳血管攣縮の3つがある．脳梗塞の原因として，脳血栓，脳塞栓があげられる．脳血管攣縮はくも膜下出血後にみられる．

〈脳血栓〉

　動脈硬化などにより脳の血管が細くなったり詰まったりして，脳に十分な血液が行かなくなり，「脳梗塞」状態を作る病気．

〈脳塞栓〉

　脳以外の場所から「狭窄」，「閉塞」を起こす物質が脳の血管に飛来し「脳梗塞」状態を生じる．

〈脳血管攣縮〉

　くも膜下出血発症3日目から2〜3週間までの間に起こる現象で，脳の血管が収縮して血液の流れが悪くなる病態．

〈中大脳動脈（middle cerebral artery：MCA）〉

　中大脳動脈は内頸動脈の続きであるが，前大脳動脈の分岐点を過ぎてからはじまる．この動脈の本幹は，側方へ3 cmほど走り，シルビウス裂の奥で数本の枝に別れる．中大脳動脈は大脳動脈のなかで最も大きく複雑であり，その後の枝は，各支配領域に向かう前にシルビウス裂の奥でレイルの島と呼ばれる三角形の脳部分を走る．これらの動脈はまとめてシルビウス動脈群とも呼ばれ，正常な三角形の変形は側面頸動脈撮影上で腫瘍位置を知るための参考とされる．

---

box box box box **box**

脳梗塞（cerebral infarction）
　血管病変による脳循環障害により，神経組織が壊死した状態をいう．頭蓋内外の脳動脈に狭窄や閉塞が起こると，その支配領域が虚血状態になり一過性または持続的に脳機能障害をきたす．脳血管自体に病変が存在する場合を脳血栓症（cerebral thrombosis），心臓や頸部動脈に生じた血栓が遊離してそれより末梢の脳血管の閉塞をきたす場合を脳塞栓症（cerebral embolism）という．脳血管障害中最も多い疾患で，死亡率でも脳出血を越えている．

原因：動脈硬化性病変が最も多い原因で，アテローム様変化により動脈が狭窄または閉塞する場合，狭窄部位に血栓が形成され閉塞する場合，肥厚した動脈壁に解離が生ずる場合などがある．また，頸部動脈（主に内頸動脈）の潰瘍部に生じた小血栓（壁在血栓）が，脳の小血管に飛んで閉塞を起こす場合もある．同様な機序で動脈瘤内血栓が原因となることもある．

心臓疾患（弁膜症，心房細動，粘液腫，心内膜炎など）においても心臓内の血栓が脳血管を閉塞する．

もやもや病（Willis動脈輪閉塞症）：Willis動脈輪部に狭窄や閉塞が起こり，副血行路として脳底部に異常血管網の発達をみる．

大動脈炎症候群（高安病，脈無し病）：大動脈，腕頭動脈，鎖骨下動脈，椎骨動脈，総頸動脈の起始部など太い動脈に腫病変が起こる．

圧迫性病変：頸部脊椎症で骨棘が椎骨動脈を圧迫する場合がある．

血液凝固異常：主として静脈血栓症が多いが，動脈血栓症もまれながら存在する．

病型分類：臨床症状の発現様式や継続期間，可逆性の有無などから次の臨床型に分類される．

①切迫卒中（impending stroke）または一過性脳虚血発作（transient ischemic attack：TIA）

突然脳虚血症状が出現するが多くは数分，長くても24時間以内には症状が完全に消失する．脳梗塞の切迫発作として重要である．

②進行卒中（progressing stroke, stroke in evolution）

突然出現した脳虚血症状が短時間内に進行増悪する場合であるが，多くは数分から数時間，ときには1～2日の間に症状が進行する．結果的には切迫卒中か完成卒中に落ち着く．

③完成卒中（completed stroke）

脳虚血症状が24時間以上持続するものをいう．このうち症状が3週間以内に完全消失するものを可逆性虚血性神経脱落（reversible ischemic neurological deficits：RIND）と呼ぶ．また3週間以上かかるが完全に症状が消失する場合をprolonged RIND（PRIND）と呼ぶ場合がある．症状が永続的に残る場合を狭義の完成卒中と呼び，これをさらに症状の軽いminor completed strokeと重症なmajor completed strokeに分ける．

神経細胞の壊死過程には完全細胞壊死（再生不能）から，一時的な機能喪失状態（再生可能）間で種々の段階があり，脳梗塞巣周辺には血流不足により十分機能できない低灌流域があると考えられている．血行再建により機能回復が期待できるのは低灌流状態のときだけであり，梗塞巣に対し血行再建を行っても無意味である．神経組織が虚血状態になるとただちに神経細胞のエネルギー代謝は低下するが，脳組織の形態的変化（脳壊死，浮腫）が出現するには時間を要する．

CT画像上の変化：脳梗塞殺傷直後には異常を認めず，約6時間後に軽度低吸収域を，12時間以上で明らかな低吸収域を示し，3日目頃にmass effectも最大となる．14～21日目頃に低吸収域は不明瞭となるが（fogging effect），その後再び低吸収域を呈するようになる．fogging effectの時期に造影剤投与CTを実施すると高率に増強効果がみられる．

治療：内科的治療と外科的治療（血行再建術）がある．

13 脳梗塞（2）
cerebral infarction

● 主 訴 ・ 症 状 ●

突然の脳神経障害．

● 画像診断情報 ●

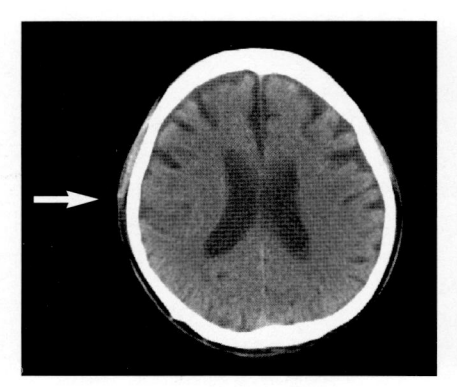

図1　頭部CT像

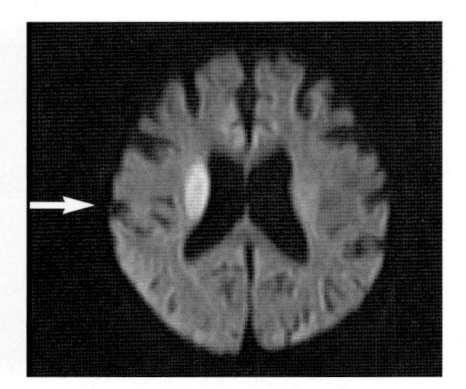

図2　MRI拡散強調画像

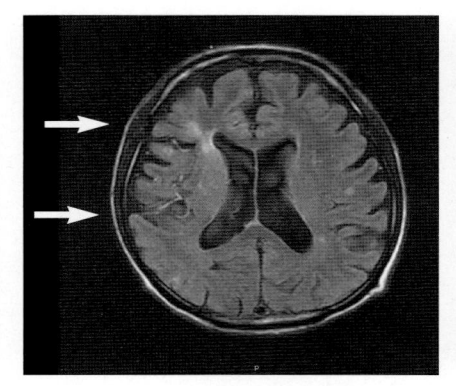

図3　MRI FLAIR像

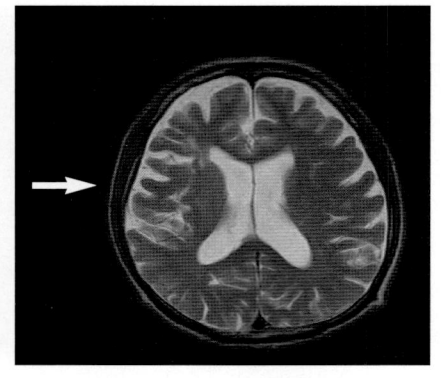

図4　MRI T2強調画像

頭　部

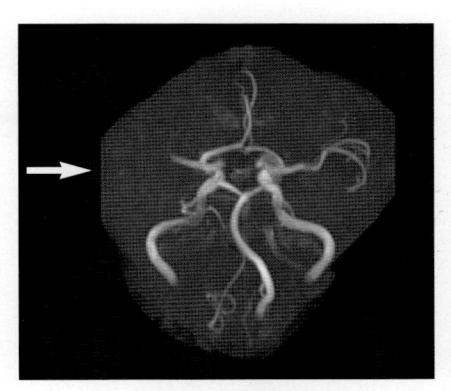

図5　MRA像

　発作から6時間以内であれば脳細胞のCT値の変化がなく，CT画像で検出することは難しい．6時間以上経過し，脳浮腫の出現や脳溝の左右非対称，CT値の変化などが認められない．ラクナー梗塞などは描出不可能である（図1）．

　CT検査で脳出血を否定した段階で，MRI検査のdiffusion weighted image：DWI（拡散強調画像）を行い梗塞部位を確定する（図2）．続いてMRAを行い梗塞血管を検索する（図3）．この段階ではまだT2強調画像には変化が認められていないが（図4），FLAIR像では梗塞血管のflow voidが消失するためにhig intensityとして描出される（図5）．これをintra arterial signalという．

画像診断情報 100

〈追加情報〉
　カテーテル法による右中大脳動脈再開通術施行（図6，図7）．

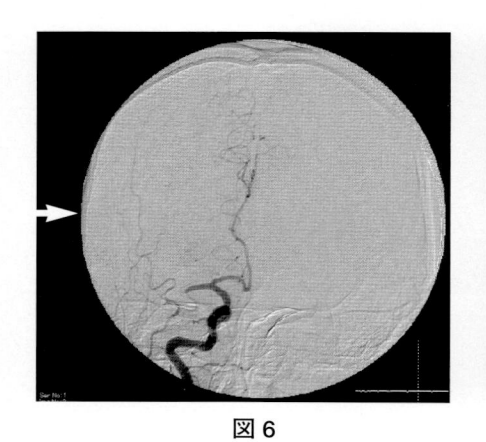

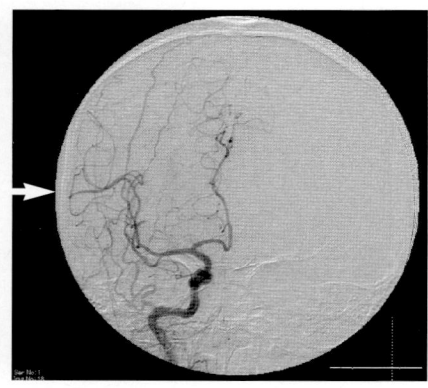

　　　　図6　　　　　　　　　　　図7
　　　　　　　　血管撮影像

頭　部

● 検 査 フ ロ ー ●

〈現症状の確認〉

　　意識および神経障害の程度，バイタルサイン（血圧測定など）

〈緊急CT〉

　　脳出血あり→治療

　　脳出血なし→MRI検査（diffusion weighted image：DWI，MRA）

● 必要な対応事項 ●

　脳梗塞との診断確定後，ただちに薬物治療を行う．また閉塞した血管は，発症から6時間以内であれば血管の再開通手術を行い，ischemic penumbra（まだ生き残っている周囲の脳細胞）部分への血流回復により障害の程度をより少なくする．

● 緊急対応事項 ●

　脳梗塞が確認されればMRAで血管を評価し，発症時間を考慮し経過時間によって治療を選択する．

14 小脳梗塞
cerebellor infarction

● 主 訴・症 状 ●

突然の意識障害・めまい・嘔吐・後頭部痛・小脳失調など.

● 画像診断情報 ●

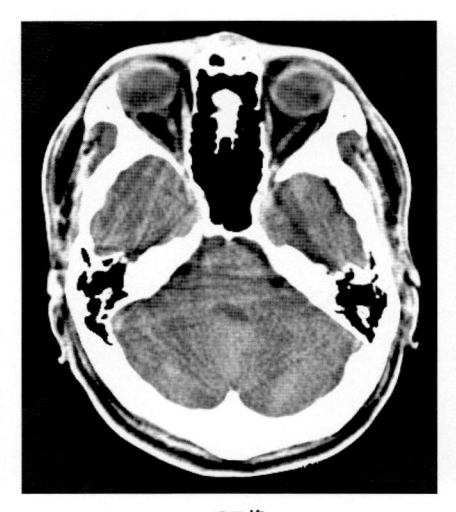

| CT像 | T2強調画像 |

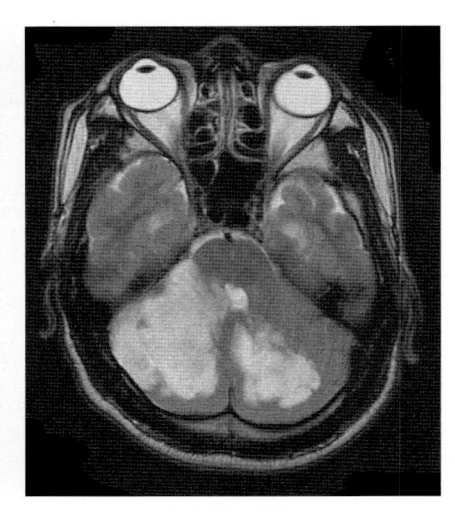

　CT画像上，小脳部分ではアーチファクトが強いため診断が困難．ときとして見逃す場合がある．

　MRIにおいては，T2強調画像・FLAIR像・拡散強調画像にて高信号を呈する．

　MRAにおいては，梗塞を起こした血管を特定できる．

　小脳の動脈系は小脳半球間，虫部などにおいて血管吻合状態および動脈分岐にバリエーションが多く，脳血管撮影による閉塞血管の検索が必要な場合もある．

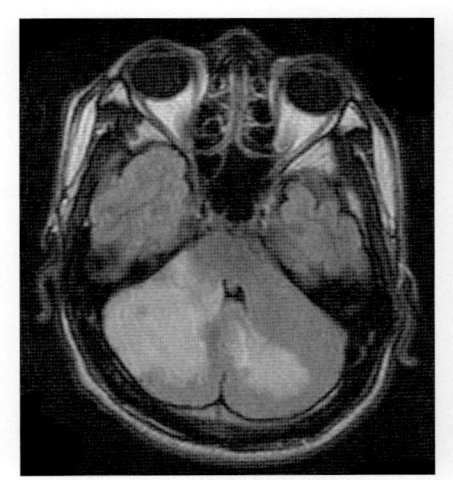

頭 部

| FLAIR像 | 拡散強調画像 |

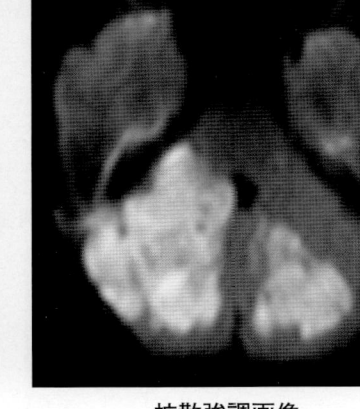

〈検査条件〉
・臨床症状にて梗塞が疑われる場合は拡散強調画像が有用である．
・拡散強調画像が撮像できない場合でも，MRIを施行することで診断をつけることが可能である．

● 緊急対応事項 ●

・本症との診断がつけばただちに抗血栓療法を行う．
・水頭症および脳幹圧迫症状の出現，意識障害の進行と悪化が認められれば，開頭術による梗塞脳の処理，脳室ドレナージあるいは後頭蓋窩減圧術を行う．

画像診断情報 100

15 脳静脈血栓症
cerebral venous thrombosis (acute phase)

● 主訴・症状 ●

不穏，発語障害，左手麻痺で発症．

● 画像診断情報 ●

発症 4 時間後のMRI画像

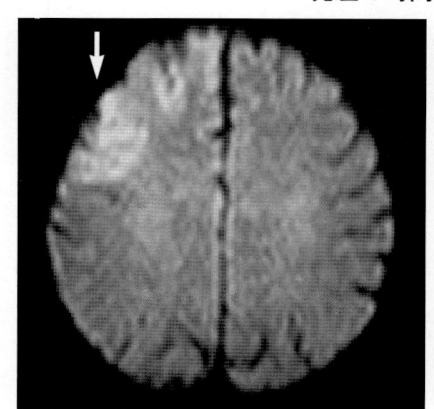

拡散強調画像

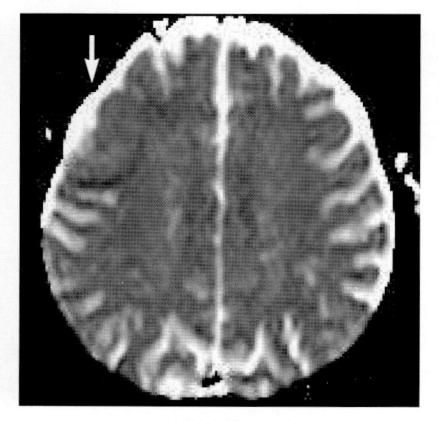

拡散係数画像

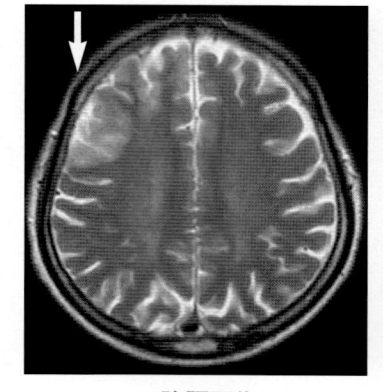

T2強調画像

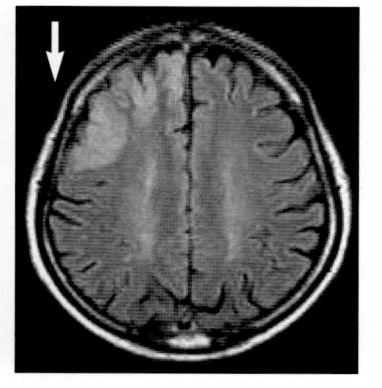

FLAIR像

頭　部

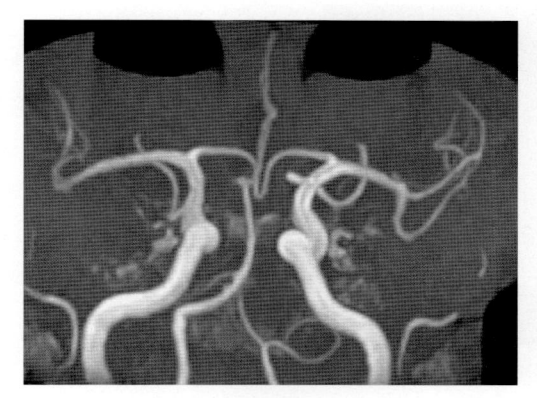

MRA像

　MRIの拡散強調画像，T2強調画像およびFLAIR像で，右前頭葉に高信号を認める．

　拡散強調像などで高信号を認める範囲は，右前大脳動脈および右中前大脳動脈支配領域に及んでおり，動脈閉塞としては分布が不自然である．また，拡散係数画像（ADC）では拡散低下がない．MRA像上，前大脳動脈，中前大脳動脈および内頸動脈に閉塞や狭窄は認められない．

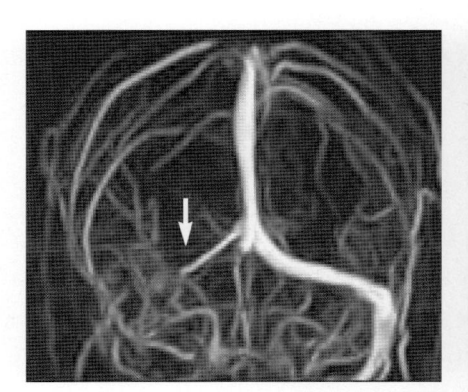

〈追加撮像〉

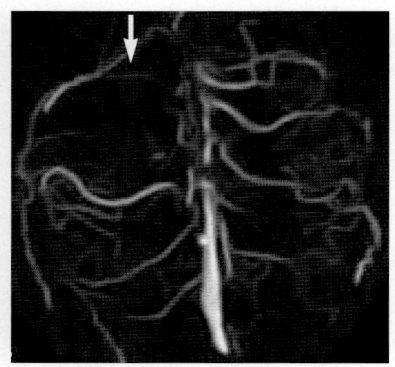

造影3D PC法MR venography

51

造影3D PC法MR venographyでは，右前頭葉皮質静脈が描出されない．T2*強調画像では，右前頭葉脳溝内には低信号域があり，皮質静脈閉塞部と一致する．皮質静脈の新鮮血栓と考えられる．右横静脈洞からS状静脈洞の閉塞もあるが，今回のエピソードとは関連ないと判断された．

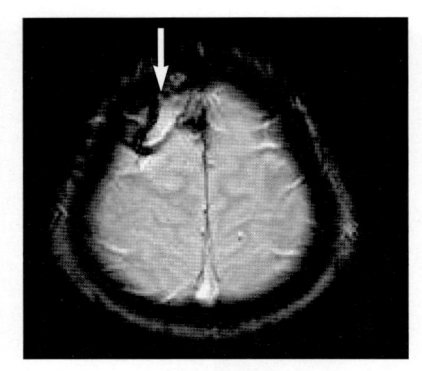

T2*強調画像

〈鑑別診断とポイント〉

脳静脈血栓症は，症状が他の脳血管障害と類似しており，鑑別が重要である．

動脈梗塞との鑑別点は，動脈支配と一致しないこと，多発性，両側性点状出血を伴うことなどである．動脈閉塞として不自然な点があれば，MR venographyの撮像を追加する．非造影MR venographyで確定診断に至らない場合は，造影3D PC法MR venographyを施行し，元画像とともに評価する．

● ワンポイント ●

[病態] 脳静脈血栓症は，静脈洞や皮質静脈が血栓化して閉塞し，出血や静脈性梗塞をきたす病態である．
[原因疾患など] 凝固亢進，感染，腫瘍，外傷，動静脈瘻．
[発症] 頭痛，乳頭浮腫，麻痺，痙攣，意識障害．
[診断] 造影3D PC法MR venography，血管造影．
[MRI所見] 約半数で静脈性梗塞や出血といった脳実質所見が認められる．静脈性梗塞では皮質下白質を中心にT2強調画像で高信号域が認められ，その分布は動脈支配と異なる．静脈性梗塞は急性期に拡散強調画像で高信号を示すことがあるが，拡散係数画像（ADC）では，正常範囲内あるいは上昇することが多い．一

部低下が認められることもあり，これは非可逆性変化を反映すると考えられている．静脈洞内の血栓は，急性期にはT1強調画像で中～高信号，T2強調画像で低信号を示し，亜急性期には，T1強調画像，T2強調画像ともに高信号を呈する．
［撮像シーケンス］拡散強調画像，FLAIR像，T2強調画像，T1強調画像およびMRAなどで脳静脈血栓症が疑われるときは，T2*強調画像および冠状断2D-TOF-MRAを追加撮像する．確定診断に至らない場合は，造影3D PC法 MR venographyおよび造影T1強調画像を追加撮像する．

---

box box box box box

血栓症（thrombosis）
　血栓の形成または存在，血管内での凝固をいい，その血管の支配領域の組織の梗塞を起こすことがある．

脳血栓症（cerebral thrombosis）
　脳の血管に血栓ができること．

壁在血栓症（mural thrombosis）
　心腔の内膜に接し形成される血栓．大血管の内膜に形成される血栓の場合も，それが閉塞性でなければ用いられる．

冠状動脈血栓症（coronary thrombosis）
　血栓形成による冠状動脈の閉塞で，通常動脈壁のアテローム変性の結果起こり，心筋梗塞に至る．

労作性血栓症（thrombosis from stress）
　鎖骨下または腋窩静脈のストレス性または突発性血栓症．胸郭出口症候群（＝Paget-von Schroetter syndrome）．

16 右中大脳動脈閉塞
occlusion of right middle cerebral artery

● 主訴・症状 ●

左半身の脱力感（+）．
歩行不能．

● 画像診断情報 ●

初回CT

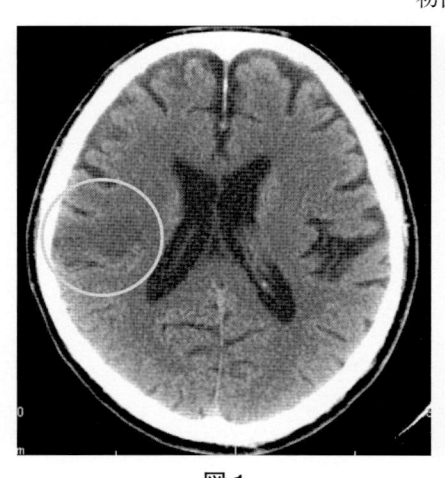

図1

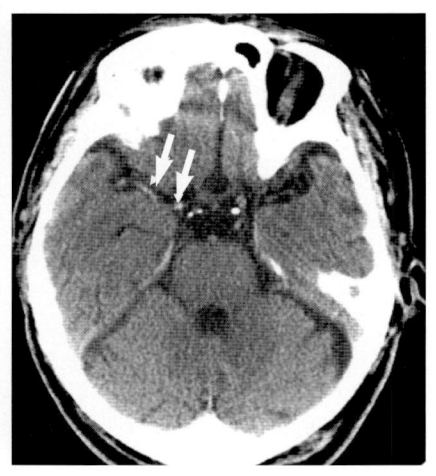

図2

　右側頭葉に低濃度域が認められる（図1）．
　右中大脳動脈には血栓を疑う高濃度域が認められる（⇒）（図2）．
　発症から12時間ほど経過しており急性期脳梗塞と診断された（図3）．
　2回目の検査では亜急性期脳梗塞による低濃度域が初回よりも広く描出された．右中大脳動脈の血栓を疑う高濃度域は不明瞭である（図4）．

頭　部

発症から12日目

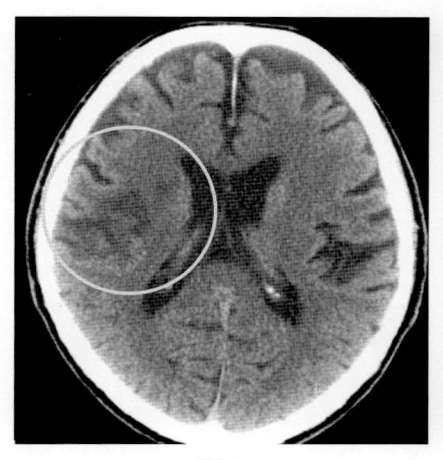

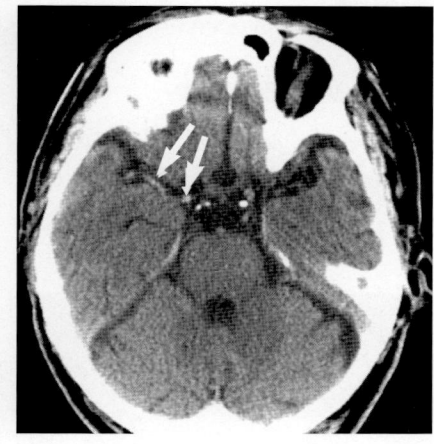

図3　　　　　　　　　　　　　　図4

● ワンポイント ●

［超急性期（発症6時間以内）］発症直後に脳出血など他の疾患の除外診断が必要．神経超音波検査・MRA・3D-CTAなどで閉塞部位の推定，脳血管撮影により閉塞部位と臨床病型・発症機序などの確認を行う．
［急性期（発症6時間〜1週）］確定診断や治療効果判定のために施行．梗塞巣のパターンで臨床病型・発症機序・閉塞血管を推定する．
［亜急性期（発症2週〜4週）］造影剤を用いた検査が必要．
［慢性期（発症1か月以降）］一般的に造影剤を用いた検査不要．

● 必要な対応事項 ●

　神経症候が出現し救急来院した場合は，CTによるスクリーニングを早期に行い，積極的な治療へと展開することが重要である．

17 右中大脳動脈動脈瘤
aneurysm of right middle cerebral artery

● 主 訴・症 状 ●

軽い痙攣，歩行不能．見当識障害と若干の不穏状態．
大腸癌の既往歴あり．

● 画像診断情報 ●

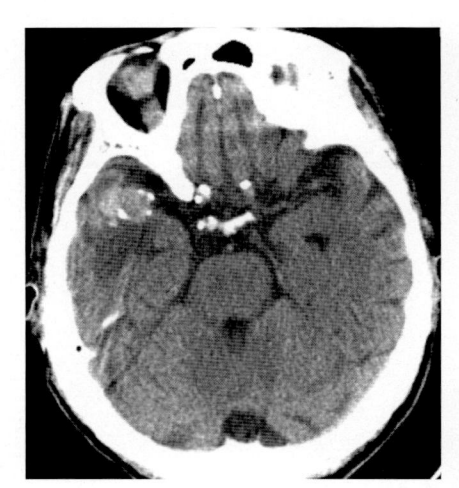

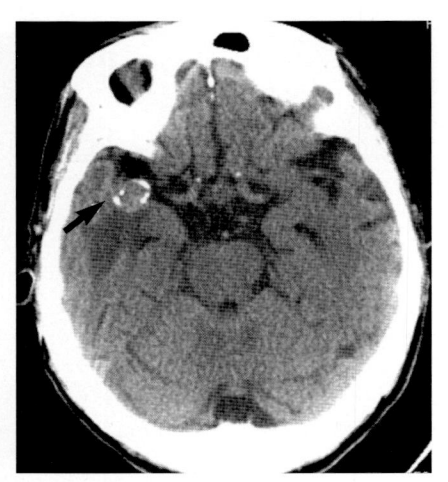

頭部CT像（石灰化を呈する腫瘤）

　右側頭葉白質に低吸収域が広がり，その腹側底部に石灰化を呈する腫瘤を認める．

　大腸癌からの転移性脳腫瘍か，壁が石灰化した右中大脳動脈動脈瘤いずれかの可能性がある．

　石灰化は結節の辺縁に多く，右中大脳動脈動脈瘤の可能性が高い．鑑別にはMRIが有用．

頭　部

T1強調画像

T2強調画像

T2強調画像

SPGR像

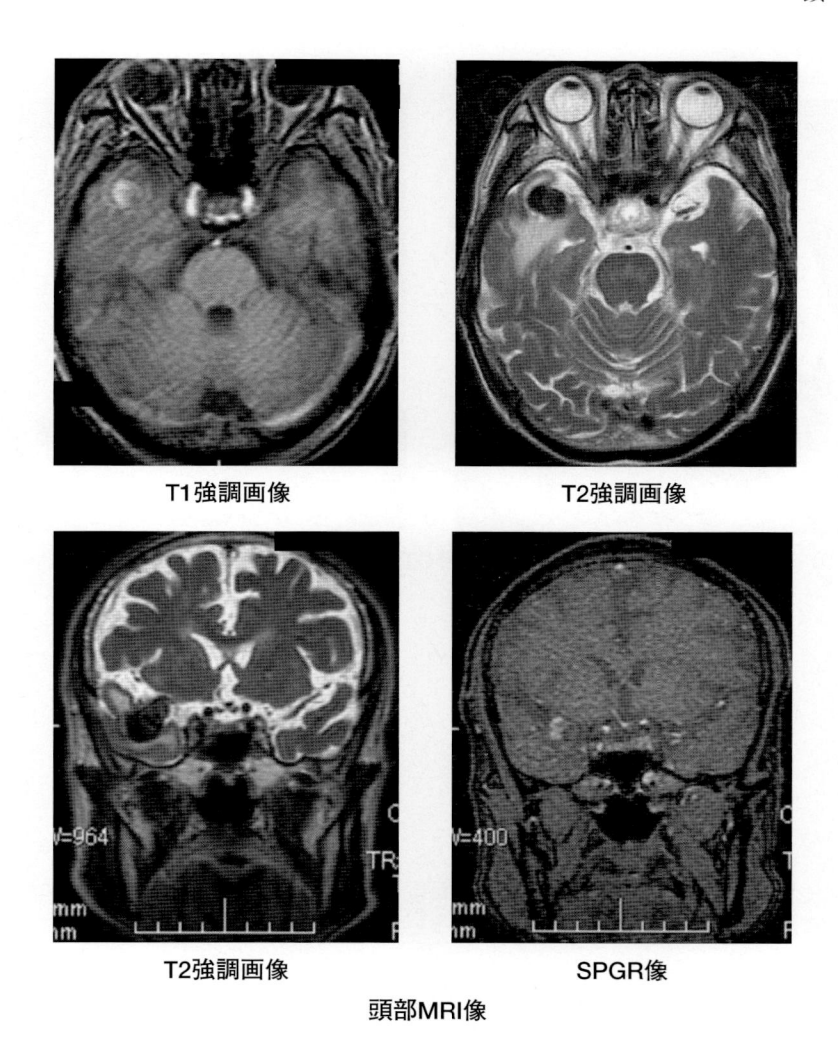

頭部MRI像

　T2強調画像では低信号，T1強調画像では一部高信号，SPGR像での高信号がflowを示す．
［MRI］腫瘤は脳実質外にあり右側頭葉を圧迫，白質に浮腫が生じている．質的に右中大脳動脈動脈瘤．

画像診断情報 100

発症から 9 か月後

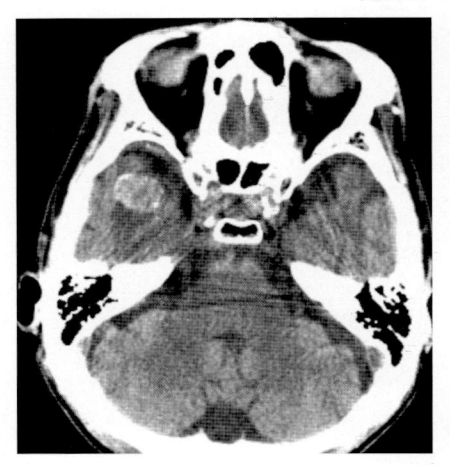

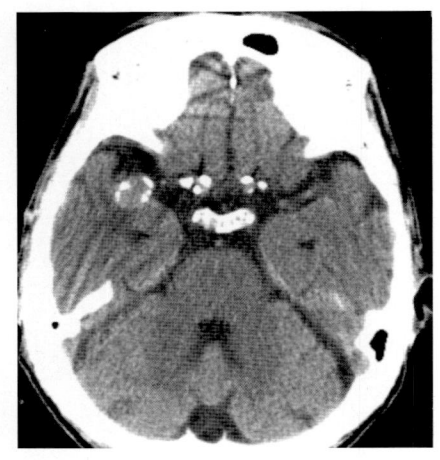

頭部CT像

[CT] 動脈瘤の大きさに変化を認めないが，内腔に血流が認められ，内腔のほとんどが血栓化している．右側頭葉白質の低吸収域は前回より縮小している．

● ワンポイント ●

　MRA，CTAでの3Dによる動脈瘤評価などは，親動脈との関係を立体的に観察することが可能であるが，穿通枝など詳細に関しては十分に評価し難い．
　血管造影は動脈瘤の大きさ，方向，位置の特定，確定診断および術前の評価に必須である．
　未破裂脳動脈瘤の手術成績は良好であり，クリッピング，トラッピング，コーディングなどの方法がある．
　脳動脈瘤の重症度は未破裂例のgrade 0～grade Ⅴで分類される．gradeⅠ～Ⅲは積極的な手術対象例，gradeⅣ～Ⅴは状態改善を待ってから手術を施行する対象例である．

脳動脈瘤症例の重症度分類
(Ad Hoc Committee, 1979)

重症度		基準徴候
grade	0	未破裂動脈瘤.
grade	I	無症状か, 最小限の頭痛および軽度の項部硬直をみる.
grade	II	中等度から重篤な頭痛, 項部硬直をみるが, 脳神経麻痺以外の神経学的失調をみない.
grade	III	傾眠状態, 錯乱状態, または軽度の巣症状を示すもの.
grade	IV	昏迷状態で, 中等度から重篤な片麻痺があり, 早期除脳硬直および自律神経障害を伴うこともある.
grade	V	深昏睡状態で除脳硬直を示し, 瀕死の様相を示すもの.

● 必要な対応事項 ●

CT検査を速やかに行い, 次のモダリティまたは治療を適確に施行.

---

box box box box box

脳動脈瘤(cerebral aneurysm)
　脳動脈の限局性拡張, または動脈管腔に直接連結している血液を含む腫瘤で, くも膜下出血の主な原因として嚢状動脈瘤がある. 動脈瘤の好発部位は内頸動脈と後交通動脈の分岐部(ICPC)と前交通動脈が最も多く, それぞれが約1/3ずつを占め, 次いで中大脳動脈第1分岐部で15～20%を占める.

18 肺癌の頭蓋骨転移
skull metastasis of lung cancer

● 主訴・症状 ●

　SCLC（小細胞癌）にて加療中．脊椎骨転移あり．骨シンチにて左頭蓋骨にアイソトープの集積あり．

● 画像診断情報 ●

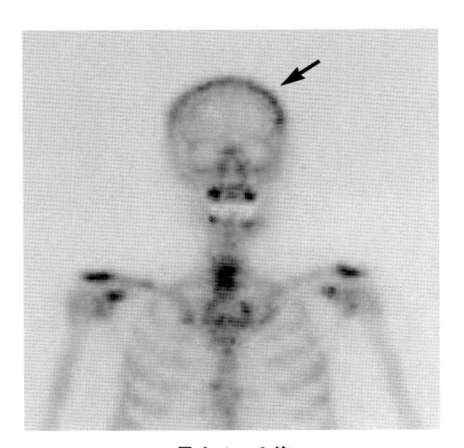

骨シンチ像

〈頭部造影MR検査〉

　脳転移および頭蓋骨への骨転移の有無確認．肺癌の骨転移は単純MRIでもおよその診断は可能であるが，造影MRIではさらに正確な診断が可能である．肺癌は脳転移をきたしやすく，脳転移の診断には造影MRIが優れている．

〈検査条件〉

・T2強調画像，T1強調画像撮像後，造影剤投与し，T1強調画像，FLAIR像，T1強調画像/MTC撮像後に骨状態がよく認識しやすいようにT1強調脂肪抑制画像を追加する．
・脳内領域だけでなく骨領域も注意深く観察すること．

頭 部

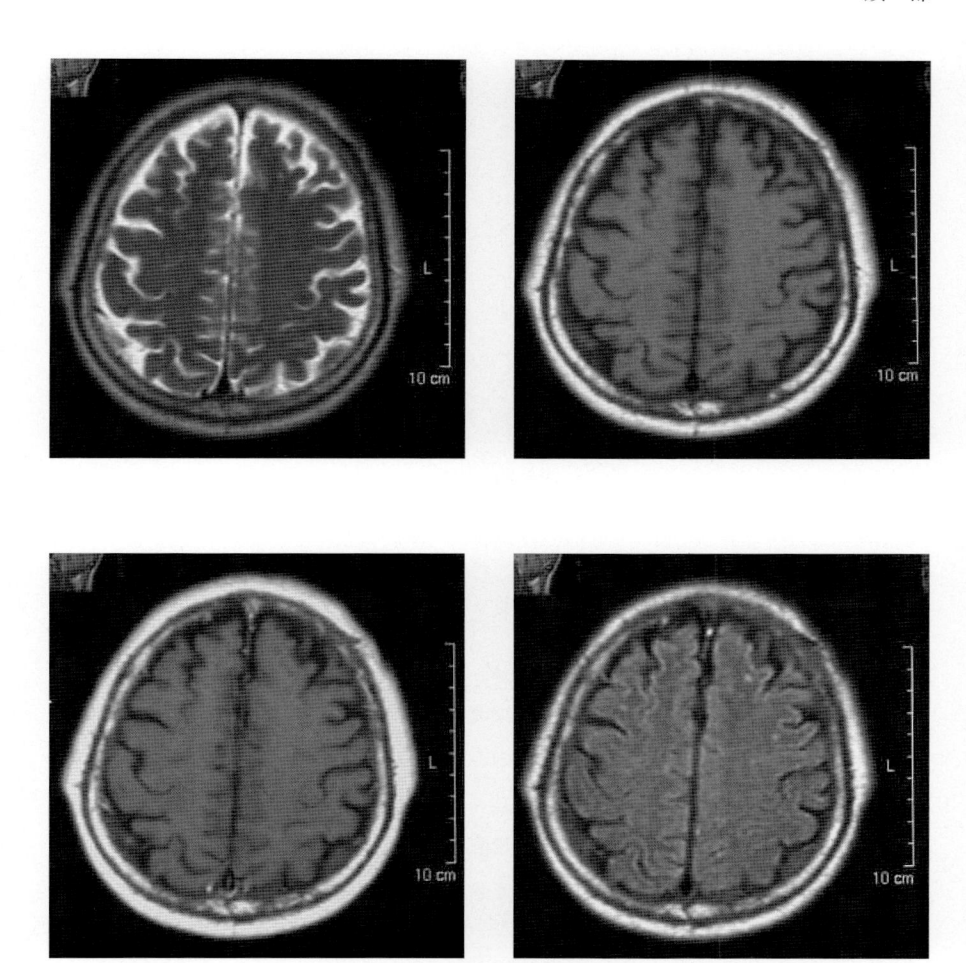

頭部MRI像

画像診断情報 100

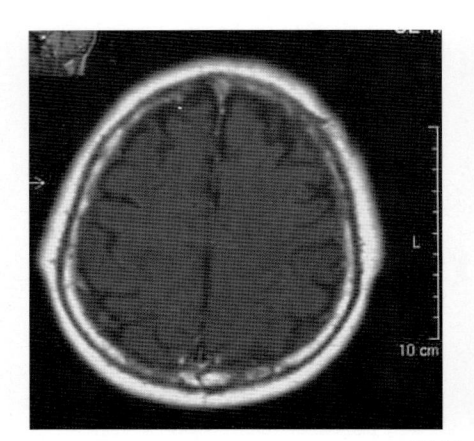

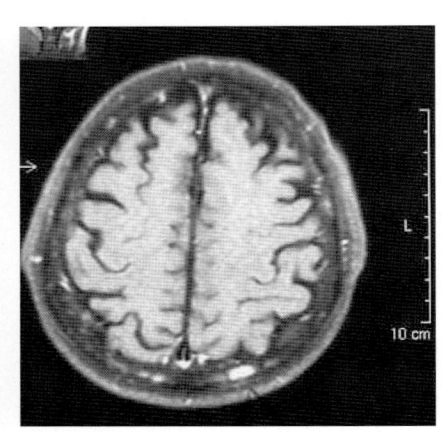

頭部MRI像

〈画像診断技術〉

　後頭骨にT1強調画像で低信号域を認める．造影T1強調画像にて淡く造影されているが，脂肪抑制画像から造影効果は明らかであり骨転移と考えられる．

　脳内にはラクナー梗塞巣が散在するのみであり，占拠性病変は認めない．

〈追加情報〉

　他の断面も併せて多発頭蓋骨転移と診断された．

　多発脊椎転移と併せて順次放射線治療が行われた．

頭部

● 検査フロー ●
○骨シンチでアイソトープの集積
1．疼痛の有無確認，単純像での骨融解像の確認
2．定期的な脳転移の検査の有無
　　脳転移検査既済→単純MRI
　　脳転移検査未済→造影MRIで頭蓋骨に異常あり
　　　　　　　　　→造影T1強調脂肪抑制撮像

● ワンポイント ●
　骨シンチは悪性腫瘍の骨転移を検索する上で比較的低侵襲に行える検査であるが，その正診度は必ずしも高くはなく，正確な診断にはMRIが望まれる．骨転移の診断には一般に単純MRIが有用であるが，頭蓋骨など骨髄質が薄い部位ではT1強調画像での骨髄脂肪の描出ができない場合もある．脳内転移検索と併せて造影MRIの撮影が有効であるが，T1強調＋脂肪抑制を撮像すると造影効果が特に明瞭に描出される．

19 肺癌の骨転移
bone metastasis of lung cancer

● 主訴・症状 ●

肺腺癌にて放射線・化学療法中．骨盤骨転移あり．見当識障害あり数日前より高熱が続く（髄膜炎疑い）．

● 画像診断情報 ●

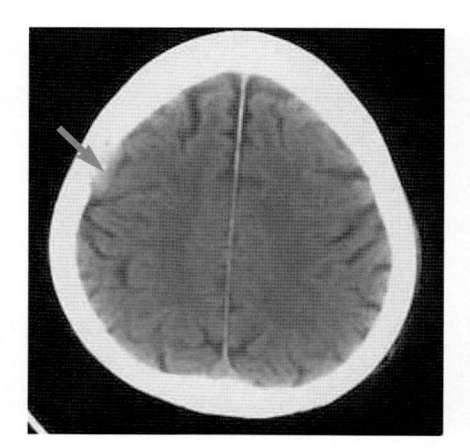

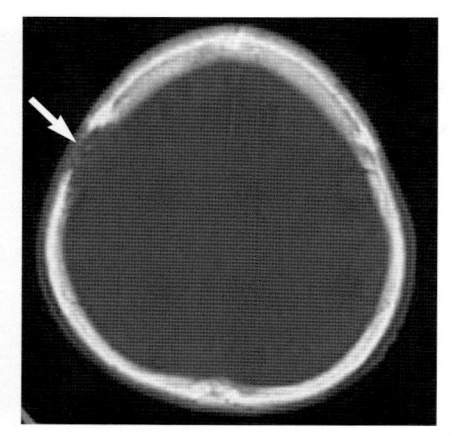

頭部CT像

右頭頂骨に骨融解像あり，骨転移が疑われる．

脳内は軽度の虚血性変化のみで，占拠性病変はみられない．

〈検査条件〉

頭部CT検査

脳内だけでなく頭蓋骨も注意深く観察し，異常があれば骨条件で表示する．

頭　部

〈追加情報〉
　その後の検討で，発熱は腫瘍熱と診断された．肺腺癌にて頭頂骨転移と診断された．頭頂骨転移に対し放射線療法が施行された．

● ワンポイント ●
　髄膜炎は造影CTや造影MRIでも診断は容易ではない場合が多い．しかしなんらかの神経症状を呈する場合，他の疾患を除外するために頭部単純CTは有用である．
　特に担癌患者に対しては脳転移のスクリーニングのみならず骨転移のスクリーニングも忘れてはならない．

● 必要な対応事項 ●
・頭部単純CT検査．
・神経症状を呈する患者では頭部単純CT検査で頭蓋内のスクリーニングが必要．
・見当識障害，高熱；
　1．髄膜刺激症状の確認
　2．頭部単純CT→骨の異常あり→骨条件表示を追加
　　　　　　　　→骨の異常なし→ルーチン表示のみ

20 髄膜腫
meningioma

● 画像診断情報 ●

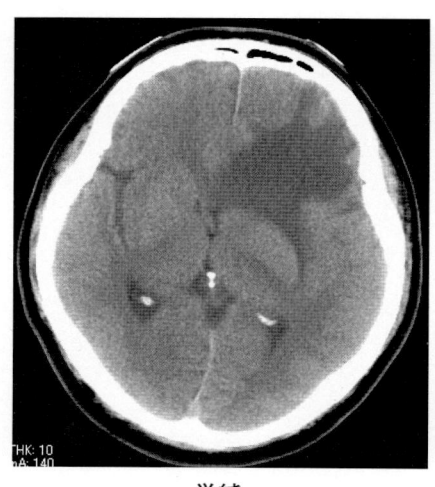

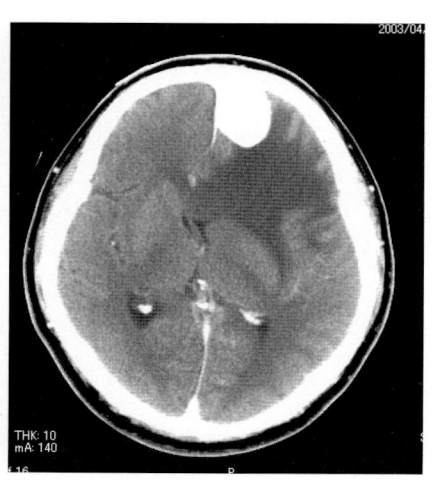

単純 / 造影

頭部CT像

　単純CTにて左前頭葉に腫脹を伴う広範な浮腫が認められる．

　浮腫は主に白質を中心にみられ，灰白質の濃度は比較的保たれていることから脳梗塞とは異なる像である．

　造影CT像にて，大脳鎌と前頭骨直下の硬膜に広基性に接する境界明瞭で均一に強く造影される腫瘤が描出された．

　単純CT像では限局する等～高吸収の腫瘍像を呈し，造影CT像にて均一で高吸収な濃染像を示す．

　MRIのT1強調画像において低信号を示す髄液との境界域を認め，さらにその外側に等～高吸収を示す腫瘍像を認める．周囲には低信号域の浮腫を伴う．T2

強調画像では髄液との境界域は高吸収を示し，腫瘍は等～高吸収像として描出される．造影像では顕著な増強効果を認める．

● ワンポイント ●
- 腫瘍の一部は硬膜と癒着し，球状の被膜形成を認め，正常脳とは明瞭に境界されている．
- 腫瘍に接する頭蓋骨に骨増殖を生ずることが特徴であり，CT像骨条件にて同所見の描出が可能である．
- 発生好発部位は，傍矢状洞部（特に中央部1/3）と大脳鎌近傍が多い．蝶形骨縁，嗅溝，鞍結節部小脳テント，小脳橋角部などが続く．

● 必要な対応事項 ●
発育が緩徐であり，比較的緊急対応を要しないケースが多く経過観察が可能．

---

box box box box box

髄膜腫（meningioma）
　全脳腫瘍の約26％を占める良性腫瘍である．くも膜細胞由来の腫瘍とされており，そのほとんどは硬膜に接して発生，脳を実質外より圧排する．成人に圧倒的に多く，女性に多い（約2倍）．好発部位は傍矢状部，大脳鎌，大脳半球円蓋部，蝶形骨縁，臭窩，鞍結節，小脳橋角部，小脳テント，斜台，小脳半球円蓋部，大孔，側脳室など多岐にわたる．
症状：発生部位に応じさまざまな局所症状をみるが，腫瘍は非常に緩徐に増大するので，症状発現は腫瘍がかなり大きくなってからのことが多い．
治療：髄膜腫は良性腫瘍であるが，術後に腫瘍残存する場合の5年後の再発率は30％以上になるとされており，原則は開頭術による腫瘍の全摘出であり，これにより完治を期待できる．腫瘍は付着硬膜やこれに接する骨にもしばしば浸潤しているため，硬膜・骨を含めた広範囲の切除が必要となる．海綿静脈洞など頭蓋底部に発生したものでは，内頸動脈や各種脳神経が腫瘍に巻き込まれていることも多く，腫瘍の全摘出が不可能な場合も少なくない．開頭術により全摘出できなかった症例に対し，最近はガンマナイフやLINACを用いた放射線外科治療（radiosurgery）を追加施行することもある．

21 神経膠芽腫
glioblastoma

● 主訴・症状 ●

精神神経症状（＋）．頭痛，嘔吐．意識障害（＋）．ただちにCT検査を実施し，次の画像情報が得られた．

● 画像診断情報 ●

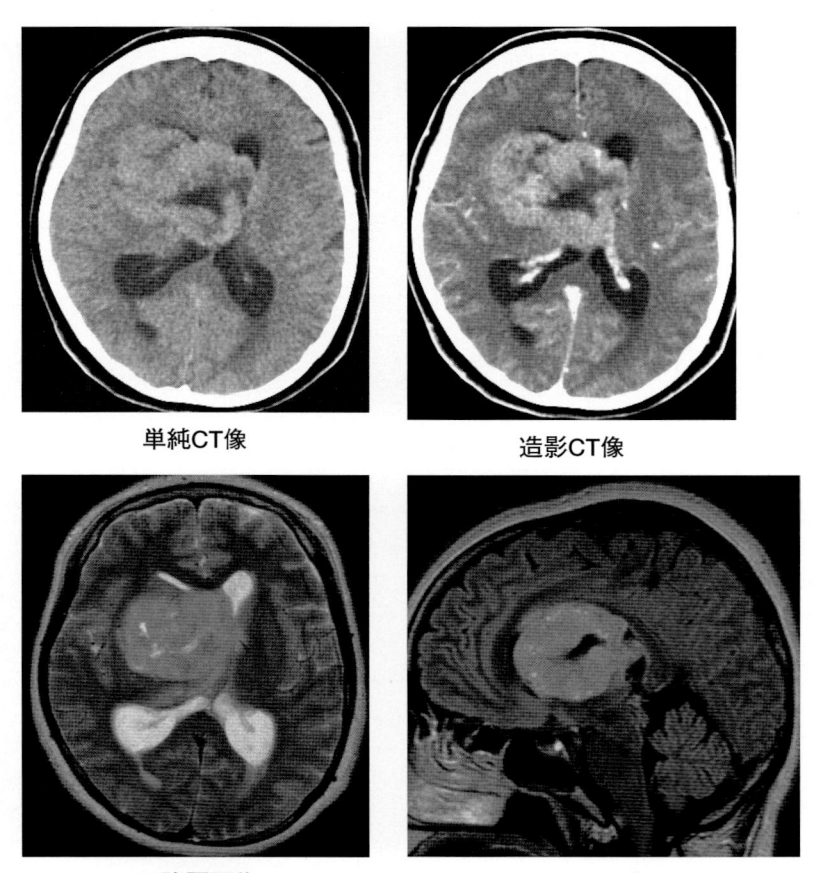

単純CT像

造影CT像

T2強調画像

FLAIR像

右側側頭葉から左側側脳室体部にかけて，脳室内を占拠する腫瘍性病変が認められる．単純CTでは中心に低吸収域を有し灰白質より高吸収を呈した不整形で硬質な様相を呈する．

造影CTでは腫瘍の形態が明瞭に描出された．腫瘍は中心に不整形の低吸収領域を有する不整形濃度増強を示し，濃度増強域内部にも強く濃染される腫瘍壁の厚い部分と，濃染され内部に低吸収域を包括する腫瘍壁の薄い部分が混在した多様な濃染状態を呈し，強く悪性病変が示唆された．MRIのT2強調画像，FLAIR像において病変と周囲組織との関係がより明瞭に把握できる（神経膠芽腫は分化度が低く成人の悪性腫瘍で代表的なものである）．

〈検査条件〉

単純CT撮像の結果，腫瘍性病変が認められ，ただちに造影検査を実施した．

必要に応じ脳血管撮影検査を実施する．

● **検 査 フ ロ ー** ●

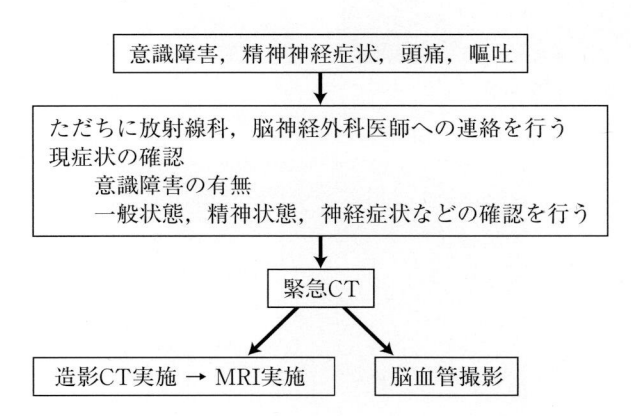

```
意識障害，精神神経症状，頭痛，嘔吐
          ↓
ただちに放射線科，脳神経外科医師への連絡を行う
現症状の確認
    意識障害の有無
    一般状態，精神状態，神経症状などの確認を行う
          ↓
        緊急CT
       ↙     ↘
造影CT実施 → MRI実施    脳血管撮影
```

● **緊急対応事項** ●

・腫瘍内出血などの急激な症状の変化に対応できる準備．

・嘔吐による気管閉塞など，患者の気道確保に留意が必要．

・脳浮腫，脳ヘルニアなどによる患者様態の急変に留意する．

画像診断情報 100

22 インフルエンザ脳症
influenzal encephalitis

● 主訴・症状 ●

痙攣，発熱．意識レベルはJCSで3．

● 画像診断情報 ●

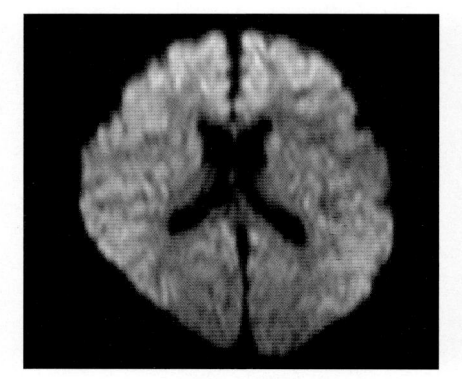

拡散強調画像

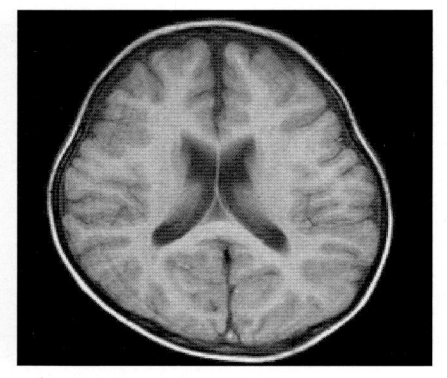

T1強調画像

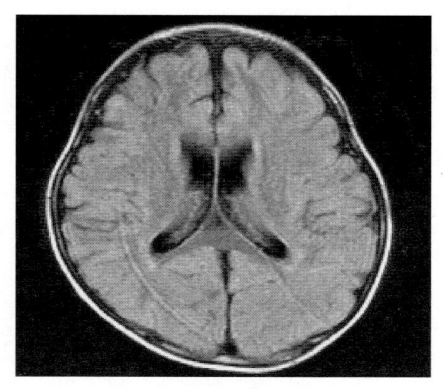

FLAIR像
頭部MRI像

頭　部

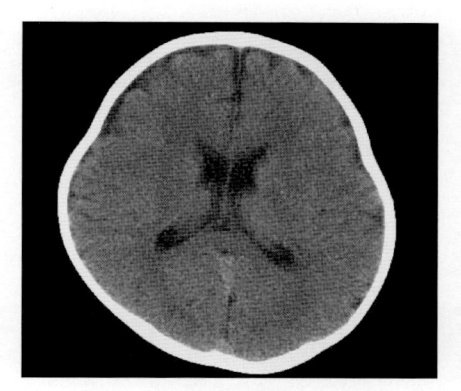

CT像

　頭部CTとMRIにて脳溝や脳室の狭小化認められず．脳実質内にもCTにて低吸収域，MRIのFLAIR像にて高輝度領域は指摘できず．拡散強調画像にて両側前頭葉と右側頭葉に高輝度領域が認められた．

● ワンポイント ●
・抗ウイルス薬，γグロブリン大量療法，ステロイドパルス療法などの治療法がある．
・インフルエンザ脳症亜急性期の遷延性意識障害に甲状腺刺激ホルモン放出ホルモン（TRH）療法が有効との報告がある．

● 必要な対応事項 ●
　入院させ経過観察．

| 23 | **ヘルペス脳炎**
herpes encephalitis |

● **主 訴・症 状** ●

不穏，意識障害．

● **画像診断情報** ●

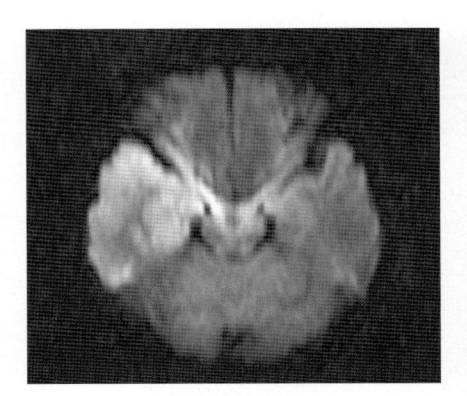

拡散強調画像

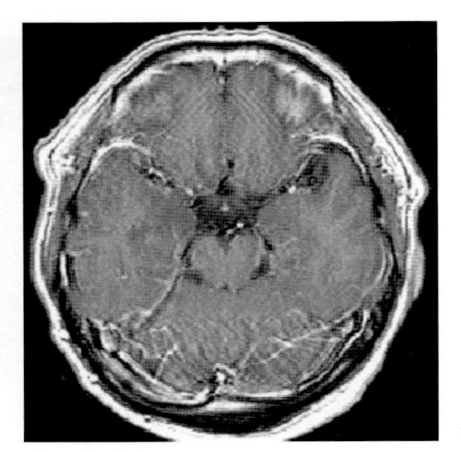

造影T1強調画像

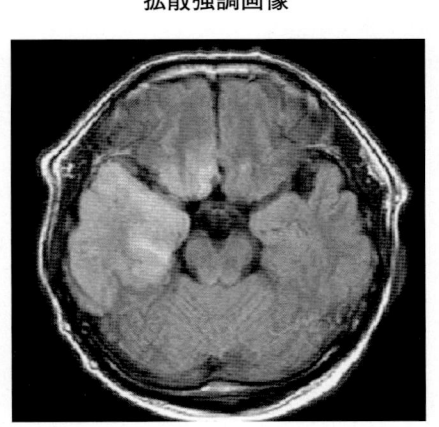

FLAIR像

頭部MRI像

頭　部

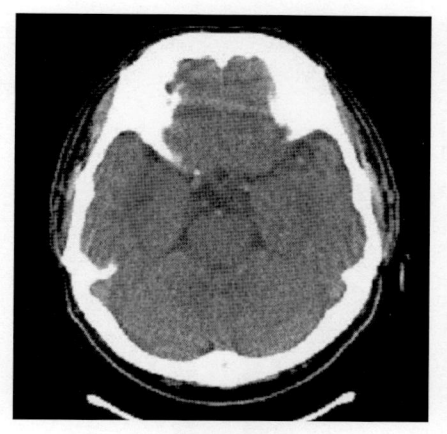

頭部CT像

CT画像上は特に異常を認めない．
MRIでは，拡散強調画像，FLAIR像にて右側頭葉に高信号を認める．
明らかな造影効果は認めない．
〈追加情報〉
腫瘍，梗塞は，造影効果，病変の範囲から否定的であった．

● 必要な対応事項 ●

入院させ経過観察．

---

box box box box box

ヘルペス脳炎（herpes encephalitis）
単純疱疹ウイルスにより起こる脳炎．

24 多発性硬化症
multiple sclerosis (MS)

● 画像診断情報 ●

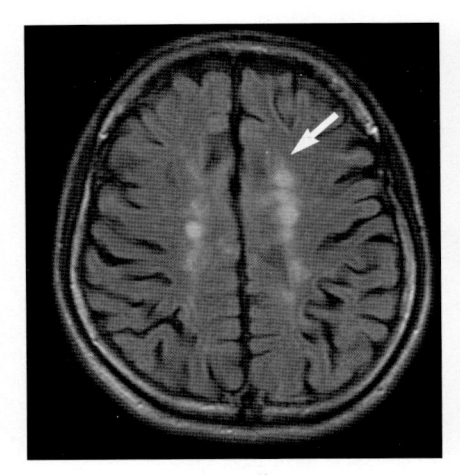

FLAIR像 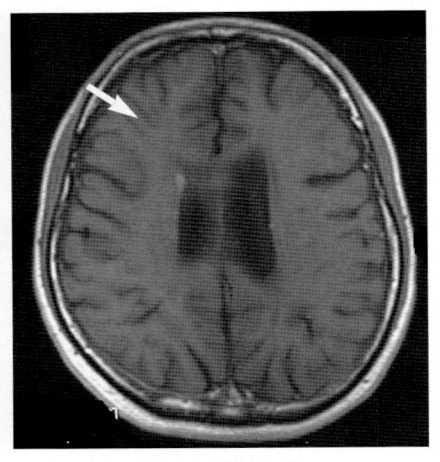 　　造影T1強調画像

頭部MRI像

　視神経・側脳室周囲白質・脳梁・脊髄などに脱髄斑が多く出現し，MRIのT2強調画像およびFLAIR像で高信号を呈する．
　急性期では造影T1強調画像にて増強効果が認められる．
　非典型的なものでは，一見すると腫瘍のようにみえる場合があり，注意が必要である．
　腫瘍との鑑別点としては，拡散強調画像にて腫瘍は著しい高信号を示し，多発性硬化症では軽度の高信号を呈する．
〈検査条件〉
　急性期では造影T1強調画像が必要である．腫瘍との鑑別が必要な場合は拡散強調画像が有効である．

● ワンポイント ●

〈多発性硬化症にみられる主な症状〉

1. 視力障害

   両側での視力低下が起こる場合が多い．

2. 眼球運動障害

   内側縦束症候群（MLF症候群）が特徴．若年者で両側にみられた場合は多発性硬化症が強く疑われる．

3. 運動障害

   一肢またはそれ以上の四肢麻痺で対麻痺になる場合が多い．

4. その他

   運動失調や感覚異常（温痛触覚の過敏など）が認められる．

   急性増悪期では治療方法としてステロイドパルス療法を行う．

---

box box box box box

多発性硬化症（multiple sclerosis：MS）

　脳および脊髄に斑点様に生ずる硬化で，麻痺，振戦，眼振，言語障害，病変の場所に応じた種々の症状を引き起こす．主に成人初期に発症し，中枢神経系に多発性に脱髄巣がときを違えて次々に生じるため，複数の神経症状の再燃と寛解の反復が特徴である．脱髄性疾患で中枢神経白質の髄鞘および髄鞘形成細胞であるoligodendrogliaが後天的，一次的に障害される．末梢神経は傷害されないが，視神経だけは髄鞘形成細胞がoligodendrogliaであるため高率に傷害される．病理学的には白質に境界明瞭な多発性の脱髄斑（plaque）がみられる．好発部位は視神経，脳室周囲白質，橋，延髄，小脳歯状核，脊髄である．

病因：確立されていないが，遺伝学的疾患感受性を背景に髄液構成タンパク類似アミノ酸配列を持つウイルス感染が引き金となり，特異的感作T細胞が成立，これが血液脳関門を越えて脳内に進入し惹起されると考えられている．有病率は人口10万人対5以下で，欧米白人の50〜100に比し低い．男女比は1：2.4で女性に多く，発症平均年齢は41±13歳で，わが国では家族内発症は極めてまれである．

胸　部

25 急性心筋梗塞，右冠状動脈梗塞
acute myocardial infarction（AMI）（RCA）（LAD）

● 主 訴・症 状 ●

悪心，嘔吐と末梢冷感，心窩部痛．急性心筋梗塞（AMI）疑いにて，CPA，CPR施行後，PCPS，IABP装着後，心カテーテル検査を施行．

● 画像診断情報 ●

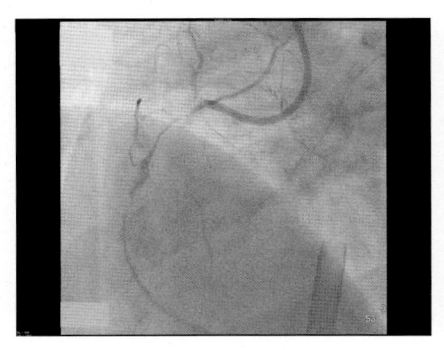

右冠状動脈造影

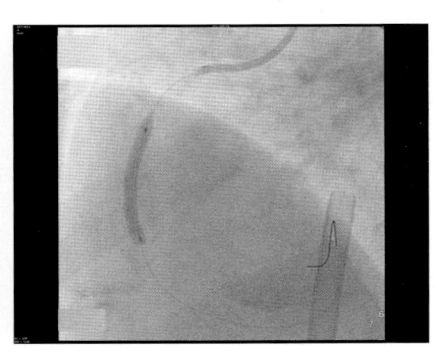

ステントによる拡張

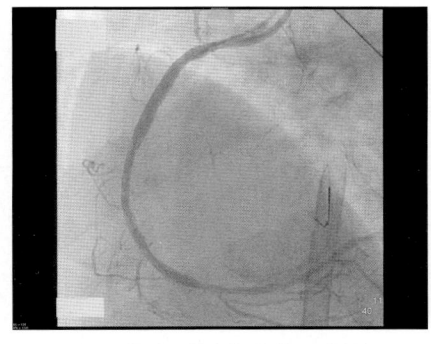

右冠状動脈再灌流後の造影

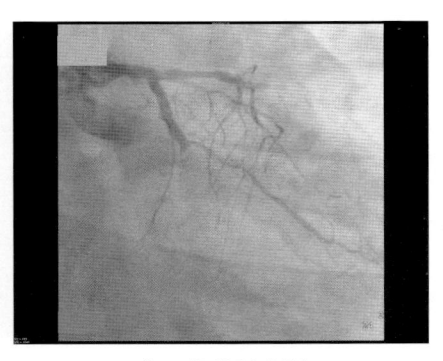

左冠状動脈造影

胸部

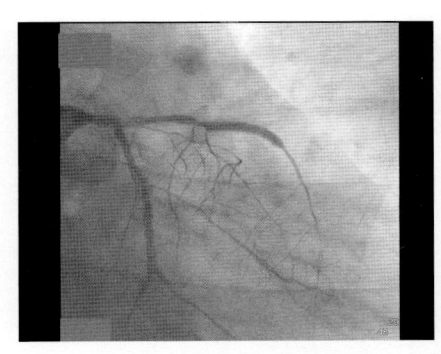

左冠状動脈再灌流後の造影

〈画像評価〉
　RCA（右冠状動脈）segment 1で90％の狭窄あり．PTCA施行．PTCA後再灌流．
　LAD（左前下行枝）segment 7で100％の狭窄あり．PTCA施行．PTCA後再灌流．
　LCX（左回旋枝）segment 13で100％の狭窄あり．PTCA施行．PTCA後再灌流．
　したがって責任病変はRCA segment 1である．

● ワンポイント ●

　本症例では病変が3枝に存在し，手術適応がある症例ではあるが，救急時ではIVRになることもある．またIVR時における被ばく線量の管理も放射線技師の職務として重要である．

---

box box box box box

心筋梗塞症（myocardial infarction）
　心筋領域における梗塞で，通常は冠状動脈硬化症や血栓などによる冠状動脈の閉塞の結果起こる．急性期の心筋梗塞では，症状が現れても胸部単純X線像には異常を認めないことが多いが，心筋梗塞により左心室不全を起こすと，心陰影の拡大，肺うっ血，肺浮腫，胸水が胸部単純像上で確認できる．陳旧性の梗塞部位の心筋には石灰沈着がみられることもある．
　病歴としては，冠状動脈硬化症の危険因子を有していることが多く，しかも治療を受けず放置していることが多い．過労や睡眠不足などをきっかけに，突然激しい胸痛や胸部絞やく感におそわれ，顔面は苦悶状・蒼白で冷汗を伴う．安静にしていても改善せず，不安感が強くなる．体温は軽度上昇し，徐脈傾向である．血圧は下降傾向ないしショック症状を呈する．

26 急性心筋梗塞，左冠動脈前下降枝梗塞
acute myocardial infarction (AMI)(LAD)

● 主 訴・症 状 ●

夜間，トイレにて失神．ECGよりAMI疑われ血管カテーテル検査施行．

● 画像診断情報 ●

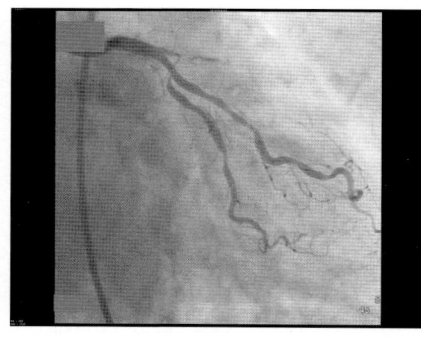

左冠状動脈造影

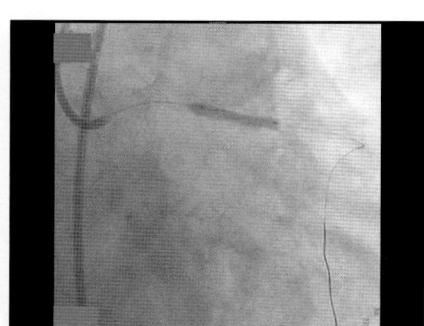

ステントによる拡張

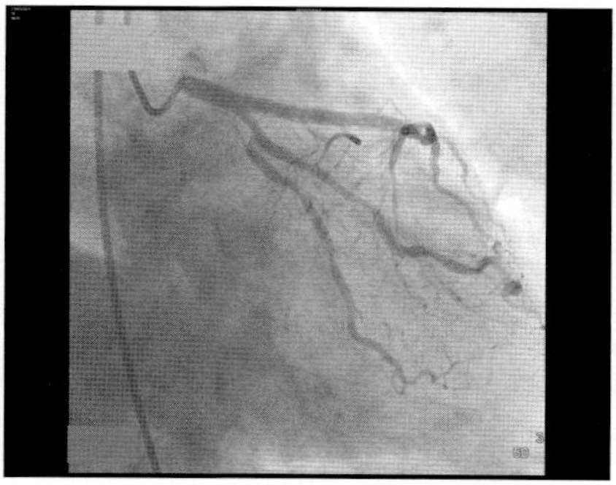

再灌流後の造影

〈画像評価〉

　LAD（左前下行枝）segment 6で100％，segment 7で90％の狭窄あり．PTCA施行．PTCA後再灌流．

● ワンポイント ●

　PTCA施行時には再灌流後にVF（心室細動）やVT（無脈性心室頻拍）など，状態に変化が起こる可能性がるので，心電図に注意を払っておくことが重要．

27 タコつぼ型心筋症（左室壁運動異常）
takotsubo cardiomyopathy（abnormal wall motion of left ventricle）

● 主訴・症状 ●

胸痛（精神的ショック・ストレスなど）．心電図にてST上昇〔急性心筋梗塞（AMI），異型狭心症の発作〕．AMIが疑われるため，緊急で心臓カーテル検査を行う．

● 画像診断情報 ●

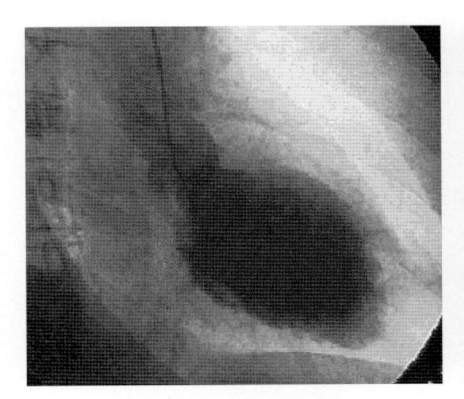

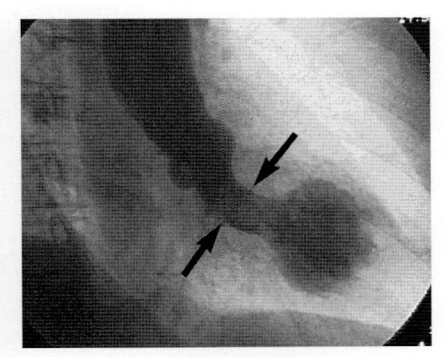

左心室造影拡張期　　　　　左心室造影収縮期

左心室造影（LVG）にて，心基部の収縮に対して心尖部はおよそ収縮せず，左室全体はあたかも「タコつぼ」の形態を示す．

冠状動脈造影（CAG）は正常．

胸部単純像にて，心肥大および左室の突出．

〈心電図波形〉

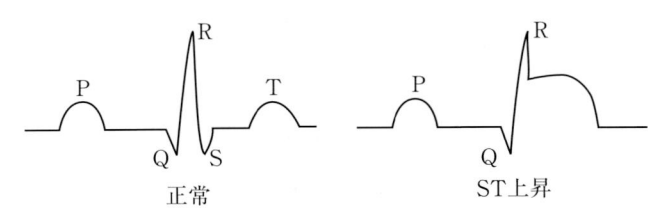

正常　　　　　　ST上昇

● 検 査 フ ロ ー ●

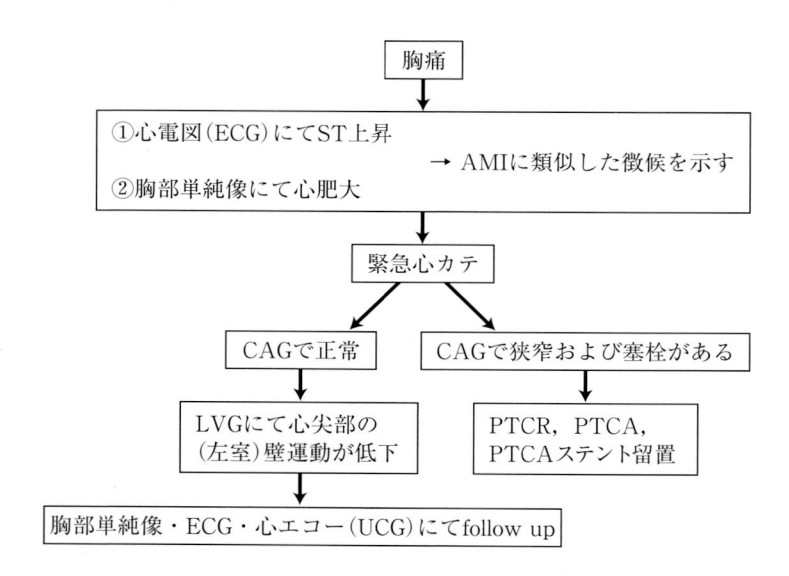

```
                        ┌──────┐
                        │ 胸痛 │
                        └──┬───┘
                           ↓
        ┌─────────────────────────────────┐
        │ ①心電図（ECG）にてST上昇          │  → AMIに類似した徴候を示す
        │ ②胸部単純像にて心肥大            │
        └────────────────┬────────────────┘
                         ↓
                  ┌─────────────┐
                  │ 緊急心カテ  │
                  └──┬───────┬──┘
                     ↓       ↓
          ┌──────────────┐  ┌────────────────────┐
          │ CAGで正常    │  │ CAGで狭窄および塞栓がある │
          └──────┬───────┘  └──────────┬─────────┘
                 ↓                      ↓
   ┌──────────────────────┐   ┌──────────────────────┐
   │ LVGにて心尖部の      │   │ PTCR，PTCA，         │
   │ （左室）壁運動が低下 │   │ PTCAステント留置     │
   └──────────┬───────────┘   └──────────────────────┘
              ↓
   ┌──────────────────────────────────────────┐
   │ 胸部単純像・ECG・心エコー（UCG）にてfollow up │
   └──────────────────────────────────────────┘
```

● ワンポイント ●

- 胸痛などの症状は徐々に改善され，数日後には症状が治まることが多い．
- 一過性で比較的予後は良好な疾患．
- 急性心筋梗塞類似の胸部症状，心電図変化を示し，広範な可逆性収縮能の異常を有する疾患である．急性期左室造影を行うと，収縮末期像において「タコつぼ」類似の形態を呈する．
- 高齢女性において，精神的ストレスを誘発因子として発症した症例の心電図では，広範誘導にてST上昇と，その後のT波陰転をみる．数週後には正常に戻り，冠状動脈造影においても有意な狭窄を認めず予後は良好である．

box box box box box

タコつぼ型心筋症（takotsubo cardiomyopathy；左室壁運動異常）
　一過性で比較的予後良好な疾患であるが，原因は確定されてない．1990年佐藤により報告され，急性心筋梗塞類似の胸部症状（突然の胸痛）と心電図変化（ST上昇）を有し，かつ広範な可逆性収縮能異常を伴う．急性期左室造影収縮期像において「タコつぼ」様形態を呈することから呼称された．心電図ST上昇は長時間持続（24時間以上持続することもまれではない）し，ST上昇中の冠状動脈造影においても有意狭窄を認めない．心筋逸脱酵素の上昇しないか，軽度上昇する程度である．
　左室造影で，名前の由来となった収縮期に心基部の過収縮と心先部の奇異性収縮から，タコつぼ様に見える心筋のasynergyは1週間くらい続くことが多い．self limitで慢性期には心機能は発症前とほとんど変らなくなる．ときに心機能低下が著しい場合や，左室流出路狭窄による圧較差を生じることから，重篤な心不全を招来し補助循環を必要とする場合がある．
病因：高齢女性で精神的ストレスを誘因として発症する．少量のカテコラミン投与や感情的なものが誘因となり，シンチグラフィ所見からもカテコラミン心筋症と同様な所見を呈することから交感神経末端の関与も考えられている．
画像診断：タコつぼ型心筋症の急性期は，心先部の一過性の奇異性収縮と時期を同じくして^{123}I-BMIPP-MIBGの集積低下を認める．両所見から心筋代謝と心交感神経末端の可逆的な障害を疑わせる．シンチグラフィ所見のみからでは，血管攣縮性狭心症発作後との鑑別は不可能である．鑑別には，詳細な現病歴聴取，心電図，冠状動脈造影が必要である．

心筋症（myocardiopathy）
　心筋障害，心筋症．

特発性心筋症（idiopathic myocardiopathy）
　原因不明の疾患で，診断にあたっては特定心疾患（産褥心，アルコール性心疾患，心筋炎，神経・筋疾患に伴う心筋疾患，結合識病に伴う心筋疾患など）および疾患に基づく心筋障害（虚血性心疾患，高血圧性心疾患，先天性心疾患，リウマチ性心疾患，肺性心など）を除外する．肥大型心筋症（HCM）と拡張型心筋症（DCM）に大別される．

28 心不全
heart failure

● **主訴・症状** ●

呼吸困難,むくみ,咳嗽,チアノーゼ.

● **画像診断情報** ●

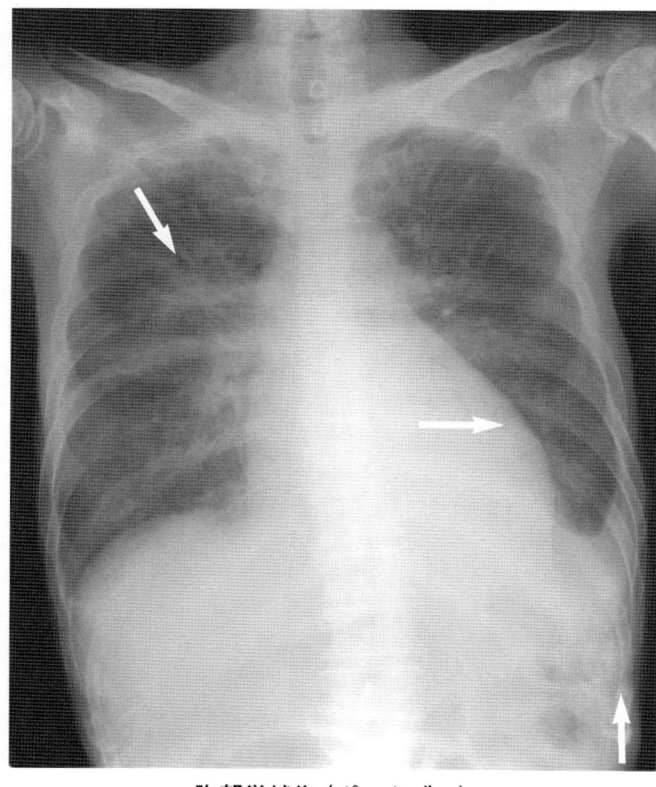

肺血管陰影の増大
肺野の不透過性陰影
胸水
心陰影の拡大

胸部単純像(ポータブル)

心臓全体の大きさ,形状などを観察.
肺の血管(肺静脈)の拡張.
胸水の貯留.

心不全は，心臓の収縮機能障害および拡張機能障害などにより身体代謝的要求を満たすことができない状態で，左心不全（心不全の90％）と右心不全（多くは左心不全の随伴性）および両者の混在する両心不全に分類される．また，臨床的見地より急性心不全と慢性心不全に分類される．

成因は虚血性心疾患による心収縮性の低下，高血圧などによる拡張機能の低下と前負荷および後負荷の増加，弁膜疾患や先天性心疾患による循環血液量の増加があげられる．その他，心外膜疾患，浸潤性疾患（アミロイドーシスやサルコイドーシス），特発性心筋症などにも続発する．

増悪因子は不整脈とくに頻脈性不整脈（心房細動，上室性頻拍など），薬物中毒・副作用（ジギタリス製剤，消炎鎮痛薬など），感染，異常飲水などがある．

● **ワンポイント** ●

・胸部単純像で急性心不全か慢性心不全かの判断を推測できる．
・肺うっ血や肺水腫の程度は，軽症から重症に移行すると肺静脈の拡張，間質浮腫（カーリーB線など），肺胞性浮腫（蝶形陰影），胸水貯留（右＞左）が観察され，しばしば混在する．
・心陰影拡大は代償機構の働いた器官と関係し，大動脈の相対的狭小は長期にわたる低心拍出状態を示す．高度の右心不全では，肺うっ血の所見に加え右心房と上下大静脈の拡張が観察される．

● **必要な対応事項** ●

・末梢あるいは中心静脈圧測定，肺動脈圧測定または肺動脈楔入圧の測定は，程度の測定および判定に重要である．
・時間尿の測定で30mL/h以下では低心拍出状態であり，ショックに陥りやすいので注意が必要である．

29 解離性大動脈瘤
dissecting aneurysm of aorta

● 画像診断情報 ●

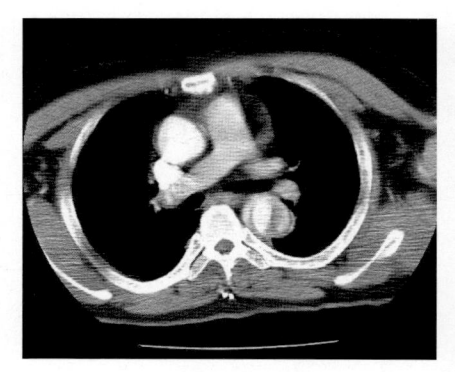

胸部CT造影像

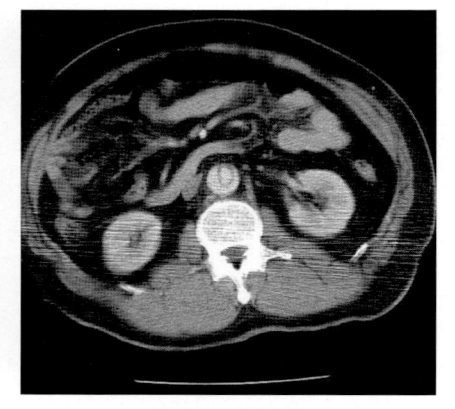

腹部CT造影像

　下行大動脈から腹部大動脈にかけて解離を認める．
［胸部単純像］縦隔陰影の拡大，大動脈二重陰影，カルシウムサイン，大動脈壁の陰影の不明瞭化が認められる．
［心エコー］心筋梗塞の除外診断．上行大動脈・腹部大動脈に剥離内膜を認めることがある．また心嚢液の貯留，大動脈弁逆流を認めることがある．
［CT検査］造影CTにより剥離内膜，解離腔の証明，進展範囲が確定されうる．

● ワンポイント ●

・大動脈の中膜の解離によるもので，突然の胸背部の激痛，ショック症状，心不全症状，意識障害（脳虚血症状），腹痛など多彩．
・解離の部位，長さ，破裂の有無により症状が異なる．

〈病型分類〉

DeBakey分類
- Ⅰ型　上行大動脈から下行大動脈にかけて解離を認める
- Ⅱ型　上行大動脈に限局
- Ⅲ型　下行大動脈に限局
- ※Ⅰ，Ⅱ型は原則的に外科治療の適応

Stanford分類
- A型　上行大動脈に解離を認める
- B型　下行大動脈に限局
- ※A型は原則的に外科治療の適応

● **必要な対応事項** ●

・ショック状態であればバイタルサインのチェック，静脈路の確保，気道の確保が必要である．
・降圧；収縮期血圧を120mmHg以下にする．
・除痛．
・破裂例，破裂の可能性の高いものは緊急手術が必要．

---

box box box box **box**

解離性動脈瘤（dissectin aneurysm）
　動脈内膜の裂け目を通して入った血液や間質内出血により，動脈壁が裂けるかまたは解離すること．大動脈に最も多く，範囲はさまざまであるが，大動脈弁近傍の内膜裂傷と遠位端での内膜の解離を伴い，しばしば外膜が裂けて破裂する．

30 胸腹部解離性大動脈瘤
dissecting aneurysm of thoracic to abdominal aorta

● 主訴・症状 ●

ほとんどの動脈瘤は無症状であるが，解離性動脈瘤は非常に強い激痛を伴う．

● 画像診断情報 ●

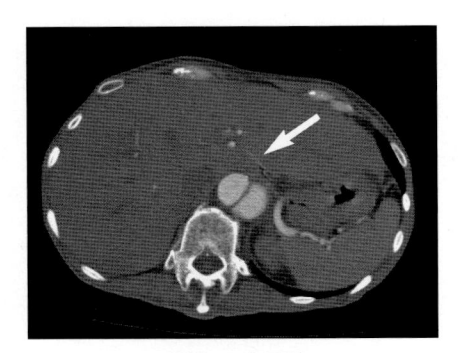

腹部CT造影像

胸部大動脈が解離し（⇒）解離した中膜と真腔，偽腔が描出されている（造影CT）．

● **ワンポイント** ●

〈大動脈瘤の分類〉

　真性，仮性，解離性の3つの大動脈瘤に分けることがでる．

真　　性：大動脈の壁全体が拡張した状態で，主にこの壁がもろくなって起こる．

仮　　性：大動脈の壁の一部が3層とも欠け，そこから漏れた血液が周りの組織を圧迫して動脈瘤になっている．壁が欠けているから，血圧が高くなると破裂しやすくなる．

解離性：大動脈の内膜が裂け，その裂け目から血液が流れ込んで中膜を引き裂き，つまり「解離」させて，大動脈の壁のなかに血液がたまる．

　大動脈の壁は3層（内膜，中膜，外膜）からできている．

〈解離性大動脈瘤の病型分類〉

（DeBakey分類）

Ⅰ型：解離が上行大動脈から大動脈弓部，下行大動脈，腹部大動脈に及ぶもの．

Ⅱ型：上行大動脈に限局しているもの．

Ⅲ型：左鎖骨下動脈分岐部よりも抹消の下行大動脈より起こるもので，下行大動脈に限局するものを，Ⅲa型，腹部大動脈にまで及ぶものをⅢb型とする．

（Stanford分類）

中枢型（type A）：解離が上行大動脈に及んでいるもの（DeBakeyⅠ，Ⅱ型）．

抹消型（type B）：解離が下行大動脈より末梢に限られているもの（DeBakeyⅢ型）．

急　　性：発症から2週間以内．

亜急性：発症から2週間〜1か月．

慢　　性：発症1か月以後 に分類する．

画像診断情報 100

31 大動脈瘤破裂（1）
rupture of abdominal aneurysm

● 主訴・症状 ●

突発する激しい痛み．ショック症状．

● 画像診断情報 ●

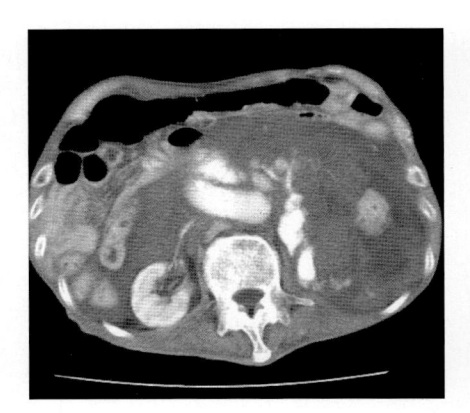

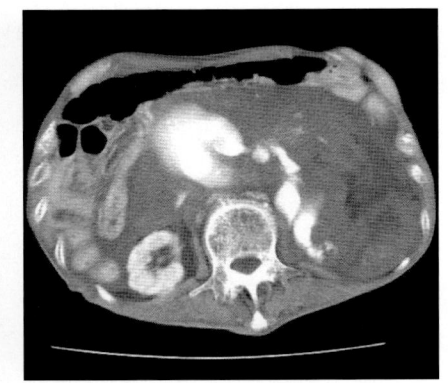

腹部CT造影像

造影剤の腹腔内への漏出を認める．

● 検査フロー ●

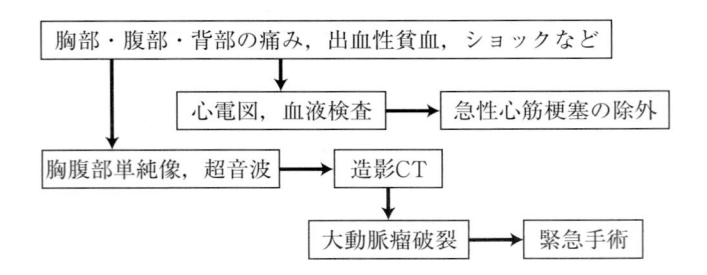

```
胸部・腹部・背部の痛み，出血性貧血，ショックなど
   ↓
   → 心電図，血液検査 → 急性心筋梗塞の除外
   ↓
胸腹部単純像，超音波 → 造影CT
                        ↓
                     大動脈瘤破裂 → 緊急手術
```

90

胸　部

32　大動脈瘤破裂（2）
rupture of abdominal aneurysm

● **主訴・症状** ●

来院時両下肢チアノーゼ，冷感，意識は鮮明．緊急手術の適応判断．

● **画像診断情報** ●

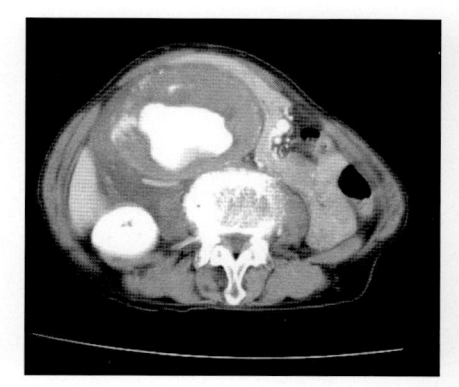

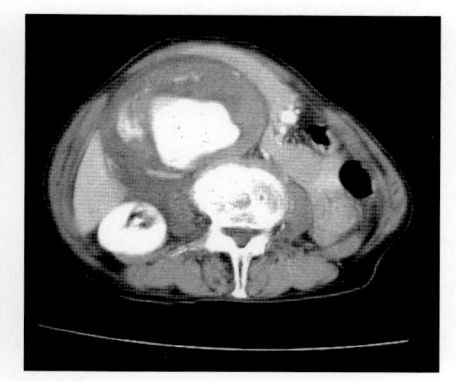

腹部CT造影像

腹部大動脈は著明に拡張し，解離を示すとともに破裂による腹腔内出血を認める．

● **ワンポイント** ●

〈腹部大動脈瘤〉

　大部分は無症状．腹部の触診や健康診断などによって偶然発見．自覚症状のある場合は，心窩部近傍の膨らんだ感じ，下腹部痛，下部背部痛などを伴う．特に大動脈瘤破裂の場合は，突然の腹部から腰背部に激痛．

　大出血時は，血圧低下などショック状態になり大変危険．大動脈瘤の直径が5.5cm以上になると破裂の危険性が増大するため手術を考慮．

他の合併症状は，末梢動脈閉塞症状による症状，下大静脈の圧迫閉塞による下肢の浮腫などが認められる．

● **必要な対応事項** ●

・バイタルサインのチェックを行い，ショック状態に備えて静脈路の確保および気道の確保を行う．
・破裂例は速やかに手術が必要．

胸部

33 胸部大動脈瘤破裂
rupture of thoracic aneurysm

● 画像診断情報 ●

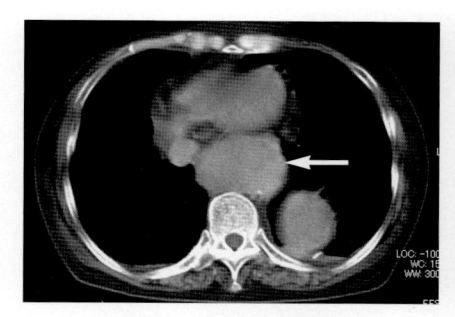

図1　胸部大動脈瘤

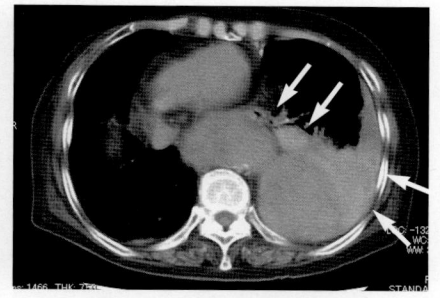

図2　胸部大動脈瘤破裂

　胸部大動脈（図1 ⇒）よりの出血が，図2にて左側胸腔内に多量に認められる（⇒）．

● 必要な対応事項 ●

・大出血時は血圧低下など，ショック状態になり大変危険である．ただちにバイタルサインのチェック，静脈路の確保，酸素の供給，気道の確保が必要である．
・速やかに緊急手術が必要．

画像診断情報 100

34　肺梗塞
pulmonary infarction

● 主　訴・症　状 ●

急速に発症する呼吸困難，胸痛，心不全．

● 画像診断情報 ●

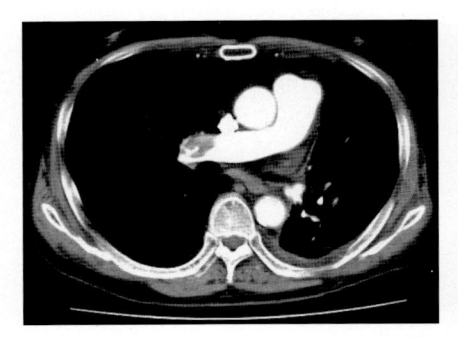

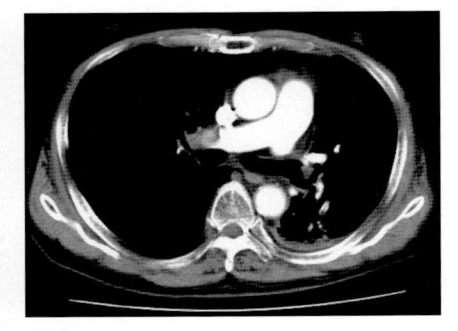

胸部CT造影像

右肺動脈幹に血栓を認める．
肺動脈に低吸収域が認められれば診断可能である．
急性期では，肺野の陰影を欠くので造影CTが特に大切である．

● ワンポイント ●

［胸部単純像］閉塞部末梢肺野の透過性亢進する．
　Hampton's hump——胸膜側を底辺とし肺門方向を頂点とする三角形に似た浸潤影．
　knuckle signまたはsausage appearance——右肺動脈下行枝の中枢側の拡張と末梢側の先細り像．
　Westermark's sign——中枢肺動脈の拡張にその末梢領域の肺野の透過性亢進を合併したもの．

[胸部CT] 肺動脈幹に血栓を認める．

ECG──右心負荷，ST変化（心筋梗塞の否定を）．

動脈血ガス──P_aO_2の低下．

〈病因〉

大部分は下肢上部の深部静脈よりの塞栓（下肢深部静脈血栓症　骨盤，下肢の外傷）に由来する．

〈ハイリスク因子〉

長期間の臥床，肥満，熱傷，糖尿病，経口避妊薬の内服，癌，うっ血性心不全ペースメーカ，長期の中心静脈カテーテルなど．

● **必要な対応事項** ●

ショック状態であればバイタルサインのチェック．静脈路の確保，軌道の確保．ヘパリンによる抗凝固療法．血栓溶解療法が必要．

---

box box box box box

肺梗塞（pulmonary infarction）

　栓塞とは血管が栓子（embolism）により詰まった状態で，この栓子が下流の組織の血流が止まった状態を梗塞という．栓塞がすべて梗塞に移行するわけではないが，心疾患，肺うっ血の患者では梗塞を起こすことが多い．梗塞の結果，肺胞や毛細血管は血液で満たされ，無菌性または感染性の壊死に陥っている．肺梗塞の症状は，前段階の肺栓塞の症状に覆われていることが多いが，軽い場合には梗塞特有の症状として，咳漱発作，針刺様胸痛，血痰などが現れる．

X線所見：両側下葉に多く，典型的には栓塞部を頂点，胸膜側を底辺とする楔形陰影を示す．陰影の性状は初期には肺炎様の均等性陰影で膨隆化にした様相を呈し，境界不鮮明であるが次第に縮小し鮮明となり濃度も濃くなる．病変は胸膜に達しているため胸膜蓄水（ときに血性）を認めることが多く，同側の横隔膜挙上を起こしやすい．小梗塞が多発した場合は，散布性に斑点状陰影を生ずることがある．

　発症2〜3週間で吸収され線状，索状陰影を残し治癒することもあるが，二次感染を起こし梗塞性肺炎から膿瘍となり，空洞形成する場合もある．

診断：的中することが案外少なく，肺炎，肺膿瘍あるいは胸膜炎のみと診断されることが多く，無気肺とも間違われやすい．

35 肺塞栓症
pulmonary embolism

● 主訴・症状 ●

65歳，男性．肝細胞癌術後症例．

術後10日後に胸痛・呼吸困難・チアノーゼ出現，肺塞栓症を疑いのもとに緊急CT検査を施行した．

● 画像診断情報 ●

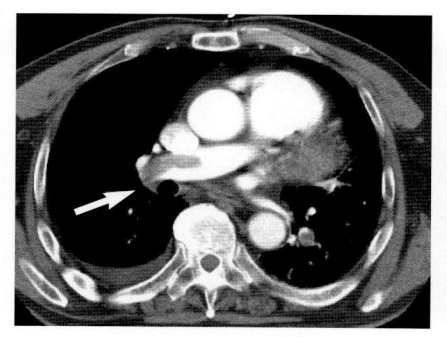

図1　胸部CT造影像　　　　図2　MPR像

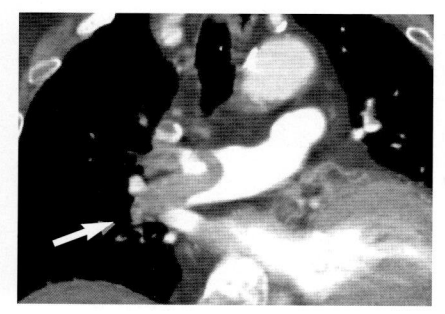

右肺動脈に欠損部（⇨）が認められ，肺動脈塞栓が確認された．

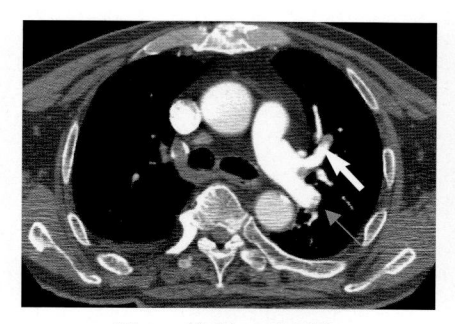

図3　胸部CT造影像　　　　図4　MPR像

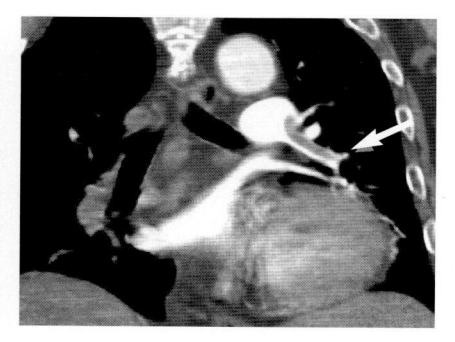

左肺動脈末梢部に欠損部（⇨）が認められ，肺動脈塞栓が確認された．

右肺動脈に欠損像（図1）が認められ，肺動脈塞栓症と診断された．

また，左肺門部のthin slice像（図3）で認識された塞栓部をMPR像（図4）を作成することにより左肺動脈末梢にも明瞭に確認できた．

〈検査条件〉

再構成スライス厚を薄くしFOVを絞り，局所的な画像の空間分解能を上昇させてより微小な塞栓部を発見し，MPRなどにより冠状断・矢状断にて位置情報を確認する必要がある．

肺動脈が十分に造影剤で満たされた状態でスキャンすることが重要である．

● ワンポイント ●

肺塞栓症は，静脈や右心系より肺動脈に塞栓子（下肢静脈などの体静脈に生じた血栓・腫瘍・脂肪・空気・その他）が血流により流れ，肺動脈の内腔が閉塞した状態で，末梢肺野に出血性壊死を生じたものは肺梗塞と呼ばれる．

肺梗塞には，突然の呼吸困難や胸痛で発症する急性肺梗塞と，労作時呼吸困難などで発症する慢性肺梗塞があり，梗塞の部位や範囲などにより軽症から重症までさまざまである．また，深部静脈血栓症患者の50%に肺塞栓症が合併し，肺塞栓症患者の70%に深部静脈血栓症が合併しているといわれている．

36 深部静脈血栓症による肺塞栓症
pulmonary embolism deep vein thrombosis

● 主訴・症状 ●

3日前より労作時呼吸困難，胸痛．

● 画像診断情報 ●

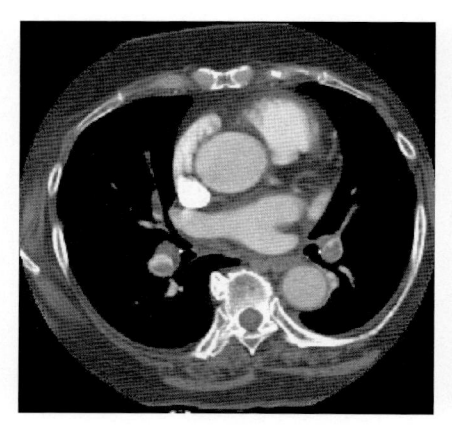

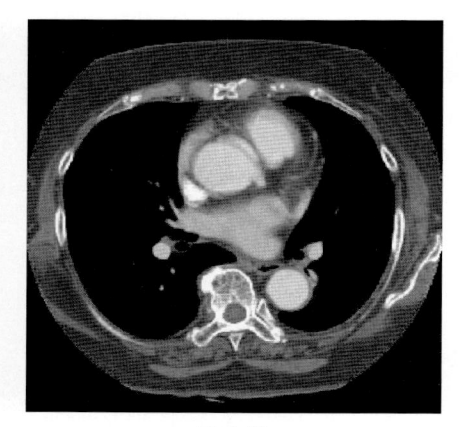

発症時　　　　　　　　　治療後
胸部CT造影像

　胸部造影CT検査では，本幹右肺動脈遠位部から下行枝，左肺動脈上行枝および下行枝に広範囲にわたり欠損を認めた．
　肺血流シンチでは，両肺野末梢に血流欠損を認めた．
　CT検査では，下大静脈から両側腸骨静脈，大腿静脈，膝窩静脈レベルの範囲では明らかな深部静脈血栓症の所見は指摘できなかったが，MRV上，左膝窩静脈の描出不良が認められた．

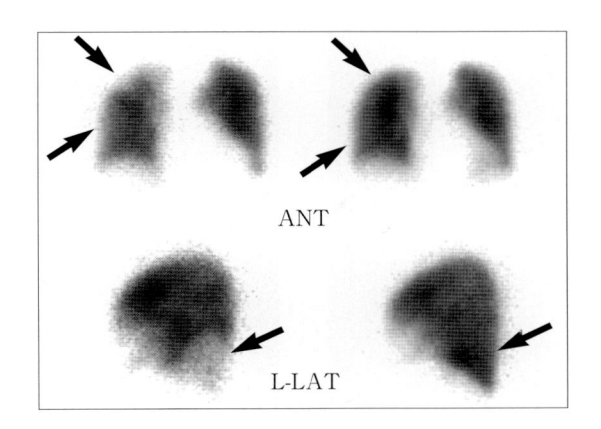

胸　部

肺血流シンチ像

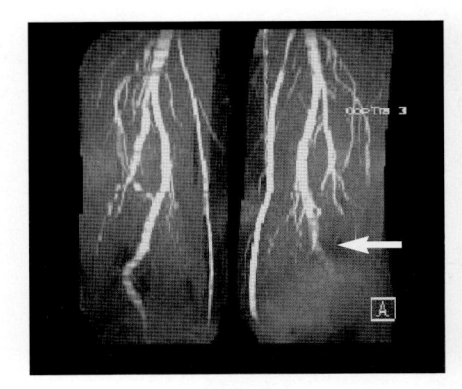

発症時 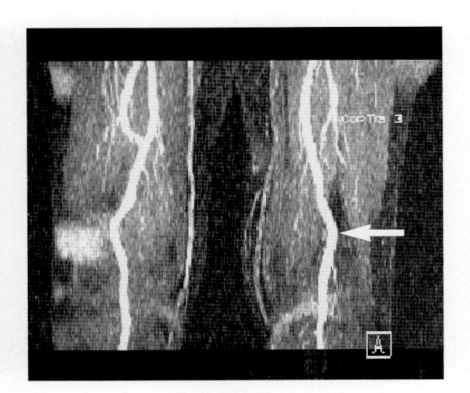　　　　　　　　治療後

MRV像

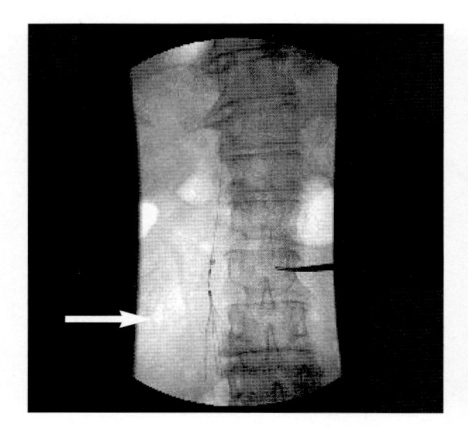

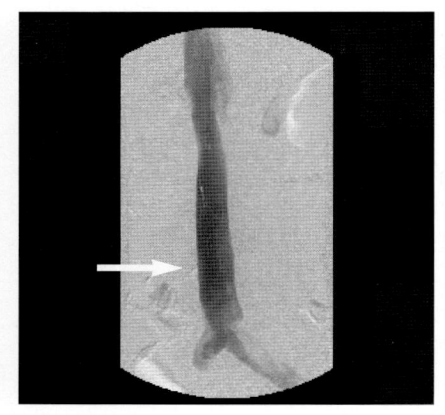

下大静脈フィルタ留置DSA像

　治療後MRVでは有意な左膝窩静脈の描出不良は認められない．左膝窩静脈に浮遊血栓が残存していると考えられ，血栓除去のため一時的に下大静脈フィルタを留置した．

● ワンポイント ●

　肺塞栓症の大部分は深部静脈血栓症によるものと考えられる．
〈深部静脈血栓症を誘発する危険因子〉
　1．高齢
　2．広範囲な手術（年齢，肥満，手術時間で術後のリスクは増す）
　3．静脈血栓の既往
　4．術前・術後の長期臥床
　5．整形外科の大手術
　6．骨盤，大腿骨骨折
　7．悪性腫瘍の手術
　8．重症の内科系疾患（心不全，炎症性腸疾患，敗血症，心筋梗塞など）

● 検 査 フ ロ ー ●

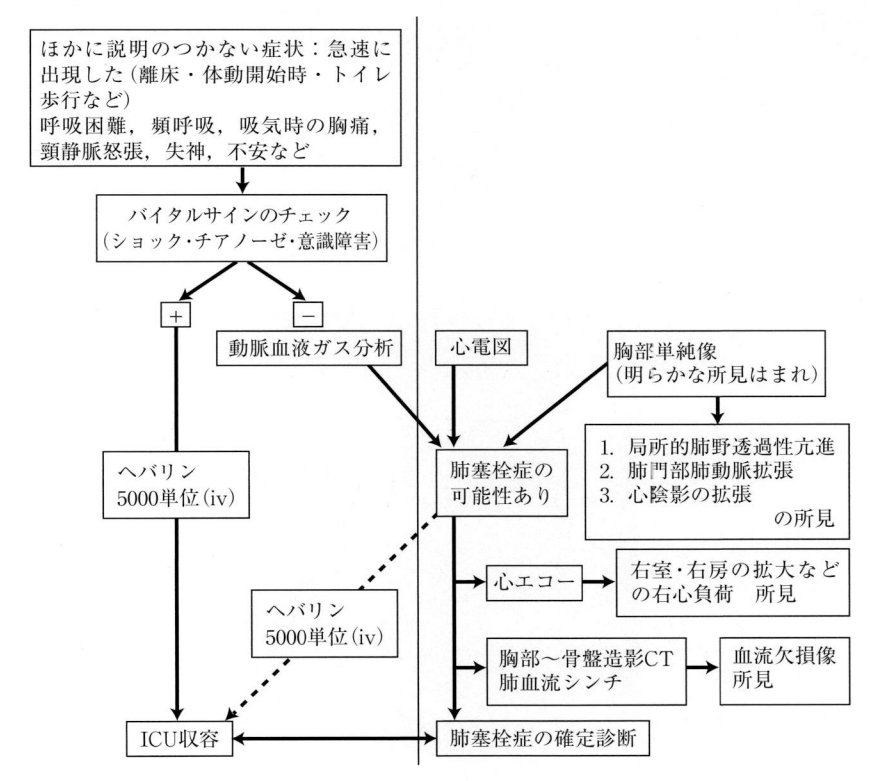

```
ほかに説明のつかない症状：急速に
出現した（離床・体動開始時・トイレ
歩行など）
呼吸困難，頻呼吸，吸気時の胸痛，
頸静脈怒張，失神，不安など
         ↓
バイタルサインのチェック
（ショック・チアノーゼ・意識障害）
    ↙        ↘
   ＋         －
   ↓          ↓
ヘパリン    動脈血液ガス分析 → 心電図 → 胸部単純像
5000単位(iv)                              （明らかな所見はまれ）
   ↓                ↓                         ↓
                 肺塞栓症の              1. 局所的肺野透過性亢進
ヘパリン          可能性あり              2. 肺門部肺動脈拡張
5000単位(iv)                              3. 心陰影の拡張
   ↓                ↓                              の所見
                  心エコー → 右室・右房の拡大など
                            の右心負荷 所見
                    ↓
                 胸部〜骨盤造影CT → 血流欠損像
                 肺血流シンチ      所見
   ↓                ↓
ICU収容 ← 肺塞栓症の確定診断
```

● 必要な対応事項 ●

　深部静脈血栓症急性期には抗凝固療法と血栓溶解療法に加え，腎静脈直下に浮遊血栓を除去するために，下大静脈フィルタを一時的に留置することがある．

● 緊急対応事項 ●

・最初の塞栓が致命的な場合，12時間以内に死亡することが多く，心肺機能が低下している場合の死亡率は25％以上である．
・肺血栓塞栓症およびその原因となる深部静脈血栓症の予防，再発防止のため，脳出血急性期や出血性消化性潰瘍などの禁忌症例以外は抗凝固療法を開始する．

画像診断情報 100

37 食道穿孔（1）
特発性食道破裂：ideopathic esophageal perforation

● 主訴・症状 ●

胸痛，呼吸困難，ショック，皮下気腫，縦隔気腫，気胸，嘔吐，吐血（食道裂傷）．

● 画像診断情報 ●

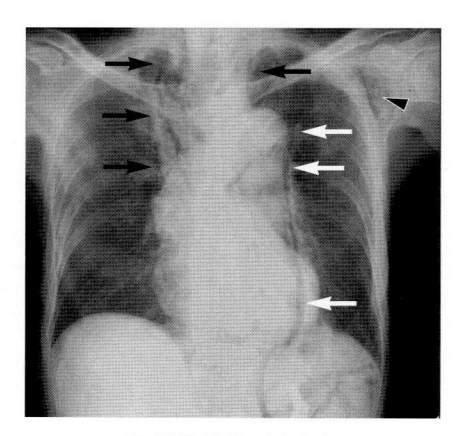

胸部単純像（立位）

〈胸部単純像〉

縦隔部拡大を認め，肺野との境界部に透過性領域がみられ，頸部にまで及んでいる．頸部では気管支・食道に沿って認められるが，皮下気腫との鑑別はできない（→）．心臓左辺縁に弧状の透過性領域が認められ食道内かは判別不能（⇒），さらに左側腋下に皮下気腫を認める（▶）．

〈胸部CT像〉

胸部中部から下部食道（Mt〜Lt）にかけて浮腫状の壁肥厚を認める（→）．下部食道周囲には液体貯留が認められ，脊椎前方・後縦隔から下方には右横隔膜脚に沿うように膿瘍形成がみられる（⇒）．右に気胸を認め，両側胸水あり（▶）．

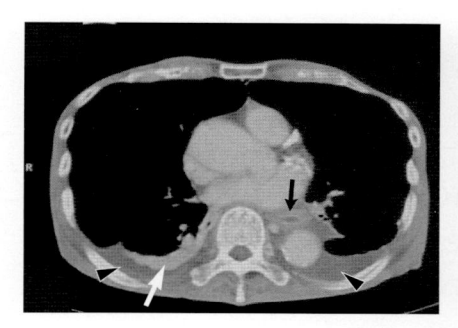

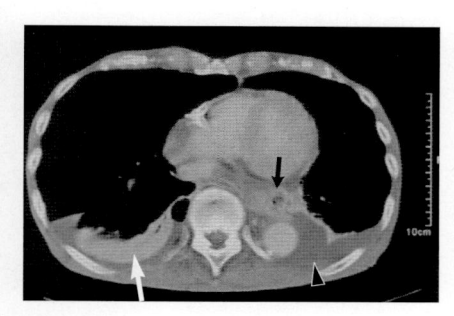

胸　部

胸部CT像（縦隔条件）

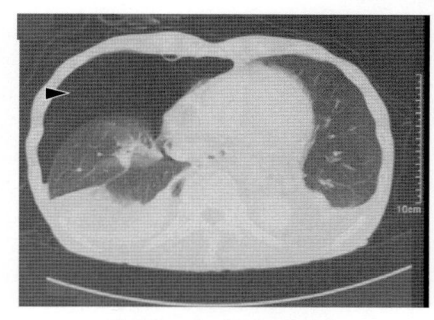

胸部CT像（肺野条件）

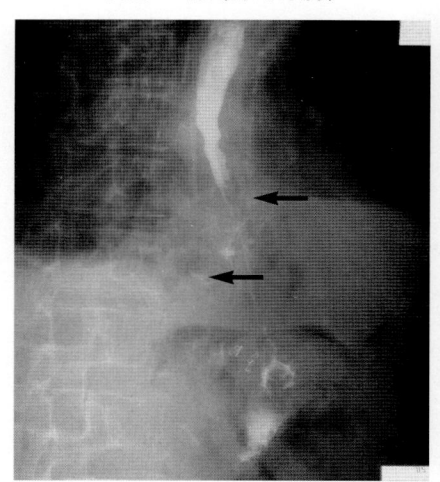

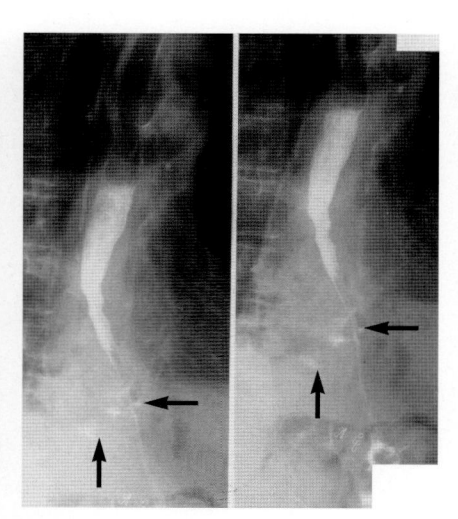

食道造影像

〈食道造影像〉

　下部食道（左側）より造影剤漏出を認める（→）．（胃部分切除後：B-Ⅰ法）

　内視鏡検査時による場合，咽頭近傍での穿孔も考えられるので頸部も十分に検査範囲に入れる（胸部単純像，胸部CTともに）．

　食道造影を行う場合，ガストログラフィンを用い，多くを含ませない．また，静かに飲み込ませるためにはストローなどを用いるとよい．食道壁の変化と造影剤漏出の有無，穿孔部が憩室状になっているのかで保存的治療・外科的治療かを決定する場合もある．

　胸部ＣＴ縦隔条件はやや広めにウィンドウ幅を設定し，食道壁および縦隔内脂肪組織（必ずしも明瞭に描出されるとは限らない）が描出されるようにする．肺野条件では肺のみならず，頸部・腹部に至る広範囲にて条件設定する（縦隔気腫・気胸を見逃さない．気胸が確認できる場合外科的治療となる）．

● **ワンポイント** ●

〈食道穿孔の原因〉
・気管支内視鏡・消化管内視鏡検査時によるもの．
・嘔吐，咳，分娩，排便などによる腹部内腔圧上昇によるもの．
・飲酒，過食などによるもの．
・抗癌剤治療後，食道癌（放射線治療も含む）によるものなど．

● **必要な対応事項** ●

・食道裂創の場合，保存的に治療可能であるため，胸部単純像による鑑別が必要．
・嘔吐，吐血を繰り返す場合があり，吐しゃ物が気道閉鎖につながらないように吸引，止血を行う．
・容態が落ち着いている場合，食道造影を行うことがある（ガストログラフィンにて）．腹部食道・頸部食道などの部位を確認．
・食道破裂・穿孔の場合，保存的対応はできないので緊急手術．

38 食道穿孔（2）
esophageal perforation

● **主訴・症状** ●

同時に骨盤腔穿孔をきたしていた症例（骨盤腔穿孔に関して病因不明）．

腰部痛・下腹部痛の持続．腹部単純像，骨盤腔造影CTを施行（単純像は造影CT後に撮影を実施）．

● **画像診断情報** ●

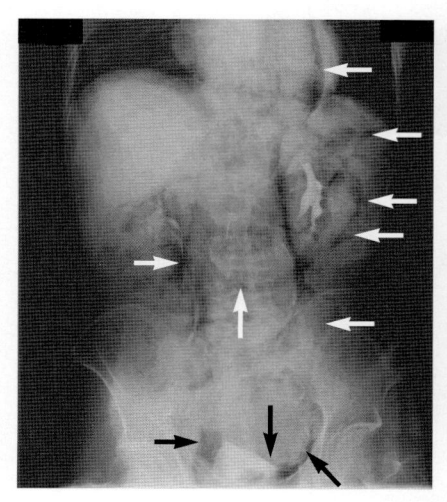

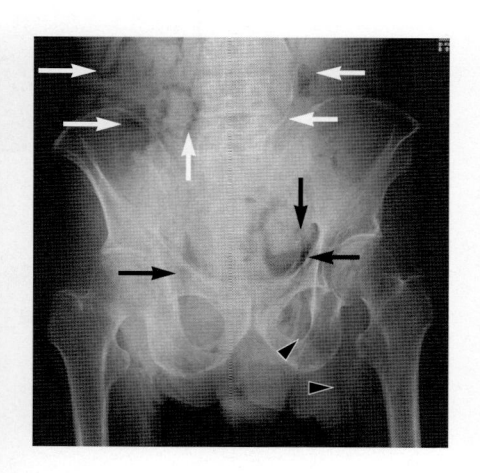

腹部単純（臥位）

〈腹部単純像〉

　左臀部に皮下気腫（▶）．骨盤腔・膀胱壁に沿って帯状の透過性陰影を認める（→）．明らかに腸管と異なる形状である．造影ＣＴ後であるために両側腎盂および尿管が描出されている．

　両側腎，尿管周囲および腸間膜周囲に広範囲の透過性陰影を認める（⇒）．左側横隔膜直下には胃食道移行部に透過性陰影を認め，他の腹部内陰影とは連続性

画像診断情報 100

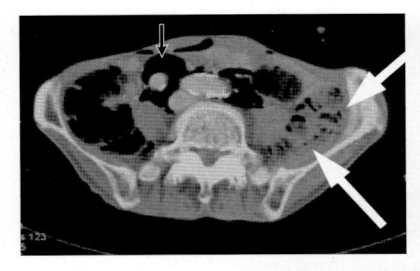

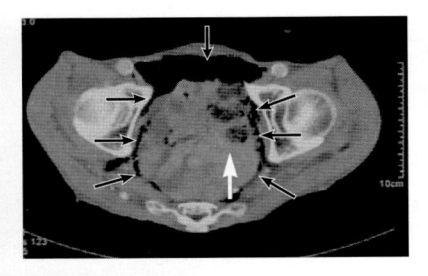

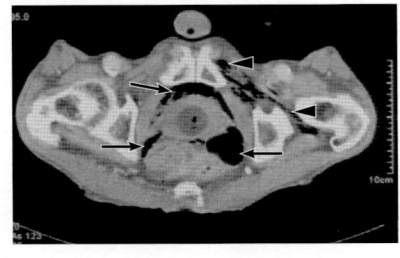

はみられない．膀胱内に導尿用カテーテルを認める．
〈骨盤CT像〉
　左側鼠径から連続性に帯状の皮下気腫を認める（▶）．直腸・膀胱周囲に連続してair densityを認め，腹膜内にも袋状に膨張したair densityがみられる（→）．骨盤腔内脂肪組織には索状陰影を認め，同様に腸間膜周囲脂肪組織にも索状陰影がみられる（⇒）．

● ワンポイント ●

Mallory-Weiss 症候群：粘膜下層までの裂創（好発部位；噴門部小彎）→保存的治療．
Boerhaave 症候群　：食道壁全層（好発部位；食道下部の左側壁）→緊急手術．
内視鏡検査時損傷　：内視鏡挿入時に急激な嘔吐をきたし咽頭上部，もしくは食道下部左壁を穿孔（損傷）しやすい．

● 緊急対応事項 ●

・胸部単純撮影・CT検査，食道造影検査後，穿孔・損傷部位および状態を確認

する意味で内視鏡検査を行う．保存的治療が可能であれば，胸腔ドレナージを留置．
・食道造影検査の際，頸部食道から腹部食道まで壁を検索する．ただし，漏出が認められた場合，部位の特定と漏出の程度を確認し，緊急手術となる．
・胸腔・腹腔圧が上昇しないように体動には注意する．
・Mallory-Weiss症候群（食道損傷）とBoerhaave症候群（特発性食道破裂）の鑑別は胸部単純撮影にて気胸が認められるか否かが要点となる（発症以前に気胸の有無を確認する必要がある）．

● 検査フロー ●

```
嘔吐・吐血後に胸痛・心窩部痛
          ↓
現症状の確認
    胸痛，頸部痛，心窩部痛，内視鏡検査の有無，基礎疾患・治療
    経過の確認，過食・飲酒の確認（嘔吐・吐血に引き続いて発症す
    る胸部痛・心窩部痛は食道破裂のみならず食道損傷を考える）
臨床（生理学的）検査の確認…血液検査のデータ，血圧など

          胸腹部単純像
          緊急CT
          食道造影
          内視鏡検査
         ↙         ↘
縦隔気腫・皮下気腫を認め，     縦隔気腫・皮下気腫のみな
嘔吐・吐血がみられるのみ      らず胸水，気胸を伴う場合
（内視鏡検査の有無にかかわ           ↓
らず）                    緊急手術
    ↓
  保存的治療
```

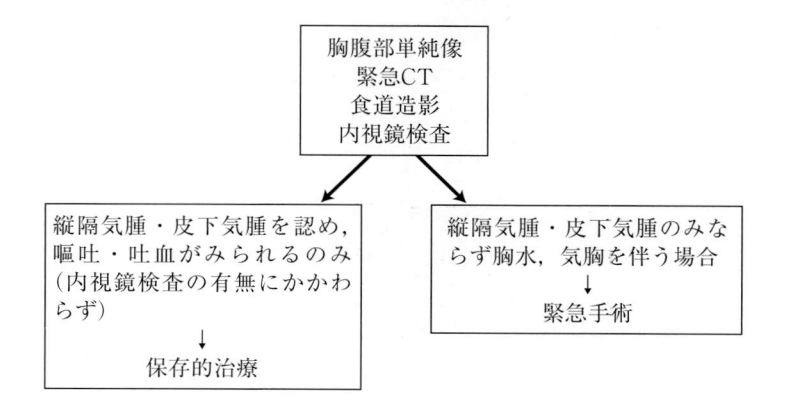

box box box box **box**

穿孔（perforation）
　管腔臓器にみられる異常な開口．

39 食道閉鎖，気管食道瘻
congenital esophageal atresia, tracheoesophageal fistula (TEF)

● 主訴・症状 ●

生後5日目で胃管（チューブ）が入らないため食道狭窄を疑い食道造影を施行．

● 画像診断情報 ●

食道は上部で閉鎖され，逆流した造影剤が気管に流入し気管が造影されている．気管食道瘻を形成しており下部食道が造影されている．

Grossの食道閉鎖分類ではC型である．

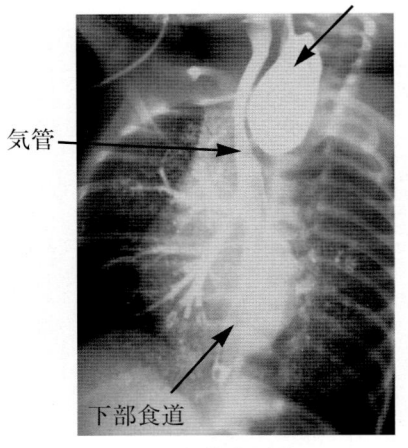

食道造影像

（画像内ラベル：上部食道，気管，下部食道）

・気管食道瘻がある．気管に造影剤が入る可能性がある場合，高浸透圧性ヨード造影剤（ガストログラフィン）は使用しない．
・上部食道が盲端で閉鎖し，下部食道が気管につながるC型（気管食道瘻）が最もよくみられる型である．また，上下食道がいずれも盲端で閉鎖しているA型もときどきみられる．
・出生後は，唾液が口や鼻より溢れてきたり呼吸困難やチアノーゼ症状を呈し，カテーテルが胃内に挿入できないことで診断される．

● ワンポイント ●

〈食道閉鎖の分類（Grossによる）〉

A型：上部，下部食道が分離して気管食道瘻はない．**B型**：上部，下部食道が分離して，上部食道が気管とつながっている．**C型**：上部，下部食道が分離して，下部食道が気管とつながっている．**D型**：上部，下部食道が分離して，それぞれが気管とつながっている．**E(H)型**：食道は閉塞せず．

● 緊急対応事項 ●

・一期に食道再建できない場合は，胃瘻を造設して気管食道瘻を閉じておく．
・C型食道閉鎖症では，気管食道瘻の切離と上下食道の吻合を行う．
・A型では上下食道の吻合を行うが，上下食道間の距離が長いため胃瘻を造設し上下食道延長術を行い，乳児期以降食道吻合を実施する．

---

box box box box box

食道閉塞（esophageal atresia）
　出生1300〜4500に1例．GrossによりA〜Eの5型に分類されているが，最も頻度の高いのはC型（近位部食道閉鎖があり，遠位食道断端部と気管の間に瘻を有する）で全症例の90％を占める．通常，羊水過多がある．症状は唾液が口から泡沫状に流出し，チアノーゼ，咳嗽発作，呼吸困難が出現する．C型では気管食道瘻（tracheoesophageal fistula）を通じて空気が多量に胃内に入り，胃は膨隆して嘔吐しやすくなる．吐物は気管内に排泄されるため肺合併症を起こす．
診断：カテーテルを経鼻的に挿入しても胃内に到達せずUターンすること（coil up sign）により確定的となる．本症では種々の合併奇形（心血管奇形，消化管奇形，鎖肛など）がみられ，35％は未熟児である．
治療：手術により気管食道瘻を切離閉鎖し上下食道を吻合する．通常は一期的に行うが，C型でも上下食道盲端間距離が2cm以上あるときは二期的に行い，まず気管食道瘻閉鎖と胃造設を行い，後に上下食道の二次的吻合を行う．
気管食道瘻（tracheoesophageal fistula：TEF）
　気管と食道が交通した先天性奇形．しばしば食道閉鎖を合併し，後天的にも生じる．成人における病因は気管支食道瘻の場合に類似する．
気管食道瘻（bronchoeoesophageal fistula）
　気管と食道の間が開通している．気管または食道の感染症または腫瘍のいずれかに伴って起こることがある．

画像診断情報 100

40 肺癌疑い
suspected of lung cancer

● 主訴・症状 ●

2か月cough（咳）が続く．

● 画像診断情報 ●

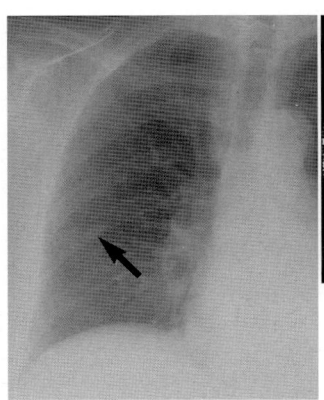

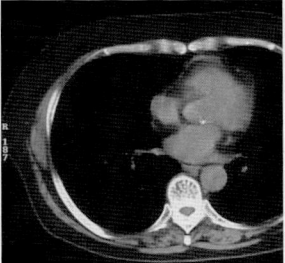

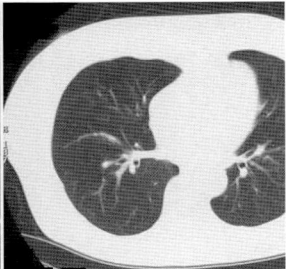

胸部単純像

胸部CT像

右中肺野nodule（結節）を認める（→）．

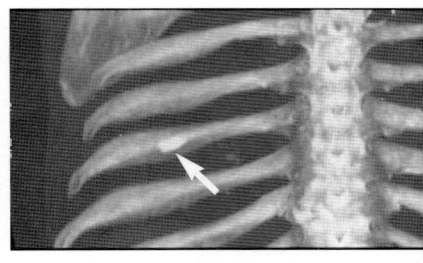

3D像

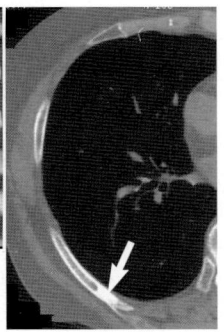

胸部CT像

胸部単純像の結節影に相当する部位には肺野，縦隔条件で結節を認めない．右第7肋骨に石灰化を認める．

〈検査条件〉

肺野条件，縦隔条件にてnodule（結節）が確認できなければウインドウ幅を広げ，骨条件で肋骨の石灰化の有無を確認．骨条件での画像表示と，thin slice撮影から3D画像，MPR画像などを再構成する．

● 検 査 フ ロ ー ●

胸部単純像で結節影→胸部CT撮影
　　　　　結節あり→結節のthin slice撮影
　　　　　結節なし→骨条件表示，3D画像，MPR画像

● ワンポイント ●

胸部単純像で肺野の結節は肺癌の鑑別に重要である．胸部単純像では胸壁や肋骨内部の陰影も描出されていることに注意．

肺癌は脳転移による脳圧亢進症状（頭痛，嘔吐，意識障害）で発症する場合もあり，脳腫瘍の鑑別には肺結節の有無が重要となる．

● 必要な対応事項 ●

・7.5mm厚胸部CTにてnodule（結節）の有無の確認．
・肺野に結節がなければ軟部組織や肋骨の石灰化を探す．

41 自然気胸
natural pneumothrax

● 主訴・症状 ●

突然の胸の痛み，息苦しさ，咳．

● 画像診断情報 ●

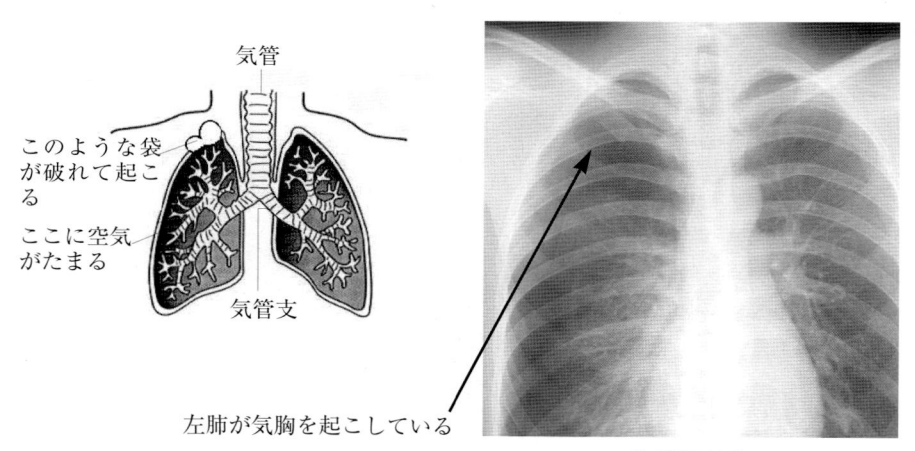

気管
このような袋が破れて起こる
ここに空気がたまる
気管支

左肺が気胸を起こしている

胸部単純像

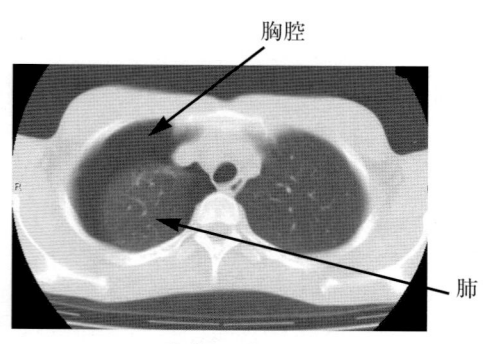

胸腔
肺

胸部CT像

肺から漏出した空気が胸腔内に入りこみ，肺が小さく萎縮している様子がわかる．胸腔内ドレナージによる治療が必要となる（場合により手術による治療も必要となる）．

CT撮影時は，肺尖部はthin sliceにて撮影し，ブラ，ブレブの存在の有無の確認を行う．

ドレーン挿入がCT撮影前にわかっている場合，右図のように網目状のマーキングシートを置いて撮影する．ドレナージする位置をCT画像上でマーキングすることで，ドレーン挿入時，患者の負担の軽減につながる．

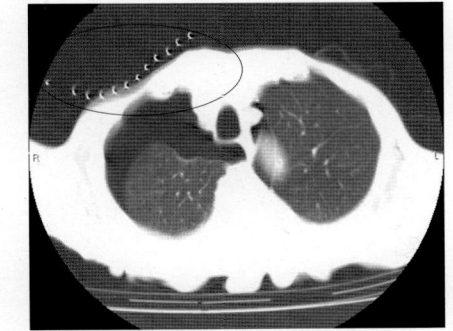

● ワンポイント ●

胸部CT像（マーキング）

〈気胸の病因〉

自然気胸とは，ブラ，ブレブに交通する細気管支が一方通行の弁状機構として働くと，気管支内圧が陽圧になる呼気時に空気がブラ，ブレブ内に入り，進行性にブラ，ブレブは膨隆する．この状態が続くと遂には破裂して胸腔内に空気が漏出し，肺自身が萎縮してしまうことである．

〈ブラ，ブレブとはなにか〉

胸膜は表面の中皮細胞からなる肺胸膜と，その下の弾性板，肺胞との間を境する境界膜から構成される．ブレブは弾性板と境界膜との間に空気が貯留した状態を，ブラは肺胞の破裂により境界膜下にできる気腫性病変とされている．実際にはブラが進展してブレブを併発していることが多く，両者を合わせて気腫性肺嚢胞として扱われている．

〈標準的な気腫性肺嚢胞〉

呼吸細気管支や肺胞道に生じるcheck valve mechanismからブラが進展拡大して，境界膜が破裂，弾性板も断裂もしくは消失し，薄い肺胸膜のみで覆われる．

薄くなった肺胸膜に穴が
あくと肺から胸膜に空気が
漏れる．

肺胸膜
弾性板
境界膜

肉芽組織

肺胞道

呼吸細気管支

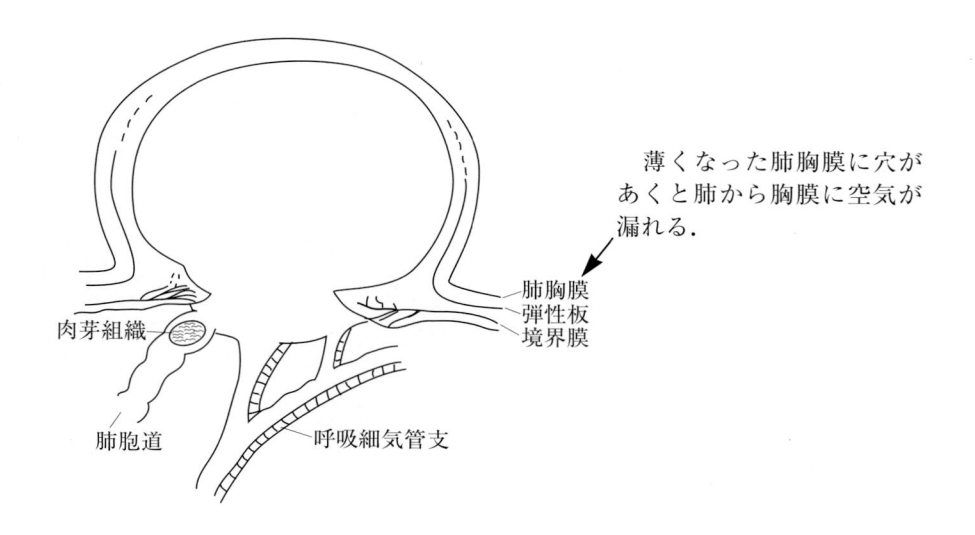

● **必要な対応事項** ●

・安静による治療は少なく，胸腔にドレーンを刺入し胸腔内の空気を体外に排出することが必要となる．
・明らかにブラ，ブレブがある場合や再発などのケースでは，外科的な胸腔鏡手術などの適応になる．

胸　部

---

box box box box box

気胸（症）（pneumothorax）
　胸腔に空気あるいは気体が存在すること．

胸膜外気胸（extrapleural pneumothorax）
　ガスが胸郭内の筋膜－胸膜層と隣接した胸壁の間にある気胸．

開放性気胸（open pneumothorax）
　肺あるいは胸壁のいずれかを通り，大気と胸腔の間に自由な交通のある気胸．

単純気胸（pneumothorax simplex）
　健康な人の原因不明な気胸．

自然気胸（spontaneous pneumothorax）
　肺の実質性疾患に付随して起こる気胸で，通常は気腫性のう胞が破れて起こるか，または肺膿瘍が原因で起こる．

緊張性気胸（tension pneumothorax）
　自然気胸の一種で，空気が胸腔に入り呼吸中に捕捉されてしまう．胸腔内圧が大気圧より高い値まで上がると肺を圧迫し，縦隔およびその構造物を反対側に押しのけることがあり，その結果血流にも悪影響を与えることになる．

ブラ（bulla）
　肺胞性囊胞のうち肺胞の断裂により生じた肺胞腔が融合し，その周囲が肺胞組織で取り囲まれたものをいう．気腫性囊胞あるいは空気を充満している囊状構造で薄い壁（1mmの厚さ）で境され肺実質から分離している．多数発生したりあるいは孤立性に生じ，限局していることもあり，また全肺実質に広がっていることもある．
　ブラ（bulla），ブレブ（bleb）はいずれも肺胞性囊胞に属し，発生素因としては肺組織の限局性栄養障害，あるいは血行障害に起因する肺胞壁の弾力性減少が関与し，直接的には気管支の弁状機転に基づく呼気性閉塞性肺気腫により肺胞腔壁が膨大，陽圧化して断裂，気腫形成にいたると考えられている．

　ブレブ（bleb）肺胞性肺囊胞：肺胞性囊胞のうちbullaが胸膜下に破れ，肺胸膜と肺胞壁間に空隙を形成し，その周囲が肺胸膜と肺胞壁よりなるものをいう．肺胞の大きな弛緩性の小水疱である．

画像診断情報 100

42 気胸
pneumothorax

● 主訴・症状 ●

胸痛，呼吸苦．

● 画像診断情報 ●

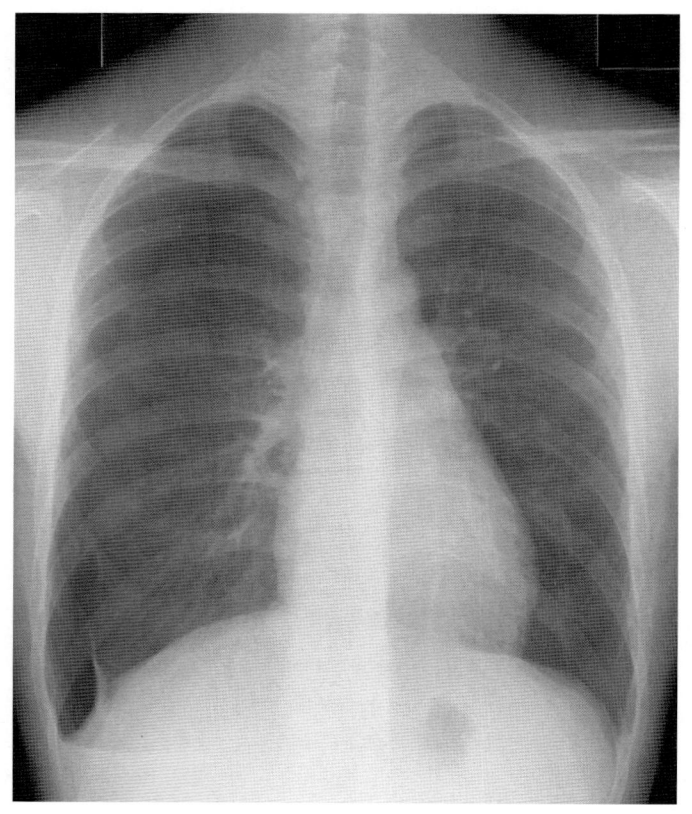

胸部単純像（立位）

胸部単純像（立位）上は，気胸部位は辺縁とは明瞭に境界された白色の線（胸膜線pleural line毛髪線）として容易に認識できる（肺尖部および外側胸壁沿いにみられる）．この胸膜の外側では肺血管陰影を欠く．

● 検 査 フ ロ ー ●

| 胸痛・呼吸苦 |
↓
| 胸部単純撮影 |
↓
| 軽度の肺虚脱で血胸を合併していない場合：外来あるいは入院させて経過観察．
中等度および高度の肺虚脱を認める場合：胸腔ドレナージを施行． |

ドレナージ施行後もair leakageが多く，肺の再膨張が不十分なときにはthin slice撮影を行い，ブラ（bulla）を検索し，胸腔鏡下ブラ切除術を施行する．

● ワンポイント ●

胸腔ドレーン挿入後は，カテーテルの位置確認をするため，再度胸部単純撮影を行う．

● 必要な対応事項 ●

胸部単純像で気胸が確認された場合，肺虚脱の程度により胸腔ドレナージを行い脱気する．

画像診断情報 100

43 外傷性気胸
traumatic pneumothorax

● 主訴・症状 ●

外傷による胸痛，一過性または高度の呼吸困難．

● 画像診断情報 ●

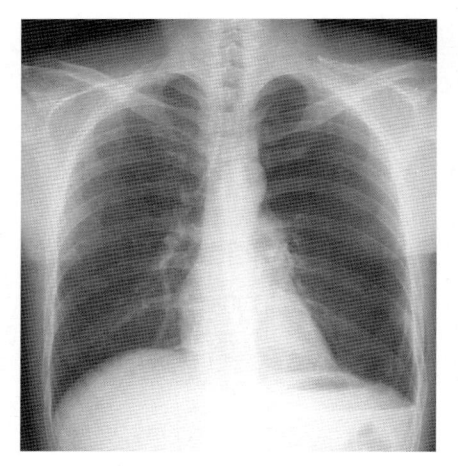

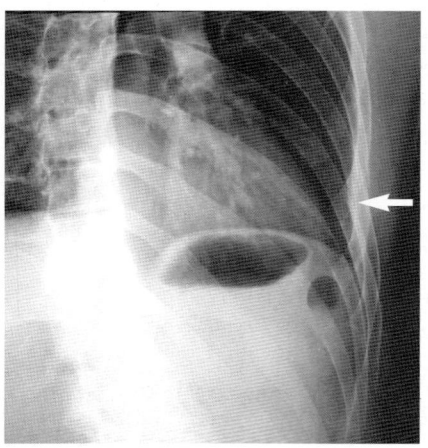

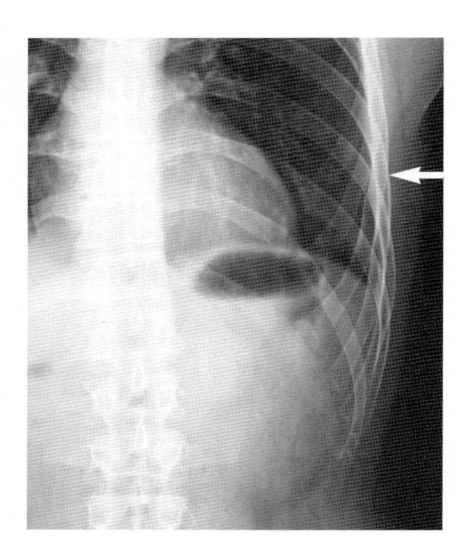

胸部単純像

周辺部に肺紋理のない帯状影があり，肋骨骨折を伴う内開放性気胸が認められる（⇒）．

〈胸部外傷における胸部X線読影のポイント〉

軟部組織：皮下気腫，異物
骨性胸郭：鎖骨，肩甲骨，肋骨，胸骨，脊椎骨折の有無
縦　　隔：縦隔の偏位，拡大，気腫の有無
心　　臓：心陰影の拡大，心囊気腫の有無
気　　管：気管のair bronchogramの性状（偏位，圧迫，断裂，狭窄の有無）
横 隔 膜：左右の高さ，鮮明度
肺　　野：気胸，血胸の有無，aspiration，無気肺，肺挫傷，肺内血腫の有無

● 検 査 フ ロ ー ●

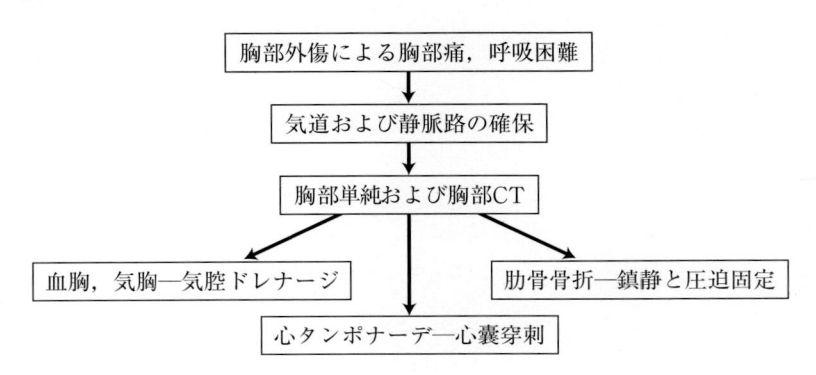

```
胸部外傷による胸部痛，呼吸困難
        ↓
  気道および静脈路の確保
        ↓
   胸部単純および胸部CT
     ↙     ↓     ↘
血胸，気胸     　　肋骨骨折
—気腔ドレナージ    —鎮静と圧迫固定
        ↓
  心タンポナーデ—心囊穿刺
```

● ワンポイント ●

・閉鎖性気胸
・開放性気胸（外開放性気胸，内開放性気胸）
・緊張性気胸（外緊張性気胸，内緊張性気胸）

● 必要な対応事項 ●

・胸部単純撮影．

- 胸腔内試験穿刺．
- 血胸，気胸および肋骨骨折が確認されれば胸部CT撮影が必要．
- 患者の気道を確保し，肺の圧迫・虚脱を取り除き換気量の増大をはかる．適切な濃度の酸素投与が必要．
- 輸液などにより循環を安定させ，体液の補正を行う．心・血管系の損傷では心嚢穿刺と緊急手術が必要．

44 喀血
hemoptysis

● 主訴・症状 ●

突発性喀血症.

仕事中にて突然の喀血を繰り返し合計約600mLに達した.

BF（気管支鏡）にて右B1からの出血を確認.

● 画像診断情報 ●

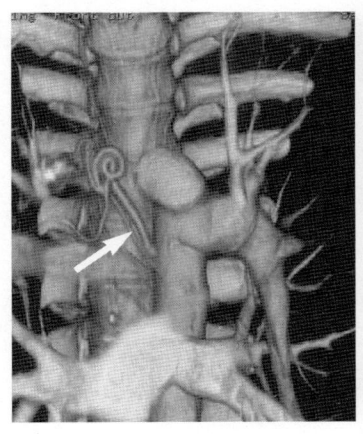

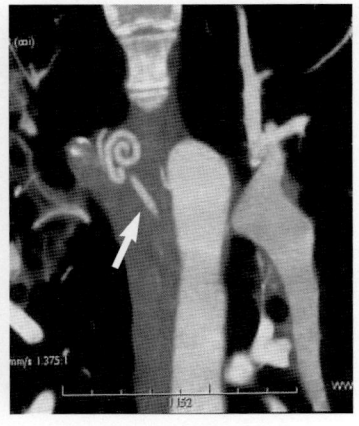

3D像

MPR像

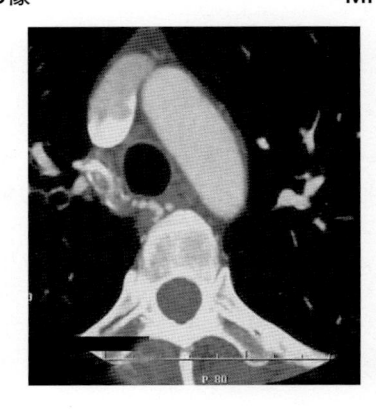

胸部CT造影像

画像診断情報 100

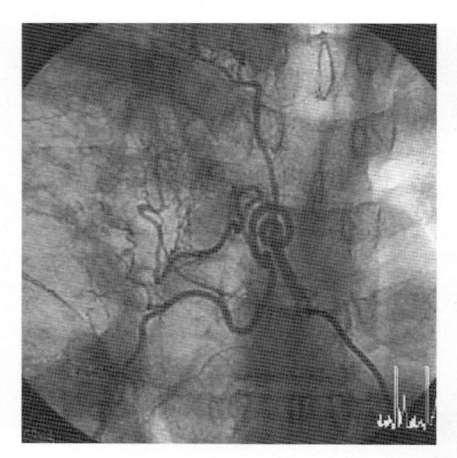

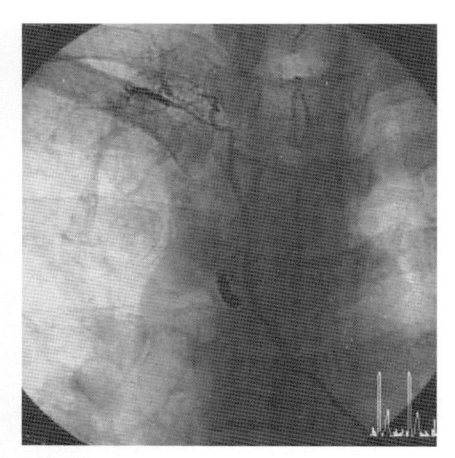

血管撮影像

　3D-CT血管撮影で下行大動脈から拡張した気管支動脈が分岐しており，右上葉に流入している．

　横断面像から中枢側では右第3肋間動脈との共通幹を形成している．

　実際の血管撮影では，肋間動脈から気管支動脈が分岐した末梢側をコイルで塞栓し，ほぼ完全に血流を遮断した．また，第3肋間動脈末梢の側副血行路も塞栓した．

〈検査条件〉

　胸部造影3D-CTA検査では造影剤を急速注入し，動脈相を撮影する．thin slice像から血管の3D画像を作成する．大動脈からの分岐部だけでなく，他の血管との共通幹や吻合に注意して描出する．

　胸部領域だけでなく下横隔膜動脈などからの流入も考慮する．

● 検 査 フ ロ ー ●

〈突然の喀血〉

1．結核など既往歴の問診，炎症所見の有無確認

2．気管支鏡検査で出血部位確認
3．気管支動脈造影3D-CT検査
　　気管支動脈の拡張あり→気管支動脈分岐部と走行の描出
　　気管支動脈の拡張なし→気管支動脈分岐部の描出
4．気管支動脈造影
5．気管支動脈塞栓術

● ワンポイント ●

・繰り返す喀血や大量の喀血は気管支動脈塞栓術の適応．
・血圧上昇も出血の危険因子となり患者の安静を保つ．
・喀血時は，出血側が判明していれば出血側を下にした側臥位をとらせる．
・3D-CTでは肋間動脈など，塞栓してはいけない動脈との位置関係の描出が重要となる．

● 緊急対応事項 ●

〈3D-CTA for BA検査〉

　呼吸器から出血する喀血と，消化器から出血する吐血とを区別する．喀血に対しては，気管支鏡で出血部位を同定する．大量の喀血に対しては気管支動脈塞栓術を行う．塞栓前に造影CTで気管支動脈を同定する．

---

box box box box **box**

喀血（hemoptysis）
　肺または気管支からの出血．血液の喀出．

画像診断情報 100

45 縦隔気腫
peumomediastinum

● 主訴・症状 ●

呼吸苦，胸痛．

● 画像診断情報 ●

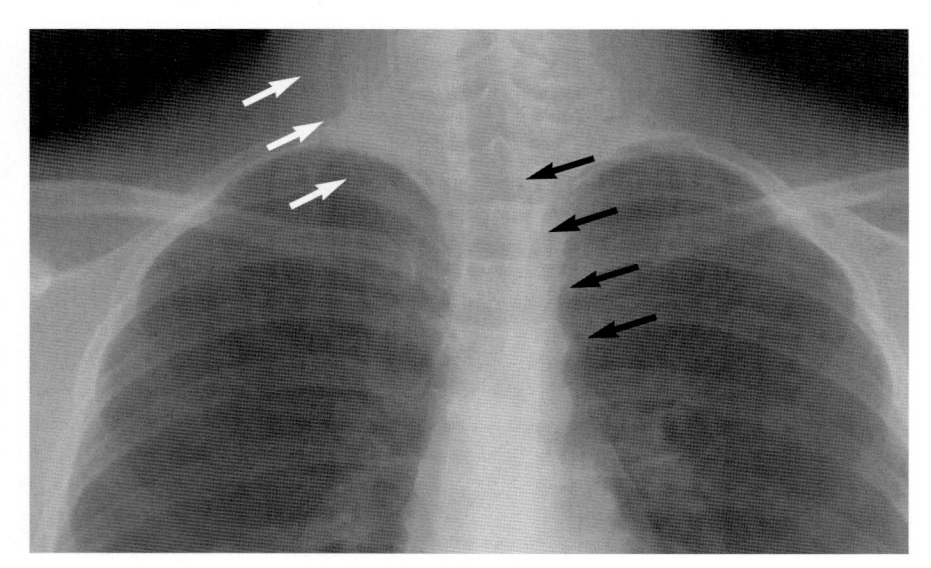

胸部単純像

　頸部食道および縦隔に，同構造と平行なX線不透過性の線状影が認められる（→）．

　また，頸部に皮下気腫（subcutaneous emphysema）もみられる（⇒）．頸部の筋膜面に沿って上方に浸潤する空気のために生ずる頸部皮下気腫は，縦隔気腫の存在を示唆する重要な所見となる．

〈検査条件〉

　胸部CT検査を行い，その他の胸部疾患の有無をチェックする．

胸　部

胸部CT像

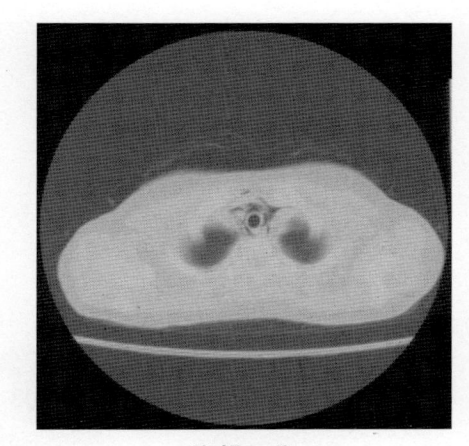

● 検 査 フ ロ ー ●

| 胸痛・呼吸苦 |
↓
| 胸部単純撮影 |
↓
| 縦隔近傍のX線不透過性の線状影の有無を確認 |
　↓同所見が認められた場合は
| 胸部CT |

　原因および程度により予後はまったく異ってくるため，縦隔気腫の原因究明が大切である．

● ワンポイント ●

　縦隔気腫を起こす主な原因としては，肺胞破裂によるもの，気管・気管支・食道の損傷消化管穿孔，消化管穿孔，胸部外傷などがある．

● 必要な対応事項 ●

　胸部単純像にて縦隔気腫を疑う場合は，胸部CT検査を実施する．

---
box box box box **box**

縦隔気腫（mediastinal emphysema）
　気腫性水泡の破裂の結果，縦隔洞組織に空気が片寄った状態．

画像診断情報 100

46 肺結核（1）
pulmonary tuberculosis

● 主訴・症状 ●

結核性胸膜炎にて加療中，左前胸部痛あり，疼痛部位に皮下結節あり．

● 画像診断情報 ●

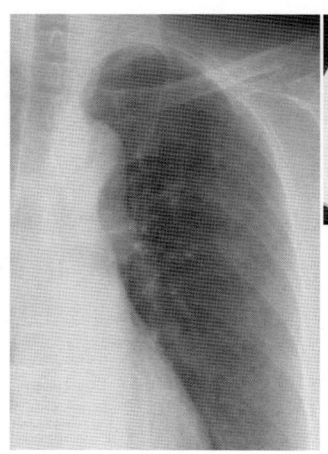

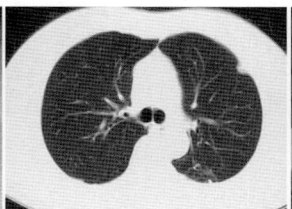

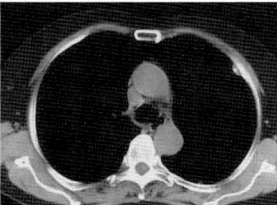

胸部CT像

胸部単純像

皮下結節に一致して胸部単純像でも内側で境界明瞭な結節影（extra-pleural sign）あり．

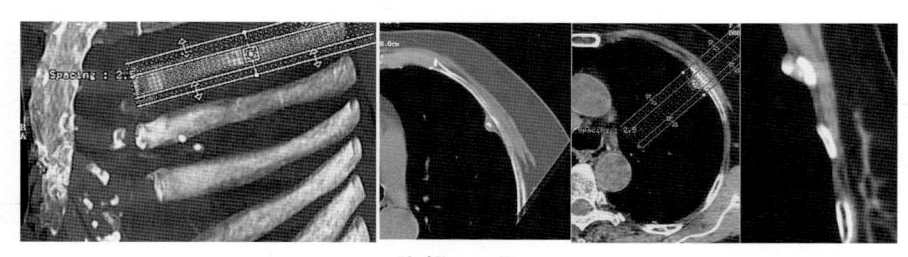

胸部CT像

左第3肋骨先端を取り囲む軟部組織濃度の腫瘤像があり，内部に石灰化がみられる．また，第3肋骨の外側よりにも石灰化を伴う．

小結節があり，一部骨融解像がみられる．

肋骨カリエスと考えられる．

第3肋骨の腫瘤に沿って病巣掻爬術が行われた．

〈検査条件〉

肺野条件，縦隔条件，骨条件にて異常影を確認し，肋骨，胸壁などとの位置関係が把握できるように，thin slice像から3D画像やMPR画像を再構成する．

● 検 査 フ ロ ー ●

皮下腫瘤，疼痛，病歴の確認，結核病巣，胸膜炎の病勢の確認，疼痛部位の確認

CT検査　胸壁病変あり→骨条件，3D画像，MPR画像
　　　　胸壁病変なし→胸部CT撮影

● ワンポイント ●

結核は肺内や胸膜だけでなく，肋骨や胸壁内軟部組織にも病変を形成し，胸囲結核と呼ばれている．胸囲結核は肋骨病変（カリエス）をきたすことも多く，骨条件や3D画像での表示が有効である．

肺野条件ではイクストラプルーラルサイン（extra-pleural sign）が陽性であり，肺外病変であることに注意する．

● 必要な対応事項 ●

・肺外の結核病巣として胸膜炎，肋骨カリエス，皮下膿瘍，皮膚結節などがあり，これらの鑑別が重要．
・このなかで胸膜炎，肋骨カリエス，皮下膿瘍は疼痛を伴う場合が多い．皮下腫瘤のCT撮影ではクリップなどでその位置を同定することも有効である．

47 肺結核（2）
pulmonary tuberculosis

● 主訴・症状 ●

発熱，盗汗（寝汗），食欲減退，咳，痰，喀血，胸痛，呼吸困難，など．

● 画像診断情報 ●

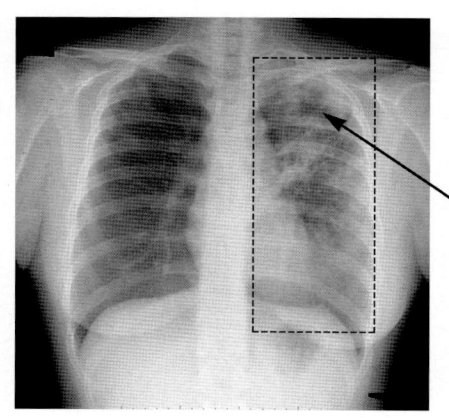

胸部単純像

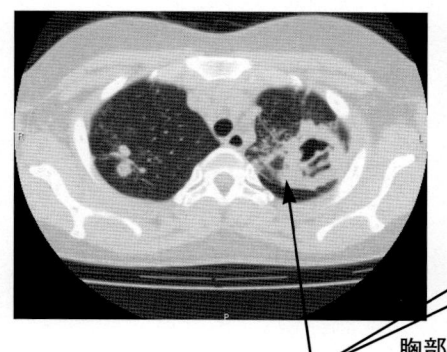

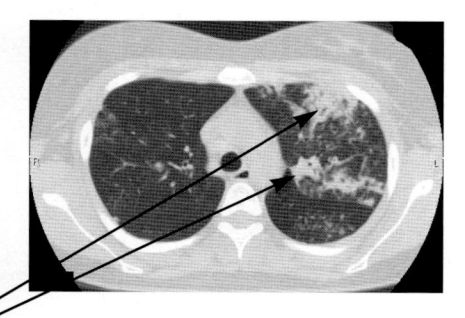

左肺上葉に陰影を認める

胸部CT像

左肺上葉に陰影を認める

胸　部

胸部CT像　拡大すると

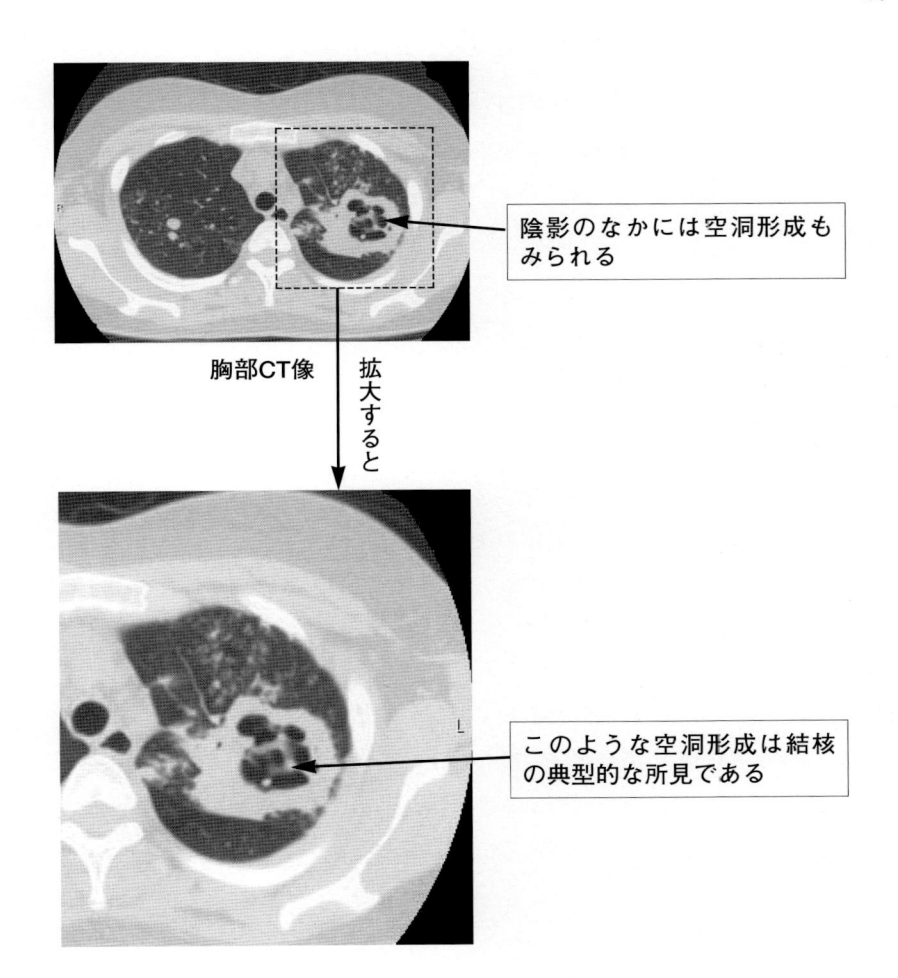

陰影のなかには空洞形成もみられる

このような空洞形成は結核の典型的な所見である

　胸部単純像は診断に最も有用な検査のひとつであり，病変部の有無がある程度評価できる．結核が疑わしい場合は，CT検査による精査が必要となる．
〈検査条件〉
　CT検査では病変部はthin sliceにて撮影する．

● 検 査 フ ロ ー ●

臨床症状：発熱，咳痰，盗汗，呼吸困難など．
肺結核症疑→全身状態の把握および疾患の重症度判定
①胸部単純像（必要に応じてCT検査）
②血液ガス分析
③血液検査：
　1）RBC，Hb，Ht
　　　WBC，WBC分画
　2）CRP，赤沈
　3）血清総蛋白
　　　アルブミン，AST，ALT，LD，UN，クレアチニン，NA，K，CL
④尿検査（蛋白，糖，潜血）→病原体の決定および治療の選択
　1）塗抹検査　2）培養・同定検査　3）遺伝子検査　4）薬剤感受性検査

● 必要な対応事項 ●

・初診時の症状は，通常の風邪に類似しており診断が遅れる場合がある．胸部単純撮影を行い，疑わしい場合は痰の検査をする必要がある．
・結核菌を排菌している患者を撮影する場合は，高密度のマスクを着用し可能なかぎり他の患者との接触がない時間帯に撮影することが望ましい．

---

box box box box **box**

肺結核（症）（pulmonary tuberculosis）
　ヒト結核菌（mycobacterium tuberculosis）の存在により生ずる特異的疾病．全身のほとんどすべての組織や器官を侵し，肺が最も多い．解剖学的病巣は乾酪化をなす結核結節である．局所症状は患者により異なり，一般的症状は，敗血症のそれである，消耗熱，発汗，衰弱などをみる．

急性粟粒結核（acute milliary tuberculosis）
　血中に結核菌が散布されて起こる致命的疾患．種種の器官と組織に粟粒結核結節を形成し，

強い中毒症状を示す．

粟粒結核症（milliary tuberculosis）
　種々の器官と組織に無数の小さい散在性結核結節を生ずる結核菌の全身播種．肺においては胸部X線写真上，特有な無数の粟粒状陰影（微小結節）として認められる．

開放結核（open tuberculosis）
　肺結核，潰瘍性結核，その他で排泄物や分泌物に結核菌が存在するもので，肺においては通常，空洞形成の結果である．

一次結核，初感染結核（primary tuberculosis）
　ヒト結核菌（mycobacterium tuberculosis）の初感染をいう．特に小児にみられるが，成人にもみられる．肺の周辺部の小さな病巣および肺門リンパ節や傍気管リンパ節の病巣からなる，初期変化群を肺に形成することを特徴とする．空洞化，瘢痕性治癒，あるいは悪化進展しうる（＝childhood type tuberculosis）．

二次結核（secondary tuberculosis）
　成人にみられる結核症で，上葉の肺尖部近くに病巣がみられ空洞を形成するか，瘢痕を形成して治癒し，リンパ節に及ぶことはない．理論的には再感染，あるいは潜伏性内因感染の再発によるものとされている．

肺気腫（emphysema of the lung）
　肺胞壁の破壊を伴って末梢含気腔が伸展し，拡張をきたしている状態をいい，①狭窄性肺気腫，②代償性肺気腫，③老人性肺気腫の3型が考えられる．

①狭窄性肺気腫：気管支喘息，慢性気管支炎，肺結核，気管支拡張症，塵肺などの疾患に伴い出現する．これらの疾患により気管支狭窄が起こると，弁状機転により呼気に際し空気の呼出が障害され肺胞は過度に伸展膨張する．長期に咳嗽が継続すると努力性呼吸が増強されて反射的に空気が吸引され，肺胞腔は次第に拡張して弾力が減少し，最終的には肺胞壁の破壊を伴い肺気腫の状態に移行する．しかし，肺内の退行性変化が主因となり発生するとの説もある．

X線所見：正面像では肺野全域，肺尖部および下肺野におけるX線透過性の増強と，胸部前後径の増大，側面像では心臓背側領域の拡大を認め，肋間腔は拡大し，横隔膜は下降し洋酒樽状胸郭の所見を呈する．肺門部血管影は狭小化し，肺紋理は全肺野にわたり直線状となる．

②代償性肺気腫：肺の部分切除あるいは無気肺や炎症性病巣に基づく瘢痕萎縮などにより，隣接肺は代償性に過膨張状態になり，肺胞腔の含気量は増加し，気腫状となる．

X線所見：限局性の肺気腫で，無気肺に隣接する肺葉，肺区域は代償性に拡張して気腫状となるが，一側肺全域に無気肺が生ずると健側肺全域が気腫性変化をきたし，中央陰影は病側に著明に偏位する．

③老人性肺気腫：加齢による肺胞腔の弾力性消失，肺胞壁細胞の再生不良，肺血管および気管支壁の硬化，血流の循環障害により肺胞は広範性に拡張し気腫状となる．

X線所見：閉塞性肺気腫と同様，肺は全般的に透過性を増して洋酒樽状胸郭を呈する．

腹　部

画像診断情報 100

48 消化管穿孔（1）
alimentary tract perforation

● 主 訴・症 状 ●

穿孔による腹膜炎のため，腹部刺激症状，筋性防御．

● 画像診断情報 ●

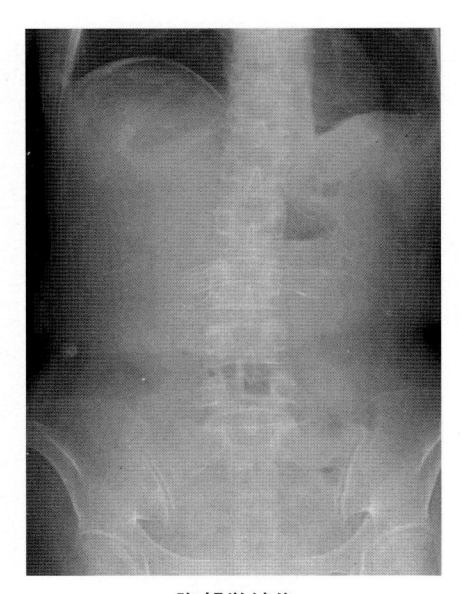

腹部単純像

右横隔膜下に多量のfree airを認める．
腹部単純像の撮影範囲に納まらない場合があるので，胸部撮影も必須である．
疼痛のため立位不可の場合は，左側臥位正面像が有用．

腹　部

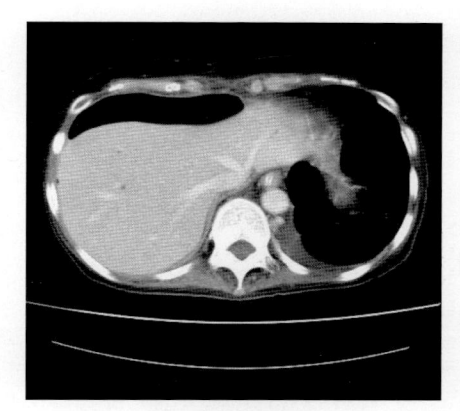

腹部CT造影像

　微量のfree airはCTで検出される場合がある．

● **緊急対応事項** ●
・消化管穿孔は急性腹症の代表格で緊急手術になる場合が多い．
・上腹部消化管穿孔の70〜80％は十二指腸潰瘍穿孔．
・穿孔により腹膜内に流出した胃・十二指腸液が化学性無菌性腹膜炎を起こし，時間経過とともに細菌性腹膜炎へと進行する．

49 消化管穿孔（2）
alimentary tract perforation

● 主訴・症状 ●

突然の激しい腹痛および嘔吐.

● 画像診断情報 ●

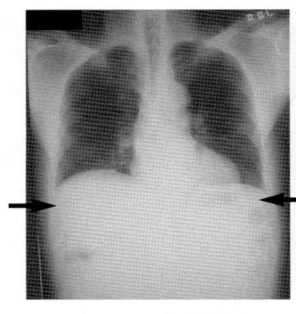

図1　胸部単純像

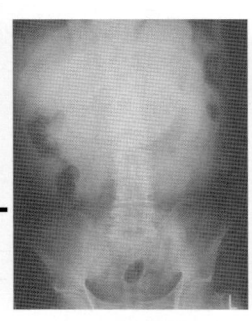

図2　腹部単純像（臥位）

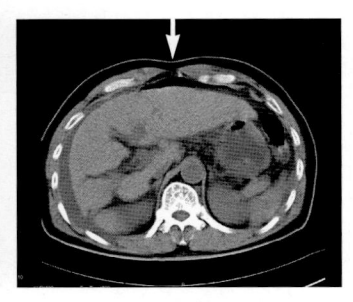

図3　腹部CT像

　穿孔初期のfree airは少量で立位胸部単純像においても描出できない場合が多い（図1→）．症状や患者の状態などから判断し，CT撮影を行うことが最も適当である．また腹部エコーを行えばある程度確定できるが，消化管ガスなどにより見落とす可能性もある．CT検査は客観性があり確実に検出できる．

　通常の腹部画像（ウインドウ幅200～300ウインドウレベル30～40）の観察では少量のfree airを見落とす可能性がある（図3⇒）．肺野条件の観察で明瞭にfree airが確定でる（図4⇒）．

　穿孔部位は，腹腔内脂肪層がまだら模様にCT値が上昇している部分であり，ある程度の推測が可能（図5⇒）．

〈追加情報〉

　開腹手術によって十二指腸潰瘍による穿孔と確定．

　腹水は長年の飲酒によりアルコール性肝硬変に罹患したためであった．

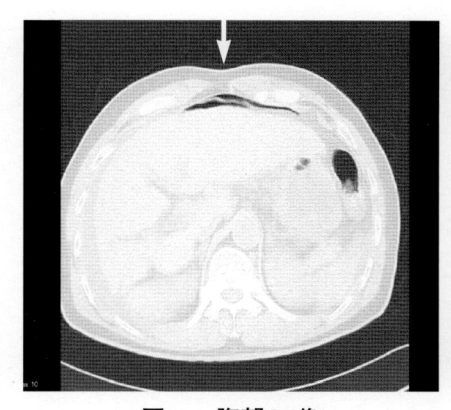

腹　部

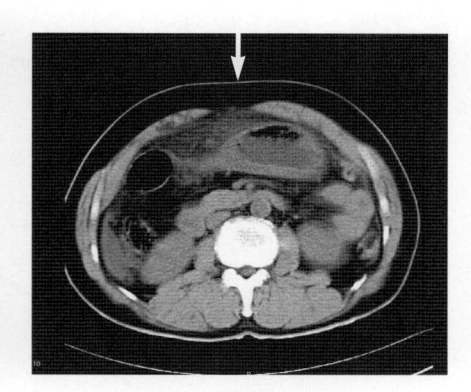

図4　腹部CT像　　　　　　　図5　腹部CT像

● 検 査 フ ロ ー ●

・突然発症の激しい腹痛．
・現症状の確認．
・腹痛の程度および箇所の確認．
・可能ならば立位胸部単純像，立位腹部単純像，不可能であれば左側臥位正面．
・緊急CT．

● 必要な対応事項 ●

　即座に診断を確定し，緊急に穿孔部分の修復および腹膜炎に対する処置が必要．時期を遅らせると腹膜炎の悪化による予後不良で快復に日数がかかる．

● 緊急対応事項 ●

　free airが確認されれば，場所や部位によって治療を選択する．

画像診断情報 100

50 消化管穿孔（3）
alimentary tract perforation

● 主訴・症状 ●

急激な激しい腹痛．

● 画像診断情報 ●

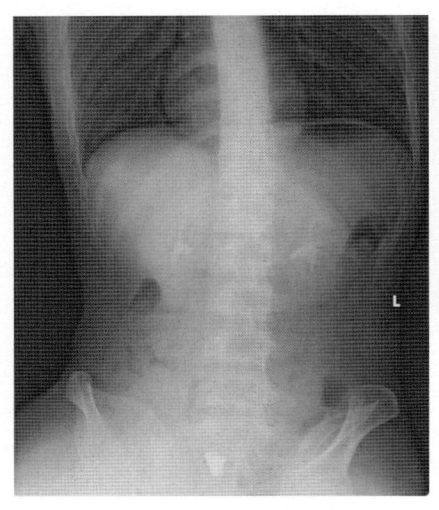

図1　腹部単純像

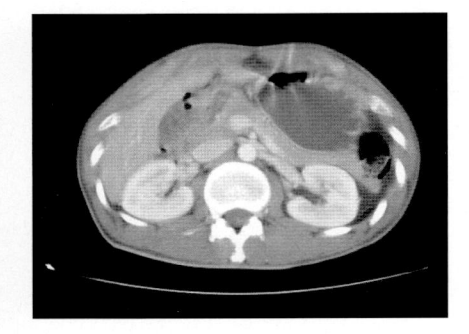

図2　腹部CT像

　小腸，大腸穿孔の場合free airの出現率は低いが，上部消化管穿孔の場合，立位正面像にて横隔膜下に三日月状のガス像を認める場合が多い．

　上部消化管穿孔であっても腹部単純像でfree airを認めない場合もある（図1）．

　消化管穿孔を起こすと腹膜腔に空気や液体が流出するが，CTでは少量のガス（図2，図3）や液体による鏡面像を認める場合が多く，腹部単純像に比べ腹膜気腫の正診率はきわめて高い．

　ガス像を消化管内腔以外に認める→異常

CT像にて遊離気腫（→）があり，消化管穿孔を示唆する．

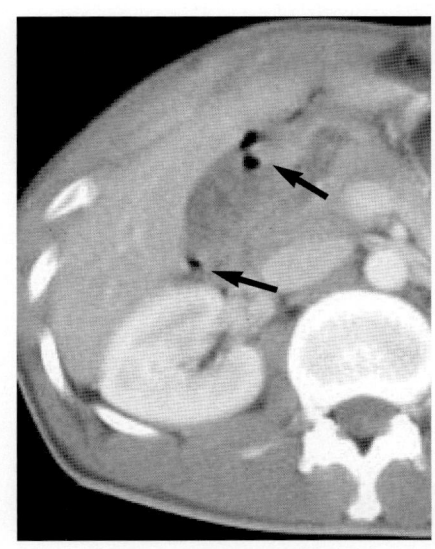

図3　腹部CT造影像

〈検査条件〉
・スキャン範囲は横隔膜上縁から恥骨結合下縁まで含める．
・腹腔内遊離ガスを検出しやすいウィンドウレベルとウィンドウ幅に設定する．
・脂肪とガスを分離できるようにウィンドウレベルとウィンドウ幅を選択する．

● **必要な対応事項** ●

　消化管内容物が腹腔内に漏出し，細菌が腹腔内に播種されて腹膜炎に発展するおそれがあるため緊急手術の適応となる．

画像診断情報 100

● ワンポイント ●

　横隔膜が確認できれば問題はないが，腹部前面の横隔膜付近では肺の空気と紛らわしい場合があるので注意する．
　ガスは基本的に仰臥位で前腹壁直下に集まる．癒着がなくても途中でトラップされるガス（腹膜気腫）もある．
〈トラップされる部位〉
　肝鎌状間膜の背側の肝円索裂（⇒）
　網嚢内側上陥凹（→）
　胆嚢床（▶）

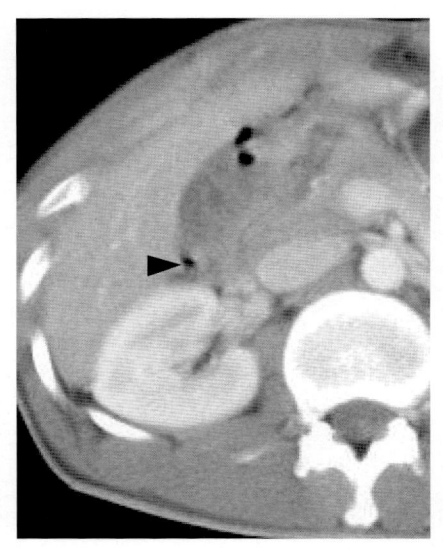

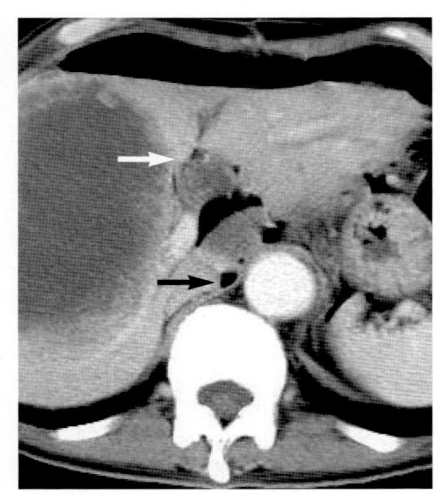

腹部CT造影像

肝鎌状間膜や胆嚢近傍では，異常ガスが腸管内のものでないことを確認する．

　トラップされた少量のガスが唯一の決め手となる場合もあるため，腹膜腔の解剖をよく理解しておくことが大切である．

　術後早期には腹膜気腫を認める場合もあるが，一般的に術後2週を経ても腹膜気腫が残っていたり，その量が増加をしているような場合には，再穿孔や縫合不全などを考慮する必要がある．

51 十二指腸潰瘍穿孔
duodenal ulcer perforation

● 主 訴・症 状 ●

心窩部痛.

● 画像診断情報 ●

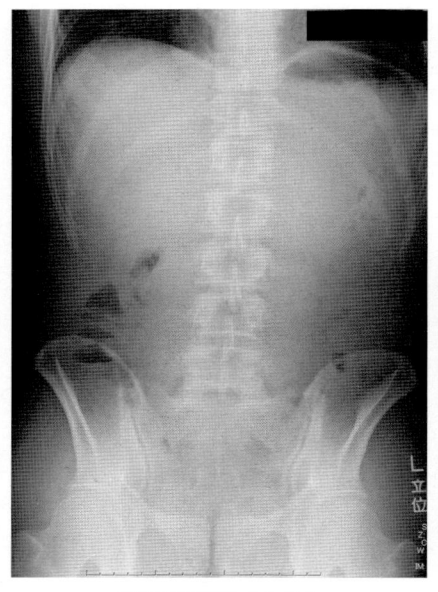

腹部単純像（立位） 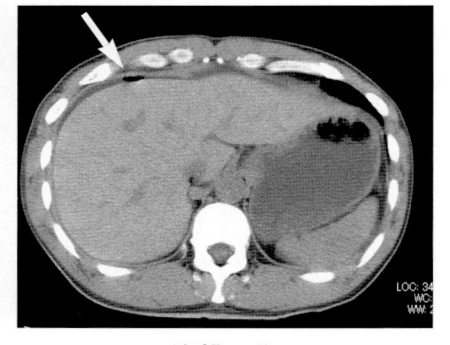　　　　　腹部CT像

　腹部立位単純画像においては，異常所見は特に認めない．
　腹部CTにて腹腔内に少量の遊離ガスを観察する．
　ＣＴ画像作成時，ウインドウ幅を広めるか肺野条件にて観察する．
　少量の遊離ガスの場合，胸部・腹部単純撮影では描出が困難な場合がある．消化管穿孔を疑う場合は，遅延なくX線CTを施行することが大切である．

腹　部

● **検 査 フ ロ ー** ●

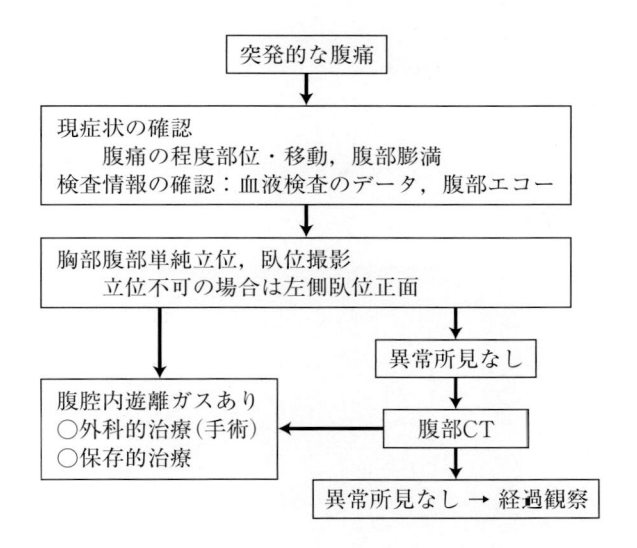

```
           ┌─────────────┐
           │ 突発的な腹痛 │
           └──────┬──────┘
                  ↓
  ┌──────────────────────────────────────────┐
  │ 現症状の確認                              │
  │    腹痛の程度部位・移動，腹部膨満         │
  │    検査情報の確認：血液検査のデータ，腹部エコー │
  └──────────────────┬───────────────────────┘
                     ↓
  ┌──────────────────────────────────────────┐
  │ 胸部腹部単純立位，臥位撮影                │
  │    立位不可の場合は左側臥位正面           │
  └────┬─────────────────────────┬───────────┘
       ↓                          ↓
                           ┌─────────────┐
                           │ 異常所見なし │
                           └──────┬──────┘
                                  ↓
  ┌────────────────────┐   ┌──────────┐
  │ 腹腔内遊離ガスあり │←──│ 腹部CT   │
  │ ○外科的治療（手術）│   └────┬─────┘
  │ ○保存的治療        │        ↓
  └────────────────────┘   異常所見なし → 経過観察
```

● **必要な対応事項** ●

・腹腔内遊離ガスが少量で増加傾向がなく，腹水などがなければ保存的治療となることもある．
・消化管内内容物の漏出による腹膜炎を起こすと死亡にいたるので，外科的手術が必要となる．

画像診断情報 100

52 十二指腸潰瘍穿孔，急性汎発性腹膜炎
duodenal ulcer perforation

● 主 訴・症 状 ●

腹部全体の激しい痛み．

● 画像診断情報 ●

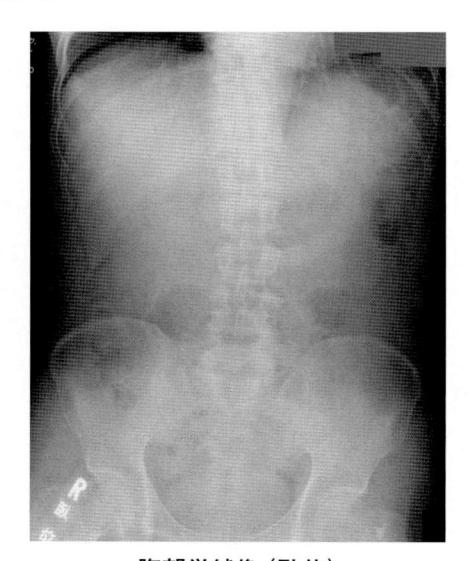

腹部単純像（臥位）

腹部臥位にて側腹壁の蛇行が観察できる．
腹部CTにて腹腔内に多数の遊離ガスを観察する．
CT画像作成時，ウインドウ幅を広めるか肺野条件にて観察する．

腹　部

腹部CT像

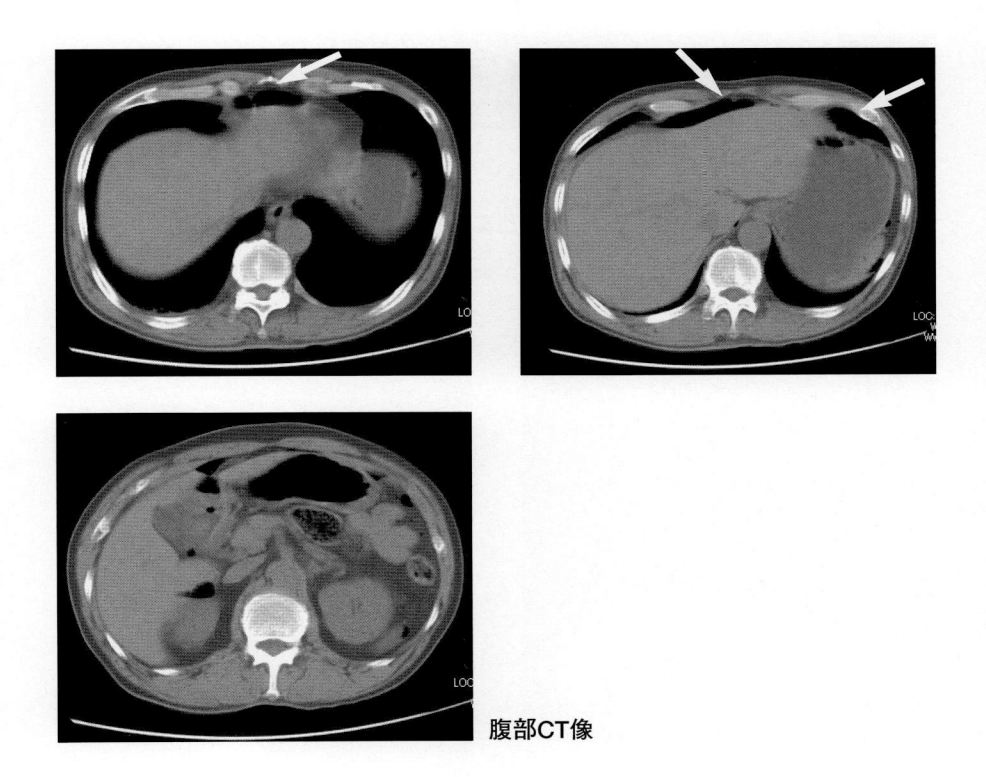

● **必要な対応事項** ●

　消化管内内容物の漏出による腹膜炎を起こすと死亡にいたることがあるので，外科的手術が必要となる．

画像診断情報 100

53 上腸間膜動脈塞栓症（1）
superior mesenterica artery (SMA) thrombosis

● 主訴・症状 ●

心房細動を有する人が，持続性で激烈な腹痛を訴え，鎮痛剤が無効でかつ本人の訴えの割に腹部所見に乏しければ，上腸間膜動脈塞栓症を疑う．

● 画像診断情報 ●

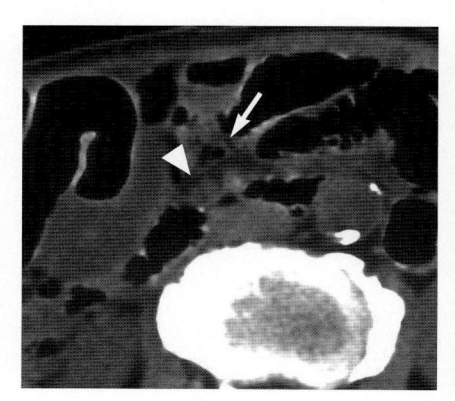

図1　腹部CT像

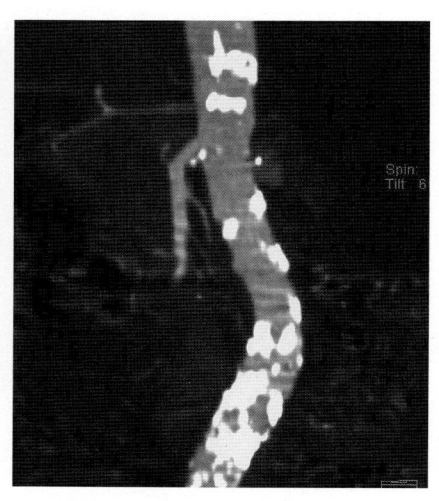

図2　腹部CT造影像（MIP）

単純CT（図1）では，上腸間膜動脈起始部から約8cmの部分（⇒）に高濃度を呈する陰影を認め，上腸間膜静脈径（▷）は上腸間膜動脈径より細くなっている．腸管には広範囲にわたって拡張を認める．造影CT動脈相のMIP像（図2）では上腸間膜動脈は起始部から約8cm下方のレベルで途絶している．

● ワンポイント ●

急性腹症患者のCT撮影をするとき，上腸間膜静脈開存の有無，腸虚血の有

無を判定するために造影CTは必須である．単純CTでは，腸管の拡張，狭窄，腹水の有無などをある程度評価することができ，常に上腸間膜静脈の径と濃度にも注目し注意深く読影する必要がある．

　上腸間膜静脈の狭小化は"small SMV sign"とされ，腸管の血流低下を反映しているとされる．

　上腸間膜動脈塞栓症が疑われれば，造影CTで動脈相と実質相を撮像することにより確定診断が容易となる．

　本症ではウロキナーゼ48万単位にて血栓溶解術を施行した．大部分の上腸間膜動脈の分枝は再開通が得られたが，一部不十分であったため開腹術が施行され，壊死に陥った小腸を15cmほど切除した．

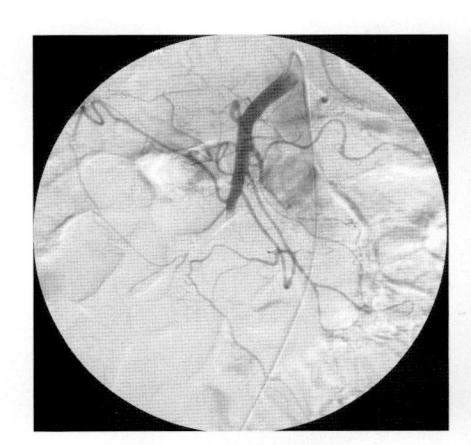

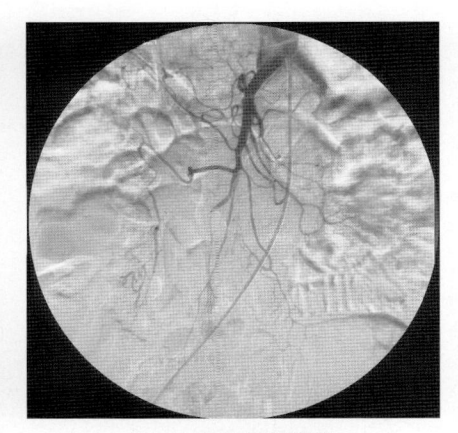

図3　血栓溶解術前　　　　　　　図4　血栓溶解術後
血管撮影像

● **必要な対応事項** ●

　心房細動を有する患者では，全身の血管に塞栓症をきたす可能性がありうるのでCT（可能であれば造影CT）を撮像する．発症から短時間に適切な診断が行われれば最小限の侵襲で治療を行うことが可能である．いかに早く，腸壊死を起こす前に上腸間膜動脈塞栓症の可能性を考え血管撮影を行うかがポイントとなる．

54 上腸間膜動脈塞栓症（2）
SMA thrombosis

● 主訴・症状 ●

突然発症の上腹部激痛．

● 画像診断情報 ●

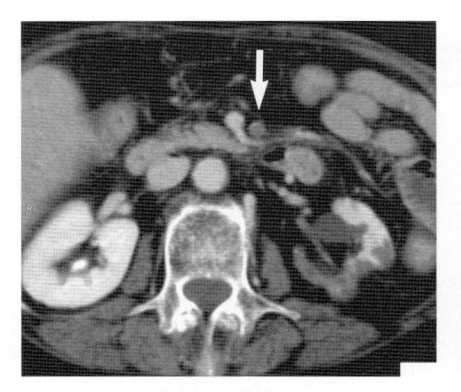

腹部CT造影像

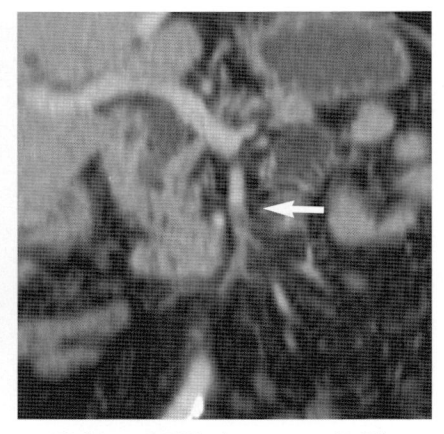

腹部CT造影像（MPR・冠状断）

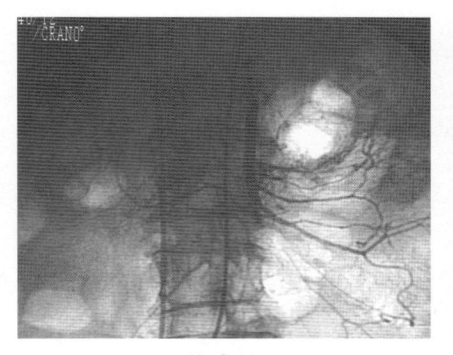

治療前 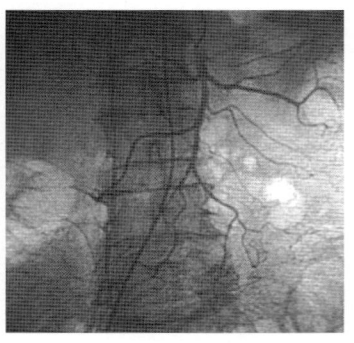　　　　　　　　　治療後

血管撮影像

腹部造影CTにおいてSMAが造影されておらず，塞栓（血栓）が存在していると考えられる．冠状断では，塞栓の範囲がよくわかる．

〈検査条件〉

単純CTでは診断が困難であり必ず造影を行う．小さな塞栓（血栓）を見逃さないために，5mm以下の薄いスライス厚で撮影する．消化管のenhance（壊死）の有無が治療方針を決定するので，腹部全体を撮影範囲に含める．

本症では緊急血管撮影を施行．SMAが完全閉塞しており，ウロキナーゼを動注し再疎通に成功．

● 検 査 フ ロ ー ●

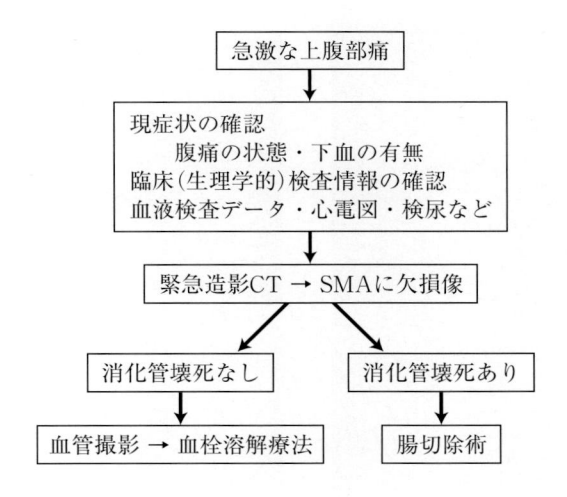

```
急激な上腹部痛
   ↓
現症状の確認
   腹痛の状態・下血の有無
臨床（生理学的）検査情報の確認
血液検査データ・心電図・検尿など
   ↓
緊急造影CT → SMAに欠損像
   ↓           ↓
消化管壊死なし   消化管壊死あり
   ↓           ↓
血管撮影 → 血栓溶解療法   腸切除術
```

● **必要な対応事項** ●

腹部造影CTによりSMA内の塞栓を確認．腹部血管撮影にて血栓溶解療法を施行．消化管に壊死を認めれば腸切除術を施行．

● **緊急対応事項** ●

心房細動に伴うことが多い．腹痛が強い割には腹部の所見が乏しい．下血を伴うこともある．時間が経つと腸管が壊死してしまうので緊急性が必要である．

55 腸管穿孔
alimentary tract perforation

● 主訴・症状 ●

急激な腹痛（穿孔部位近傍），ときに反跳痛および圧痛を伴う．経過とともに腹膜炎，発熱等腹部全体に症状が拡大する．WBCおよびCRP値の上昇などの炎症反応．急激な血圧低下，ショック状態．

● 画像診断情報 ●

〈症例1：横行結腸EMR後経過にて腹部痛（鈍痛）および炎症反応〉

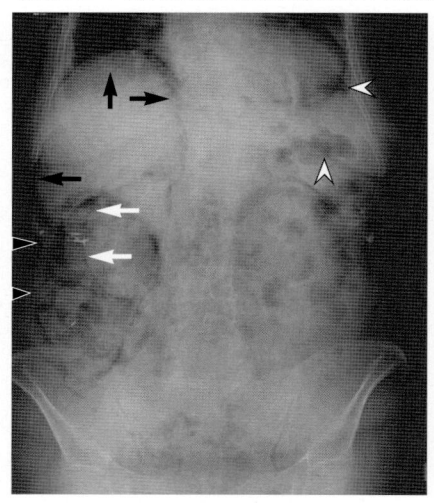

腹部単純像（立位） 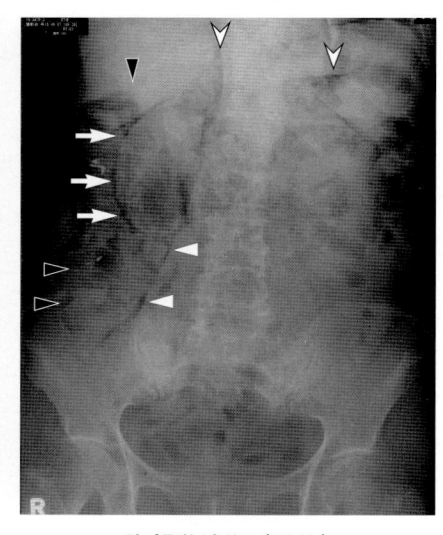　　　　腹部単純像（臥位）

立位：上行結腸（▶）および横隔膜直下肝右葉外側縁に沿い透過性陰影を認める（free-air →）．また横隔膜直下心陰影に沿って透過性陰影（心底部および縦隔内に ≫）を認める．

臥位：上行結腸および右側横行結腸周囲の一部に透過性陰影を認め，また右腎の輪郭（⇒）に沿って同様の透過性陰影を認め右腸腰筋陰影の明瞭化（▷）

がみられる（腹部痛により膝を屈曲した状態であるために骨盤腔は歪んでいるが，骨盤腔内に異状な透過性陰影はみられない．穿孔部位が骨盤腔ではない証拠．立位像・臥位像ともに右側に有意にfree-airを認めることと，肝彎曲部近傍にあるクリップ後の腸管周囲の明瞭化・腹部痛からEMR後の経過観察中における穿孔と考えられる）．

〈症例2：緊急入院時〉

右横隔膜下から心窩部にかけて透過性陰影（free-air→）を認め，右側下方から腋下，さらに頸部にまで広範囲に皮下気腫を認める（⇒）．

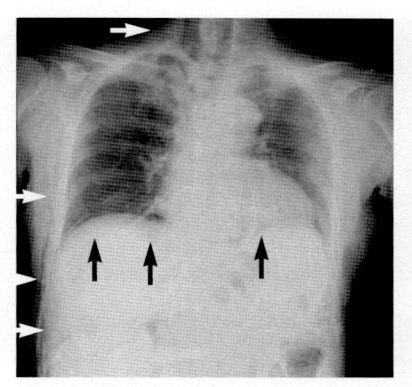

胸部単純像（臥位）

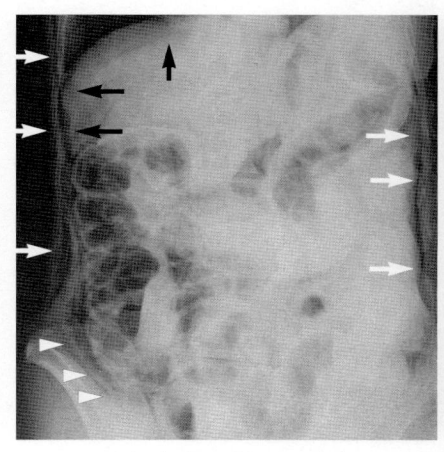

腹部単純像（左下臥位）

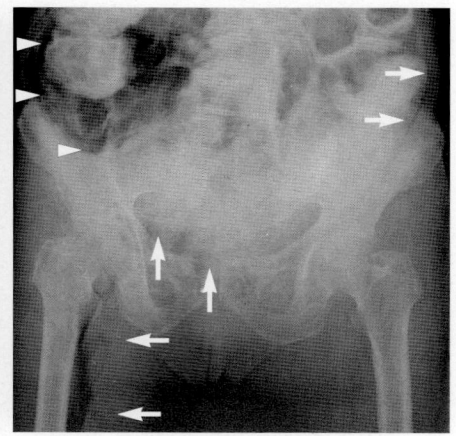

骨盤単純像（臥位）

画像診断情報 100

　肝右葉外側から横隔膜直下にかけて透過性陰影（free-air ➡）が認められる．
　盲腸から上行結腸周囲に透過性陰影が認められ，さらに複数の消化管壁の明瞭化がみられる（▷）．
　右側腹部から骨盤壁（恥骨上および腸骨），右大腿部に沿って帯状の透過性陰影（⇒）を伴っている．両側腹部皮下に透過性陰影が認められる（他院にて施行された浣腸処置による残留物が腸管に認められる）．
〈緊急時CT画像〉

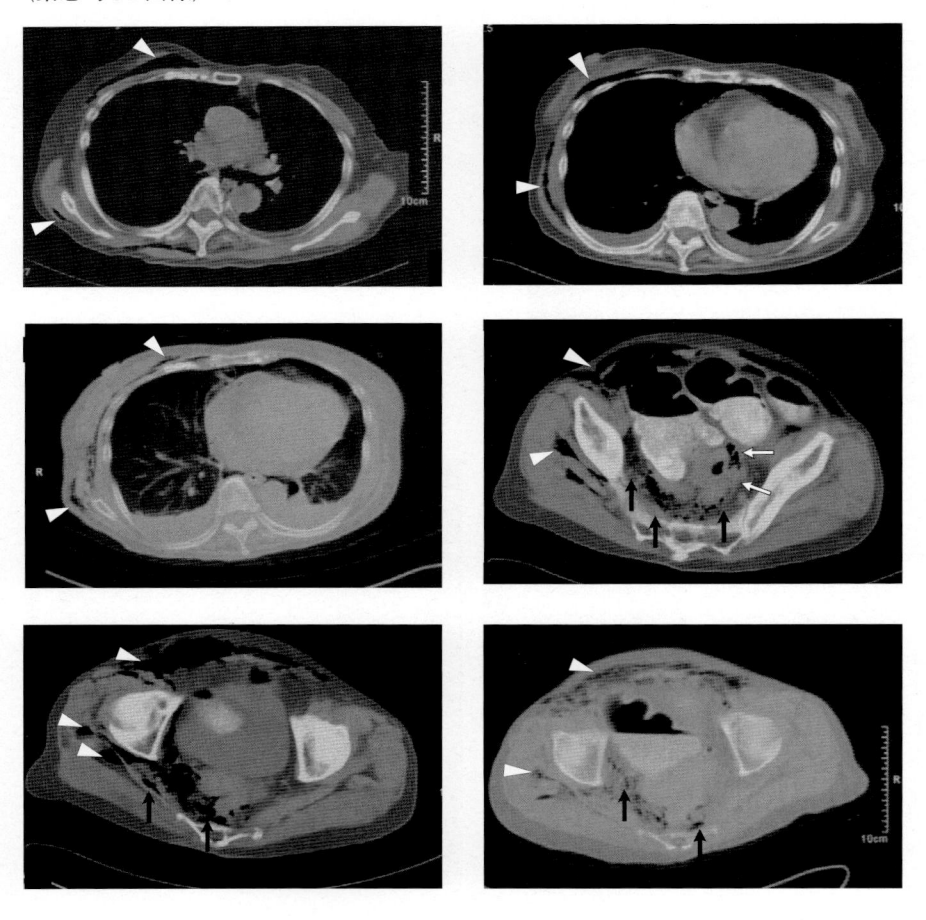

腹　部

　S状結腸壁に限局性壁肥厚が認められ（⇒），その周囲に消化管外の低吸収領域（air density）が後腹膜腔，腸間膜に拡がっている（→）．
　横隔膜下にも低吸収領域（air　density）が認められ後腹膜と連続している．明瞭な腸管拡張を認めるが腹腔内に膿瘍などは同定できない．体右側壁に皮下気腫を連続的に帯状に認める（▷）．（右側優位）胸部領域において心臓前部を中心とする前縦隔領域および胸部大動脈周囲に低吸収領域（air　density）を認める．両側胸水がみられる．
〈術後CT画像〉

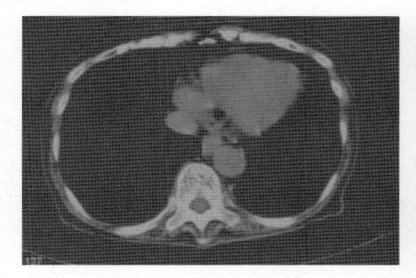

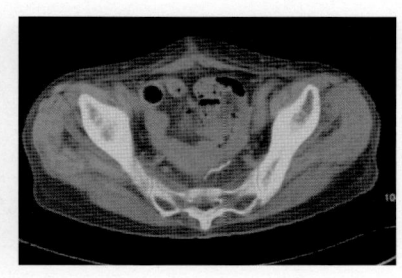

後腹膜気腫，皮下気腫はほとんど消失している．
〈検査条件〉
　腹部単純撮影においては立位が基本体位，もしくは臥位および側臥位．軟部陰影（CR画像処理では）も描出できるような濃度設定画像．
　CT画像においては，通常画像（腸管膜周囲脂肪組織が描出されること）とウインドウを肺野陰影同等のレベルに設定したものと作成することで，free-airの観察を容易にする．
　MPR画像（coronal画像）を作成することで穿孔部位特定に有意である．

● ワンポイント ●
〈腸管穿孔の原因（考えうるもの）〉
　大腸憩室破裂によるもの．消化管潰瘍（炎症）による穿孔．消化管内視鏡時穿孔．EMR・EST（ERCP）時，もしくは検査経過観察時に起こるもの．腹部打撲．

EMR後に排便などで腹部内圧がかかる場合，検査時に穿孔が認められなくても経時的に穿孔が起こる場合があるので経過観察が必要（腹部単純像もしくは腹部CTによる経過観察）．

　消化管造影検査（上部消化管撮影・注腸等）にて，深い潰瘍（UL-Ⅳ）所見を伴う被検者では腹部圧排（腹臥位）による穿孔が起こる場合があるので，体位変換，圧迫撮影では注意が必要（バリウム濃度も検討すべき）．

　宿便にて下剤を常用している患者は腸管蠕動が鈍くなっていることが多く，腸管自体も拡張傾向にある．また，大腸憩室症・潰瘍性大腸炎などの腸炎症患者では腸管が細くなっている場合もあり，いずれの場合も注腸検査などでは空気などの挿入には十分に注意が必要．

● **必要な対応事項** ●

- 血液検査データの確認・管理と腹部単純撮影および腹部CT検査（IVH確保による摂食・飲水制限）．
- 内視鏡によるクリッピングなどの内科的処置（穿孔部位が明らかで，確実にクリッピング可能もしくは経過観察にて保存的に処置可能な症例）．
- 腹腔鏡手術もしくは開腹手術による外科的処置．

● **緊急対応事項** ●

- 消化管出血においてはショック状態に陥る場合があり，患者容態に注意（眼をみて貧血反応を確認すること）．
- 腹圧が上昇しないように患者体動は注意が必要（腹臥位・側臥位は禁．腹部単純撮影（側臥位）では長時間の体位保持はしないこと）．
- 腹部CT検査では，画像ウィンドウに留意する（腹部単純撮影においても必ずしも明瞭なfree-airを認めない場合もある）．
- 穿孔などでは炎症反応（CRP値）は必ずしも高くならない場合があるので，腹部触診などで圧痛・反跳痛などを確認．

腹　部

● 検 査 フ ロ ー ●

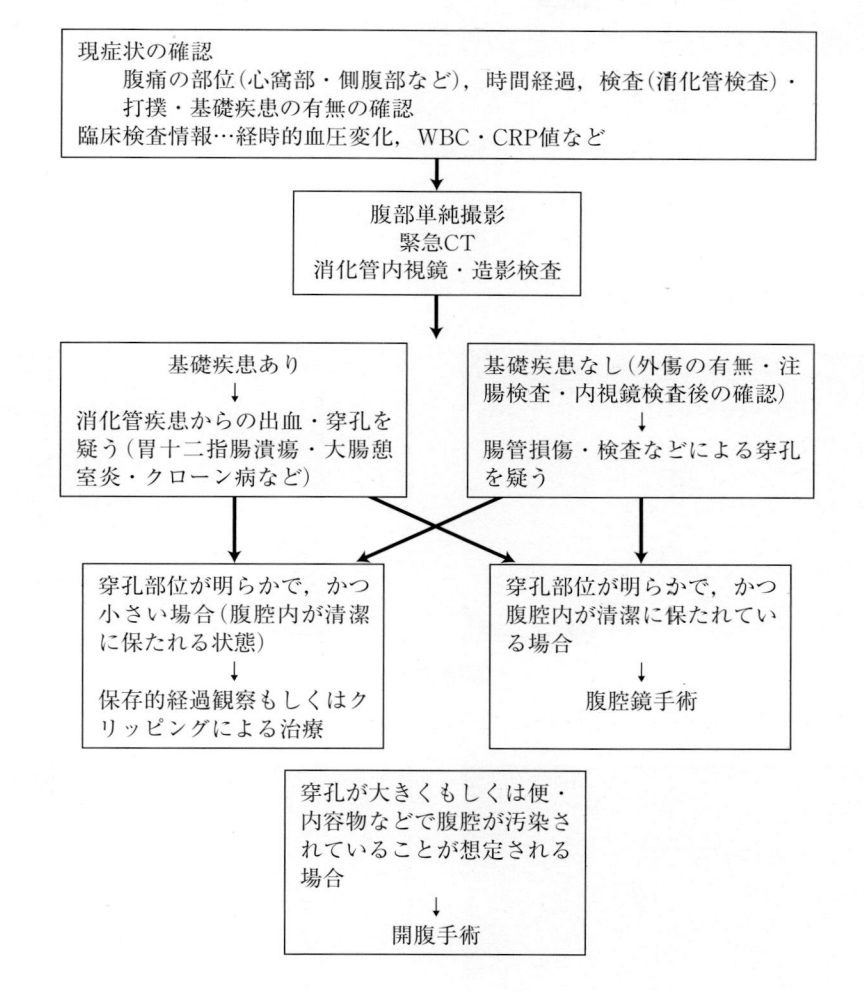

```
現症状の確認
    腹痛の部位（心窩部・側腹部など），時間経過，検査（消化管検査）・
    打撲・基礎疾患の有無の確認
臨床検査情報…経時的血圧変化，WBC・CRP値など
                    ↓
            腹部単純撮影
            緊急CT
            消化管内視鏡・造影検査
```

基礎疾患あり
↓
消化管疾患からの出血・穿孔を疑う（胃十二指腸潰瘍・大腸憩室炎・クローン病など）

基礎疾患なし（外傷の有無・注腸検査・内視鏡検査後の確認）
↓
腸管損傷・検査などによる穿孔を疑う

穿孔部位が明らかで，かつ小さい場合（腹腔内が清潔に保たれる状態）
↓
保存的経過観察もしくはクリッピングによる治療

穿孔部位が明らかで，かつ腹腔内が清潔に保たれている場合
↓
腹腔鏡手術

穿孔が大きくもしくは便・内容物などで腹腔が汚染されていることが想定される場合
↓
開腹手術

---

box box box box **box**

EMR（endoscopic mucosal resection）
　経内視鏡的粘膜切除術．

画像診断情報 100

56 穿孔性腹膜炎
perforative peritonitis

● 主訴・症状 ●

下腹部痛, 下痢. 発症後2日目に痛みが強度となり, 近医にて投薬受けるも効果なく同日当院内科緊急入院, イレウス管挿入. 翌日午前中CT施行, 汎発性腹膜炎の所見を認めたため外科転科, 緊急手術となった.

● 画像診断情報 ●

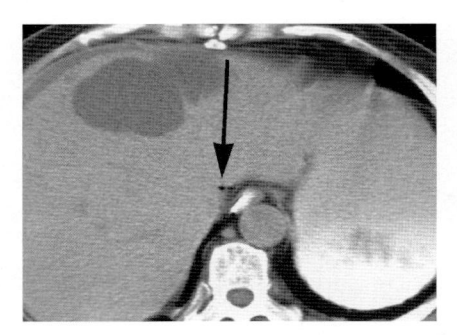

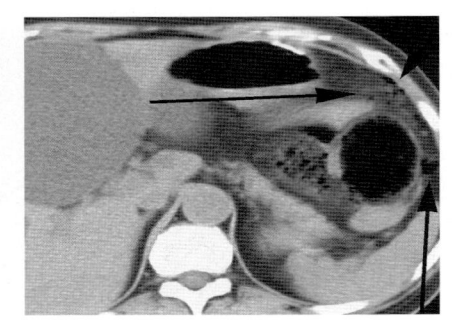

腹部CT像

上腹部におよぶfree air (→).

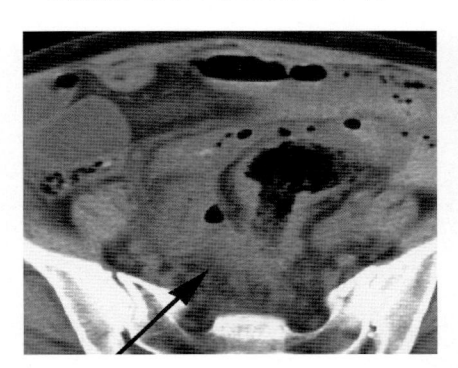

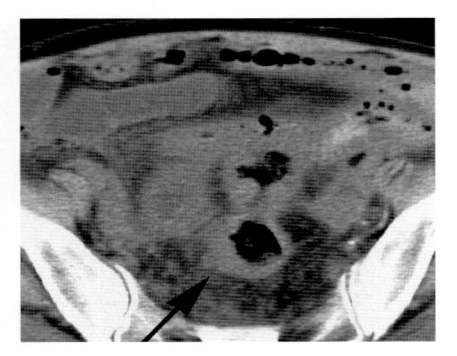

腹部CT像

上部直腸癌疑い, 穿孔疑い (→).

上腹部に及ぶfree airを認める．

上部直腸壁に著明な肥厚があり，近傍脂肪織の濃度上昇も著しい．直腸癌の穿孔が疑われた．

本症は緊急手術が施行され，上部直腸に6×5cm大，BorrmannⅡ型全周性中分化腺癌とその穿孔が確認された．

〈検査条件〉

free airの検出を念頭に置き，広めのウィンドウ幅の設定（400前後）．余裕があれば，肺野条件を追加してもよい．

● ワンポイント ●

free airのCT診断；腸管外の小粒状の（脂肪よりも）強い低吸収域に注意する．

● 必要な対応事項 ●

・free airに気づくこと（少なくともその存在を疑う）．
・free air＝消化管穿孔に伴う汎発性腹膜炎→通常は緊急手術が必要な重篤な病態との認識が必要．
・放射線科診断医または依頼医に速やかに連絡することが重要である．

---

box box box box **box**

腹膜炎（peritonitis）
　癒着性腹膜炎（adhesive peritonitis）
　　線維性滲出液が生じ，腸管と種々の他器官が癒着している形態の腹膜炎．
広汎性腹膜炎（general peritonitis）
　腹腔全体に広がった腹膜炎．
　包嚢性腹膜炎（peritonitis encap'sulans）
　　広汎性腹膜炎がほとんど消失した後も残る限局の線維性または癒着性の腹膜炎．疼痛，便秘および触知可能な腫瘤を特徴とする．

57 転移性肝癌破裂
rupture of metastatic liver cancer

● 主訴・症状 ●

突然の右上腹部痛，顔面蒼白，抹消冷え，発汗．
血液データHb値（ヘモグロビン）徐々に低下．

● 画像診断情報 ●

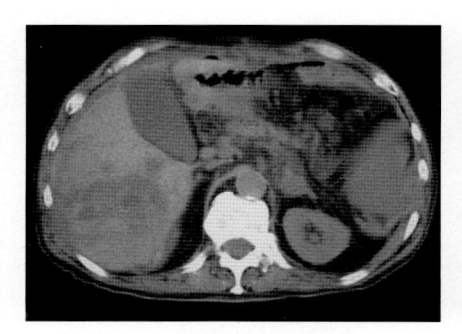

腹部CT像 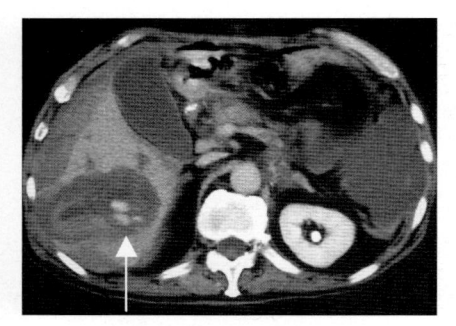　　　　　　　　腹部CT造影像

腹水の濃度が軽度上昇（血性腹水）．
肝腫瘍と腹水の辺縁が不明瞭である．
造影CTにて破裂部位から造影剤の血管外漏出像が認められる．
〈検査条件〉
　単純CTで肝臓と腹水の境界領域が不明瞭である場合，造影CTを施行することにより，良好に病巣および出血部位を描出することができる．血管外への造影剤漏出像が認められる場合はまれであるため，腫瘍濃染像を詳細に観察し辺縁の不整像肝被膜の断裂を観察する．
　血性腹水の場合CT値が軽度上昇する場合がある．

腹　部

● 検査フロー ●

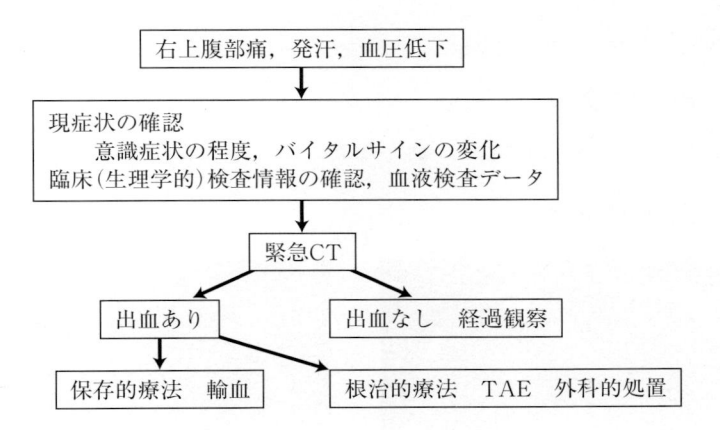

```
         ┌─────────────────────┐
         │ 右上腹部痛，発汗，血圧低下 │
         └──────────┬──────────┘
                    ↓
  ┌──────────────────────────────────────────┐
  │ 現症状の確認                              │
  │   　意識症状の程度，バイタルサインの変化    │
  │ 臨床(生理学的)検査情報の確認，血液検査データ │
  └──────────────────┬───────────────────────┘
                    ↓
              ┌──────────┐
              │  緊急CT   │
              └─┬──────┬─┘
                ↓      ↓
         ┌──────┐  ┌─────────────┐
         │出血あり│  │出血なし 経過観察│
         └─┬──┬─┘  └─────────────┘
           ↓  ↓
  ┌─────────┐ ┌──────────────────────┐
  │保存的療法 輸血│ │根治的療法 TAE 外科的処置│
  └─────────┘ └──────────────────────┘
```

● ワンポイント ●

血管撮影にて肝臓外への出血が確認できる．

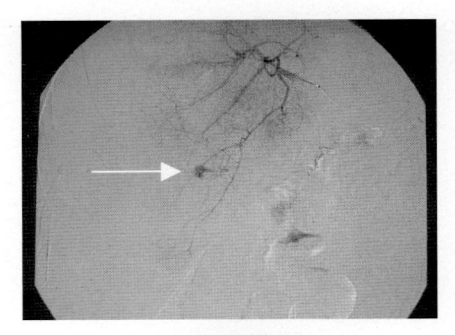

血管撮影像

● 緊急対応事項 ●

・破裂によるショック状態に陥る割合が比較的高いので，迅速な治療が必要．
・検査にはCTが有用であり，病変数や部位，大きさ，さらに造影CTによる造影剤の腹腔内への漏出の有無など，CTから得られる情報は多い．

58 脾外傷
splenic trauma

● 主訴・症状 ●

腹痛，悪心，嘔吐，外傷既往．血圧低下（BP 50台），出血性ショック．

● 画像診断情報 ●

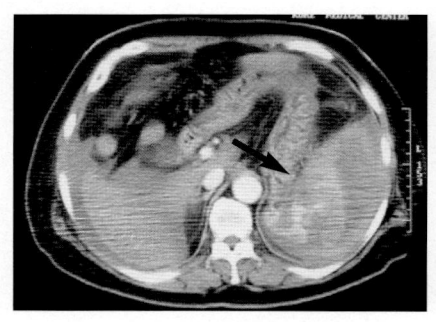

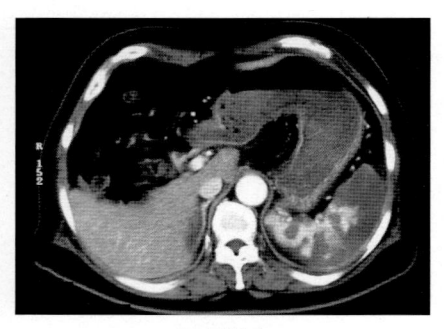

angio前　　　　　　　　経過観察
腹部CT造影像

　上肢が挙上されていないため，アーチファクトを引いているが，脾は不均一な低吸収域として認められ，血性腹水も認められ（CT値より），脾出血であると診断できる．

〈検査条件〉

　CTが腹部損傷・出血の有無を目的としているため，造影剤の使用は必須であり，全腹部（肝上縁から骨盤下縁）の撮影が望ましい（単純，造影）．患者容態が比較的安定していてMDCTを使用する場合，ダイナミック撮影により，損傷血管の描出も得ることが可能である．

腹　部

● 検 査 フ ロ ー ●

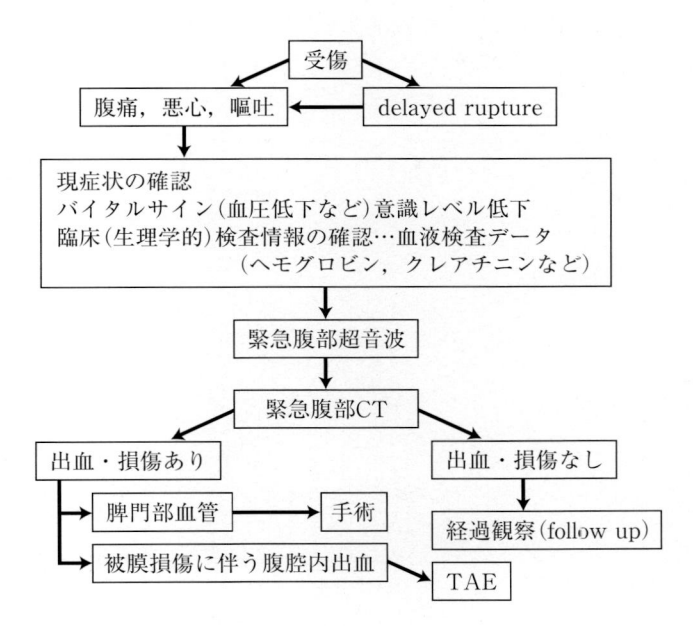

```
                    受傷
                   ↙    ↖
        腹痛，悪心，嘔吐 ← delayed rupture
                ↓
   ┌─────────────────────────────────────┐
   │ 現症状の確認                          │
   │ バイタルサイン(血圧低下など)意識レベル低下 │
   │ 臨床(生理学的)検査情報の確認…血液検査データ │
   │         (ヘモグロビン，クレアチニンなど)    │
   └─────────────────────────────────────┘
                ↓
            緊急腹部超音波
                ↓
            緊急腹部CT
           ↙          ↘
      出血・損傷あり      出血・損傷なし
         ↓                 ↓
      脾門部血管 → 手術    経過観察(follow up)
         ↓
      被膜損傷に伴う腹腔内出血
                         TAE
```

● 必要な対応事項 ●

・脾臓は血流に富む臓器なため早期に対応が要求される．
・delayed rupture (48時間以降の脾損部からの出血) があることを注意する．

● 緊急対応事項 ●

・患者の呼吸・循環状態に注意しながら検査が必要．
・遅発性破裂があることを念頭に入れておく．

画像診断情報 100

● ワンポイント ●
　血管撮影により，脾頭側部からの血管外漏出および脾上端と下端の不染部位が確認できる．

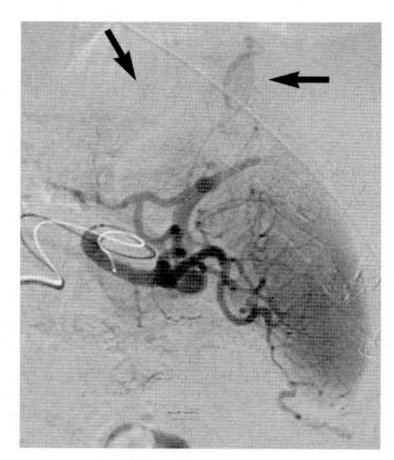

血管撮影像

腹　部

59　脾損傷
splenic injury

● 主訴・症状 ●

馬に左上腹部を蹴られ，腹部痛にて救急車搬送，嘔気，冷汗，血圧低下（143/88→114/58）．

● 画像診断情報 ●

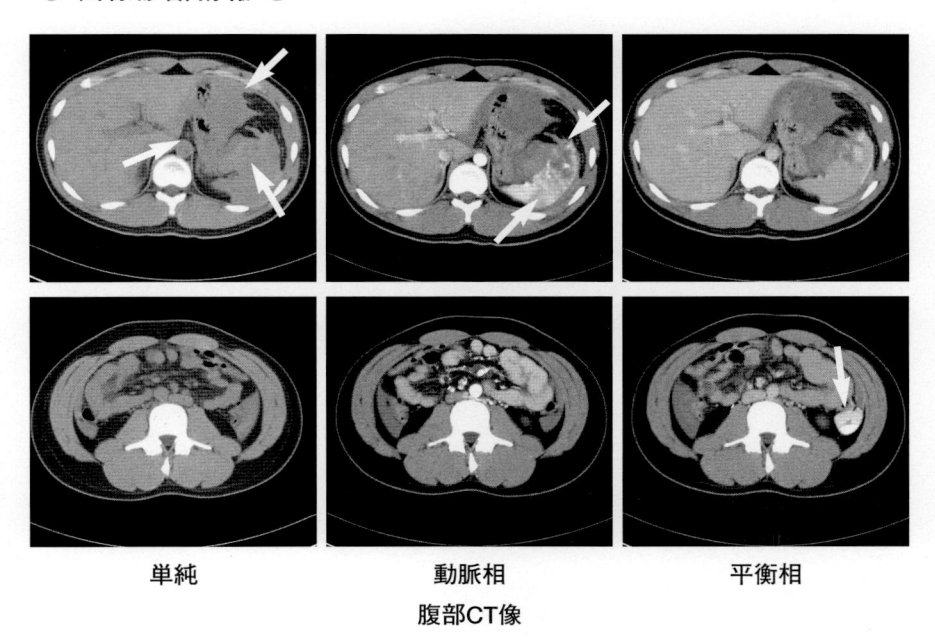

| 単純 | 動脈相 | 平衡相 |

腹部CT像

単純，造影CTにより脾臓周囲の血腫，脾臓損傷が認められる．

また平衡相によりextravasation（血管外漏出）が描出されており，緊急TAEが必要な状況である．

〈検査条件〉
・液貯留，出血，遊離ガスなどは単純CTで検出可能である（微量の出血では造影剤投与により不明瞭なる場合がある）．
・ウインドウ幅を広げ遊離ガスの観察も必ず行う．
・造影剤投与により，臓器損傷，活動性出血を意味するextravasationの評価を行う（動脈相で描出が不明瞭の場合は平衡相を撮影する）．

● 検 査 フ ロ ー ●

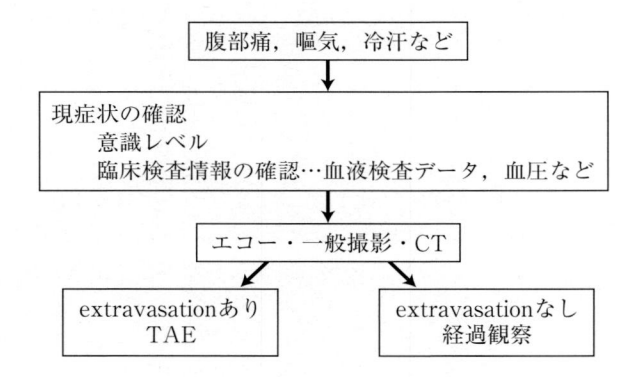

```
腹部痛，嘔気，冷汗など
          ↓
現症状の確認
    意識レベル
    臨床検査情報の確認…血液検査データ，血圧など
          ↓
   エコー・一般撮影・CT
      ↙         ↘
extravasationあり    extravasationなし
    TAE              経過観察
```

● 必要な対応事項 ●

・左側腹部打撲の既往，左下部肋骨骨折，腹腔内出血があればまず脾損傷を疑う．
・extravasation（造影剤の血管外漏出）が確認されればTAEの適応となる．

● 緊急対応事項 ●

・extravasationが確認されればTAEの適応となる．
・患者様態の急変，造影剤の副作用に留意する．

腹　部

● ワンポイント ●
・脾動脈造影によりextravasationが認められ，コイルおよびスポンゼルによるTAEが行われた．
・TAE後1か月の造影CTでは血腫は認められず，脾臓もほぼ正常に造影されている．

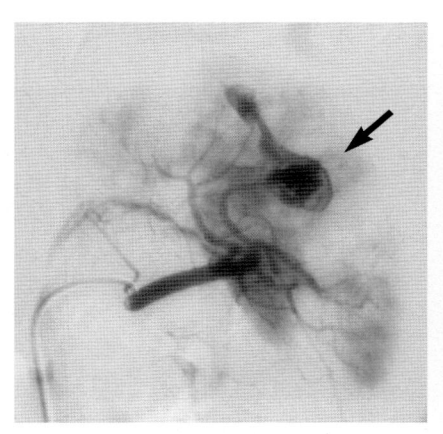

TAE前　　　　　　　　　　　　　TAE後
血管撮影像（脾動脈）

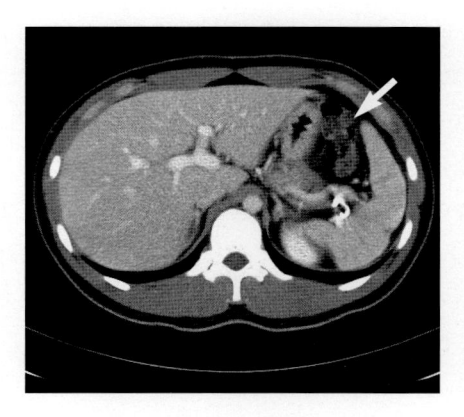

腹部CT造影像（TAE後1か月）

60 交通外傷による脾臓損傷
splenic injury

● 主訴・症状 ●

意識障害3（JCS）．左下腿骨開放骨折，左第10肋骨骨折に伴う脾臓損傷．

● 画像診断情報 ●

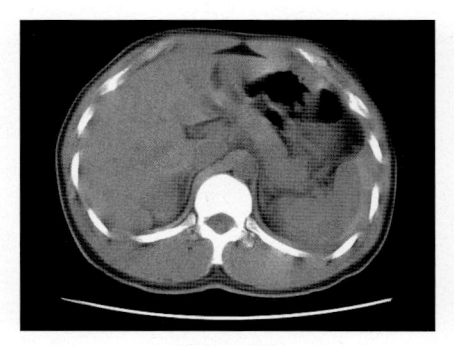

腹部CT像 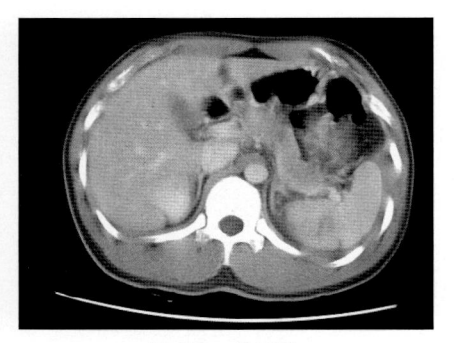　　　　　　　　　　　腹部CT造影像

　脾臓損傷は外部からの衝撃によるものが多く，左下位肋骨の骨折が多く認められる．損傷の形態分類は被膜下・被膜・実質・脾門部血管損傷となる．

　単純CTでは，脾臓周囲の被膜下に滲出する出血が高吸収域としてわずかに観察される．造影CTでは，脾臓は濃染され，脾臓周囲は濃染されていない．また，実質内にも一部辺縁不明瞭な低吸収域が認められた．

　血腫の広がりおよび活動性出血の有無の検索には，造影CTが有効である．受傷4時間後のCTでは，血腫は減少しており，そのまま経過観察となった．

　腹部外傷によるfree airの確認も同時に行う．空間分解能を優先した画像再構成関数を使用することも必要となる．

腹　部

〈検査条件〉

　管電圧；120kV．管電流；200mA．撮影時間；1sec．スライス厚；10mm．スキャン方式；ヘリカルスキャン．使用造影剤；モイオパーク300シリンジ100m．撮影タイミング1.0mL/secで，注入開始より90秒後に撮影開始．脾臓に関して造影早期（動脈相）では脾臓は不均一に造影され（early contrast bolus effect），損傷との鑑別が難しくなるので，スキャン開始タイミングに注意をする必要がある．

● 検 査 フ ロ ー ●

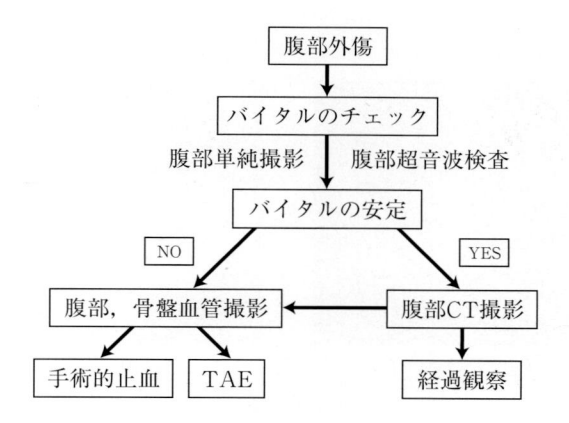

```
            腹部外傷
              ↓
          バイタルのチェック
    腹部単純撮影    腹部超音波検査
              ↓
          バイタルの安定
         NO ↙        ↘ YES
   腹部，骨盤血管撮影 ← 腹部CT撮影
      ↙    ↘              ↓
  手術的止血  TAE         経過観察
```

● 必要な対応事項 ●

　造影CT検査で明らかに手術適応の場合，診断・経カテーテル的動脈塞栓術（TAE）目的として血管造影検査が行われる．

61 外傷による腹痛，腹直筋血腫
rectus abdominis muscle hematoma

● 主訴・症状 ●

交通外傷・スポーツなどによる打撲（激烈な腹痛が腹部全体に拡がる場合は肝，脾などの内臓器破裂を疑う．この場合，血圧低下，眼底貧血症状を伴う）．皮下血腫を認める．打撲（外傷）周囲の浮腫症状．本症はスポーツ打撲後（バレーボール），腹痛（筋肉痛）が消失しなかったため発症2週間後に外来受診．

● 画像診断情報 ●

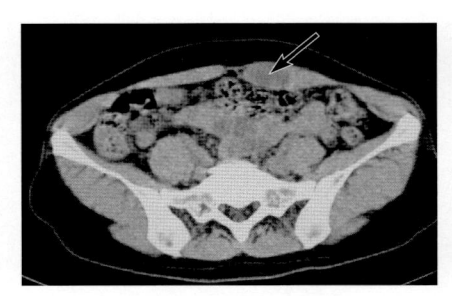

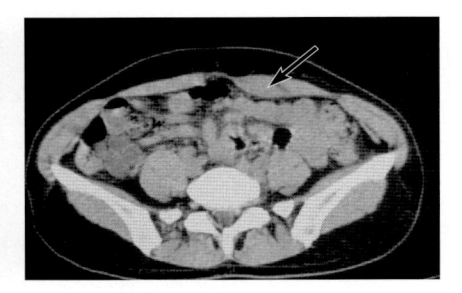

臍部より5mm足側　　　　　　臍部より4.5cm足側

腹部CT像

臍部より腹直筋に左右差を認める（→）．左腹直筋深部に軽度の低吸収値（内部は一部不均一様）を示す境界不明瞭な結節状の領域を認める（膿瘍との鑑別は，限局性であるか，打撲・過度の運動後かなど発症後経過が長いほど難しい）．

腹　部

腹部CT像（MPR）

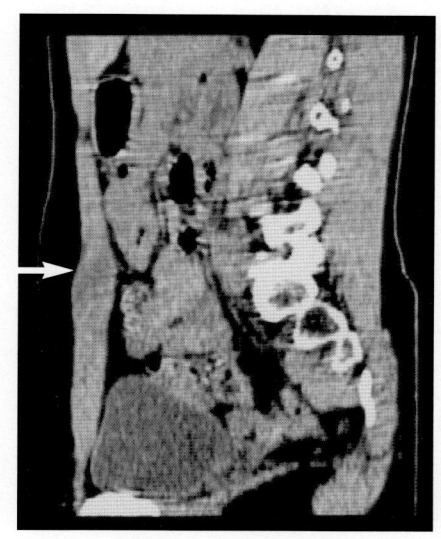

MPR画像（矢状断面画像）臍より15mmほど左側．

　腸管ガスによるアーチファクトを認め，⇒ に筋層の膨張と内部不均一様を呈する画像がみられる．

　腹直筋血腫の好発部位は腸腰筋（過度の負荷），殿筋（しりもち）などである．

〈検査条件〉
　腹部内腔の観察には脂肪組織が描出されるような条件設定が必要である．皮下出血・内臓器などの損傷を疑う場合はウィンドウ幅を狭くして描出．
　打撲部位に明瞭な皮下血腫を認めない場合でも，超音波検査・MRI検査を行うことで腹直筋血腫（殿筋血腫など）の診断に有用（経過観察など）．MRI検査では筋層の断裂などの判断も可能．

画像診断情報 100

● 検 査 フ ロ ー ●

```
現症状の確認
    打撲部位の骨折の有無の確認，皮下血腫の状態，内臓破裂の疑い
    の有無（腹部痛，呼吸困難，貧血・虚血など）
臨床検査情報の確認…血圧，血液検査データ
            ↓
      単純撮影・緊急CT
       超音波検査
       ↓        →    MRI検査
                    超音波検査
       ↓              ↓
著明な血腫・内臓器損傷    腹腔内に血腫が認められず筋壁肥厚のみ
  → 緊急手術         → 経過観察（リハビリ）
                   超音波検査・MRI検査
```

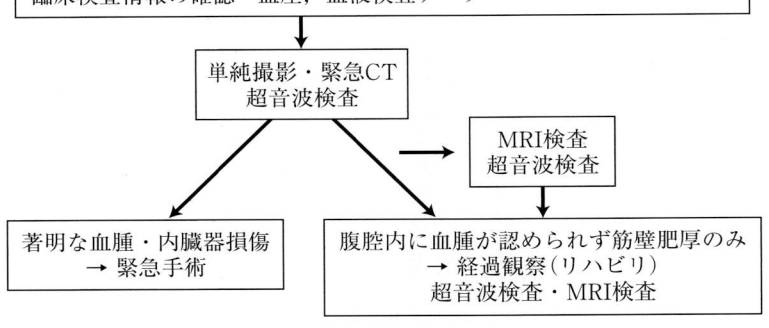

● ワンポイント ●

臨床症状から見た鑑別疾患（腹部；外傷）

1．初期

骨折………………………神経症状（手足のしびれ，感覚麻痺），激痛，上腹部の場合肋骨骨折による呼吸困難．

内臓器損傷………………持続性の腹部激痛，血圧低下，貧血症状，激痛，呼吸困難．

血腫・腹腔内出血………打撲部位の著明な皮下出血，腫れ．短時間での腹部膨張，激痛．

2．後期（経過後）

膿瘍………………………発熱，WBC・CRP値の上昇，CT検査（単純・造影）にて境界不明瞭な低信号領域などが認められる．

腹　部

● **必要な対応事項** ●
・持続性の激烈な腹痛，血圧低下，貧血症状を認める内臓破裂を疑う場合，緊急手術が必要．
・打撲後短時間後に腹部（打撲部位）の膨張が認められ，血腫が強く内臓を圧排がみられた場合緊急手術．

● **緊急対応事項** ●
・骨折が認められない場合でも，内臓圧排・破裂を疑われる場合は全身CT撮影（打撲部位よりもやや広範囲）．
・内臓器に損傷がない場合，腸腰筋・腹直筋・殿筋などの肥厚，血腫の有無を確認．
・血腫が認められない場合でも，皮下組織の損傷による炎症・出血が起こることで打撲部位に疼痛が続くようであれば経過観察が必要（MRI検査・超音波検査による経過観察が有用．CT検査では時間経過が経つほど判別が難しい）．

62 急性胆嚢炎，胆石
acute cholesysititis, cholelithiasis

● 主訴・症状 ●

腹部全体の痛み．

● 画像診断情報 ●

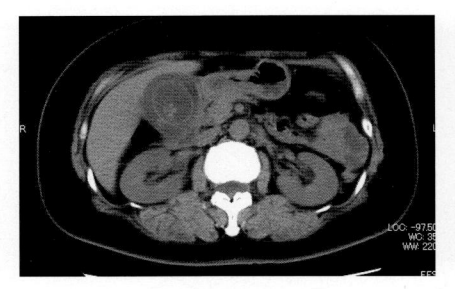

腹部CT像

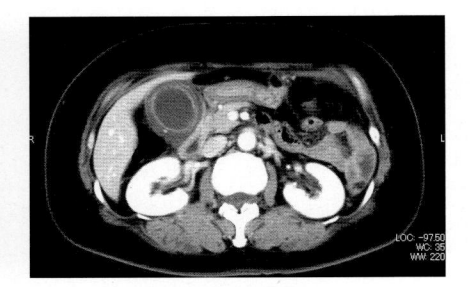

腹部CT造影像

胆嚢は腫大し，緊満感あり．単純CTにて胆石を認める．

胆嚢壁は漿膜下を主体とする浮腫状の壁肥厚を伴っており，急性胆石胆嚢炎で矛盾しない像である．

造影CTにて胆嚢壁の層構造の同定や他臓器との分離がさらに容易となっている．
〈検査条件〉

時間が許せば単純と造影CT両者を実施するように心がけ，可能なかぎり造影CTは実施する．

撮影範囲は必ず横隔膜下より恥骨上部まで行うようにする．

● ワンポイント ●

胆嚢の腫大は1つの大切な所見であるが，それのみで胆嚢炎と診断してはならない．大切なことは壁肥厚と胆嚢周囲の液体貯留の有無である．

胆石発作といってよい軽度の胆嚢壁の肥厚から，胆嚢の壁が溶けてしまってはっきりしないような重症胆嚢炎までさまざまである．

　石灰化のないX線透過性の胆石中のガスが低吸収域として認められることがある．

　胆嚢内に単純CTにて高吸収域を認めた場合は，急性出血性胆嚢炎による血腫の疑いがある．急性出血性胆嚢炎は重篤な疾患であり，ただちに適切な対処が必要である．

　極めてまれに慢性胆嚢炎に急性胆嚢炎が合併してくると，胆嚢壁が慢性炎症により固いため胆嚢の腫大がなく，壁肥厚のみが所見として著明になってくる場合がある．白血球増多，CRP強陽性を認め，痛み（胆嚢の腫大により壁が進展され生じるものであり，慢性胆嚢炎のような壁が固い胆嚢では痛みは少ない）があまりなくても，肺野，その他の部位に明らかな炎症がない場合は，必ず一度は胆嚢炎を疑うことを忘れてはならない．

---

box box box box box

胆嚢炎（cholecystitis）
　胆嚢炎と胆管炎は併発することが多く，両者を合わせて胆道炎または胆道感染症と呼ぶ．感染症の成立機序としては細菌感のほか化学的刺激，胆汁うっ帯なども関与する．
起因菌：胆道疾患の胆汁中の細菌証明率は60〜80％であり，大腸菌群が50〜80％と最も多く，次いでグラム陰性桿菌，グラム陽性桿菌が続く．最近，嫌気性菌の検出頻度が高くなってきている．
化学的胆嚢炎：Andrews（1935）により，細菌感染がなくても胆汁成分の変化が異常成分による胆道の刺激で，胆嚢炎が起こりうるとし化学的胆嚢炎と名づけた．化学的刺激としては，膵液の胆管内逆流，胆汁酸やコレステロールの異常による刺激などがあげられる．このような状態では一次的な原因が細菌感染でなくても，二次的に細菌感染を惹起しやすい．
胆汁うっ帯：胆汁が正常に流れているときは細菌感染は起こりにくいが，胆石症や胆道機能異常，Vater乳頭炎などがあると，胆汁うっ帯が起こり細菌感染を起こす．
急性胆嚢炎（acute cholecystitis）
　胆嚢壁の多様な感染，潰瘍，好中球浸潤を伴う，うっ血，浮腫，出血性壊死，胆管に結石が詰まり起こる．
　急性胆嚢炎はカタル性胆嚢炎，化膿性胆嚢炎，壊疽性冠脳炎に分けられる．胆嚢壁に出血，浮腫，細胞浸潤を認め，急性炎症消退後は線維化を残す．胆嚢内胆汁が混濁し膿性になれば

胆嚢蓄膿という．
症状：発熱と腹痛．典型例では悪寒戦慄を伴い突然発症する発熱ないし右季肋部激痛がある．疼痛は右肩，右背部に放散し，疼痛は持続性である．右季肋部に緊張・抵抗がある．胆嚢は腫脹し圧痛があり，悪心強く，嘔吐しときに黄疸を伴う．重症例では激しい腹痛，高熱を示し，ショックなどの全身症状を呈する．ときに胆嚢蓄膿，壊疽性胆嚢炎，さらには胆嚢穿孔などの胆汁性腹膜炎や肝膿瘍，菌血症などを起こせば全身状態は不良となる．合併症としては①胆嚢蓄膿，②胆嚢周囲膿瘍，③胆管炎，膵炎，肝膿瘍，④敗血症．
治療：一般的には安静，臥床，右季肋部冷湿布，輸液，鎮痙剤にて行なう．また化学療法としては肝汁内の細菌を検出し，薬剤感受性を調べ有効な化学療法剤を選択加療する．また，合併症が明瞭で，さらに進展増悪の可能性がある場合は，胆嚢摘出術あるいは排膿術を行う．

慢性胆嚢炎 (chronic cholecystitis)

　胆嚢の慢性炎症で，通常結石に続発する．リンパ球の浸潤および胆嚢壁が著しく厚くなる線維症を伴う．胆嚢壁は肥厚，線維化し，伸展性不良となり周囲と癒着するびらん・潰瘍形成を認めることがあり，胆嚢壁は部分的に菲薄となる．急性胆嚢炎から引き続き起こるものと，最初から慢性経過をとるものとがある．
症状：右季肋部上腹部または右肩部の軽い疼痛，圧迫感，不快感を覚え微熱がある．また悪心，げっぷ，食欲不振，腹部膨満感，便通異常など不定の消化管症状を示し，ときに胆嚢を触知する．
治療：過労，暴飲暴食を避ける．特に動物性脂肪の摂取に注意する．症状に応じ鎮痙剤や消化剤を用いる．化学療法は急性増悪のときに行う．一般に手術は行わないが，急性再燃を繰り返す例，変形・高度萎縮例，胆石そのほか合併症の明らかな例では，胆嚢摘出術を行う．

胆石（症）(cholelithiasis)

　胆嚢または胆管に結石が存在すること．

　胆石は胆道（胆嚢・胆管）内において胆汁成分から作られる．胆石は成分によりコレステロール胆石，色素胆石（黒色石とビリルビンカルシウム石）に大別され，まれにいずれにも属さない胆石もある．

　生成の因子としては①胆汁成分の異常，②胆汁のうっ帯，③胆道の炎症があげられる．この状態が生じやすい条件として過食，特に脂肪豊富食，肥満，妊娠，過労，精神的ストレス，不規則な生活，座業，寄生虫（回虫，肝ジストマ）があげられる．しかし，このような条件を備えていない胆石保有者も少なくない．
症状：胆石仙痛発作が最も特徴的である．突然に激しい射すような痛みが上腹部または季肋部に出現する．前駆症状として上腹部不快感や悪心を示し，痛みは右肩や右背部に放散することが多い．また悪心を伴い，胆汁を混じた黄色液を吐く．一過性の発熱や黄疸を伴うこともある．

総胆管結石胆石症 (choledocholithiasis)

　総胆管に結石が存在すること．

腹　部

63　急性膵炎
acute pancreatitis

● 主訴・症状 ●

腹部膨満感.

● 画像診断情報 ●

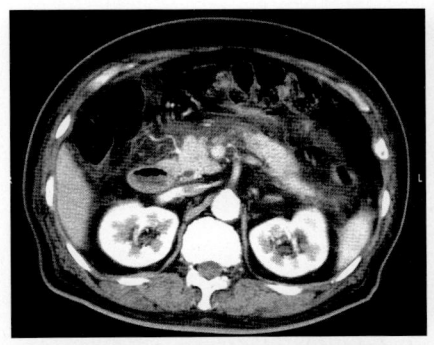

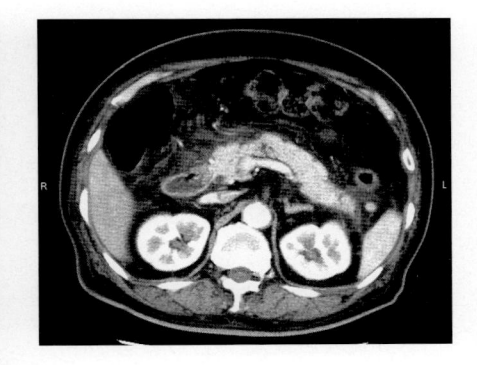

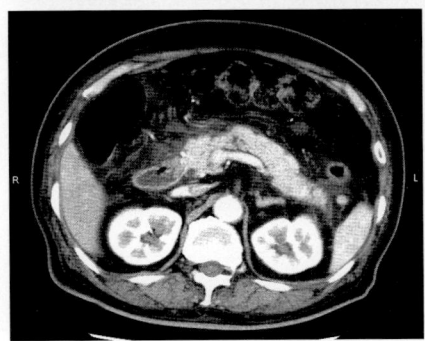

腹部CT造影像

　膵腫大と膵周囲前傍腎腔の脂肪濃度の不均一な濃度上昇が認められる．典型的な急性膵炎の所見．

〈検査条件〉

　尿量や腎機能をチェックし，可能なかぎり造影CTを行う（膵臓と周囲の後腹膜構造，腸管とのコントラストが明瞭となり，液体貯留の量や範囲が正確に把握できるため）．

● ワンポイント ●

　総胆管結石や膵腫大など，膵炎の原因となりそうな病変の検索も重要である．

　予後を左右する所見とされる浮腫性膵炎，壊死性膵炎の鑑別には造影CTが必須であるが，重症膵炎は造影禁忌とされていることを念頭に置くことが大切である．

　CTは急性膵炎の重傷度を反映するが，症状が軽微な場合はCT上異常を指摘できない場合も多い．また画像所見と膵酵素等の検査データとは必ずしも一致しないことがある．

〈観察項目（USと同様）〉

1) 膵実質の腫大　2) 膵輪郭不明瞭　3) 膵実質内部の不均一化（重症例）
4) 膵周囲液体貯留　5) 仮性嚢胞　6) 合併症

〈急性膵炎のCT grade分類〉

grade Ⅰ：膵に腫大や実質内部不均一を認めない．

grade Ⅱ：膵は限局性の腫大を認めるのみで，膵実質内部は均一であり，膵周辺への炎症の波及を認めない．

grade Ⅲ：膵は全体に腫大し，限局性の膵実質内部不均一を認めるか，あるいは膵周辺（網嚢を含む腹腔内，前傍腎腔）にのみfluid collectionまたは脂肪壊死を認める．

grade Ⅳ：膵の腫大の程度はさまざまで，膵全体に実質内部不均一を認めるか，あるいは炎症の波及が膵周辺を超えて，胸水や結腸間膜根部または左後腎傍腔に脂肪壊死を認める．

grade Ⅴ：膵の腫大の程度はさまざまで，膵全体に実質内部不均一を認め，かつ後腎傍腔および腎下極より以遠の後腹膜腔に脂肪壊死を認める．

box box box box box

膵(臓)炎 (pancreatitis)
　膵の炎症性変化を伴う疾患で，概念には臨床症状，膵機能障害および病理組織学的変化の3つが一体となり含まれる．臨床上，膵組織を詳細に検索しうる機会は限定され病理組織学的な根拠が十分でない場合にも，臨床症状，検査所見から臨床的に膵炎と診断されることがある．分類上は①急性膵炎，②慢性膵炎に分けられ，急性膵炎では腹痛発作は単発あるいは再発するものもある．また急性膵炎では臨床的，病理組織学的に軽症型と重症型に二分している．慢性膵炎では，主膵管の閉塞を原因とする二次的な膵管の拡張と，それに伴うびまん性膵実質の萎縮と線維化をきたすものを慢性閉塞性膵炎として区別している．

急性膵炎 (acute pancreatitis)
　急性膵炎は膵の急性炎症性疾患であり，他の炎症性疾患と異なる次の特徴を有する．①必ずしも特定の病原体がなくても発病しうる，②病理組織学的には小円形細胞浸潤が認められるが，炎症所見が少なく，浮腫，出血，腺房細胞や血管の壊死が強い，③重症では，全身の中毒症状が現れることがあり，心，腎，肺などの多臓器に障害がみられることがある(multiple organ failure=MOF)．

　頻度をみると，わが国では男性に多いとの報告があり，年齢的には30〜50歳が多い．出血，壊死を伴う重症の膵炎よりも，浮腫を中心とした軽症・中等度の膵炎が多い．

病因：原因となる疾患，病態としては①胆道疾患，②アルコール過飲，③高脂血症，④副甲状腺機能亢進症，⑤薬剤，⑥外科手術後，⑦腹部外傷，⑧膵管造影後，⑨血管病変（エリテマトーデス，結節性動脈周囲炎など），⑩ウイルス疾患，⑪寄生虫（肝吸虫，回虫など），⑫妊娠，出産，⑬腎移植後，⑭胆道・膵管系，十二指腸の異常〔背側膵管と腹側膵管の非融合(pancreas divism)〕，⑮遺伝，⑯アレルギーなどで，これらはOddi筋，胆汁，酵素の作用によるもの膵組織に直接障害を起こすもの膵組織の虚血によるものに大別される．

急性出血性膵炎 (acute hemorrhagic pancreatitis)
　膵臓の急性炎症で壊死と腺組織への出血を伴う．臨床的には急激な腹痛，嘔気，発熱，白血球増加が著しい．遊出した膵酵素（トリプシンとリパーゼ）の作用により，膵表面と大網上に脂肪壊死の部分がみられる．

64 神経芽細胞腫
neuroblastoma

● 主 訴・症 状 ●

3歳男児．発達正常．1か月前より微熱続いていたため近医受診，精査目的のため当院紹介受診となる．

● 画像診断情報 ●

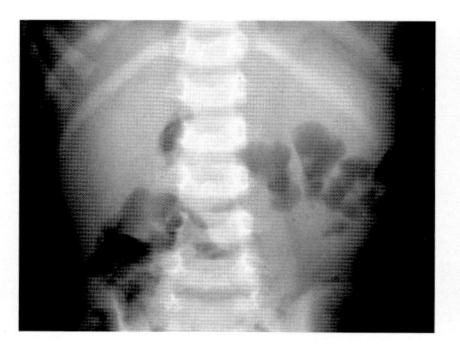

腹部単純像

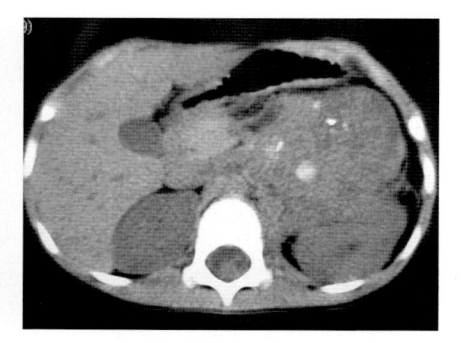

腹部CT像

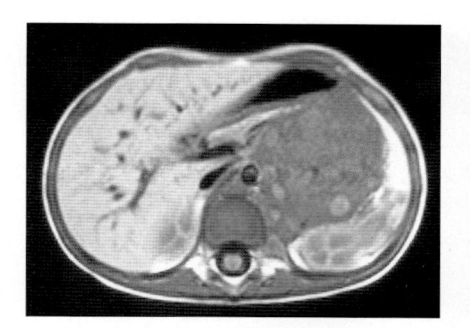

腹部MRI像（T1強調画像）

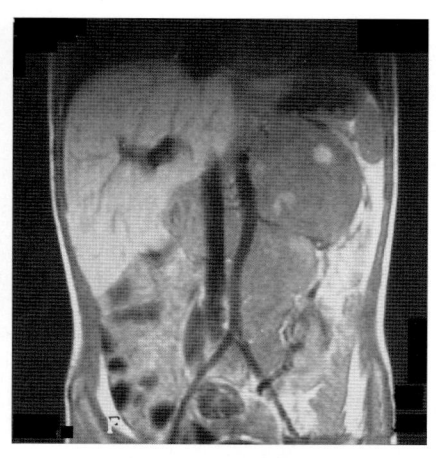

腹部MRI像（T1強調画像）

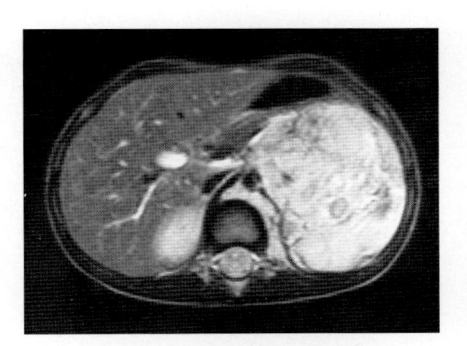

腹　部

腹部MRI像（T2強調画像）

　coronal像でみると副腎由来を思わせる形状で左腎臓は圧排を受けている．
　内部信号不均一．T1強調画像で出血を思わせる高信号域が散見される．T2強調画像ではnecrotic changes（壊死性変化）を思わせる低信号域が認められる．
　単純CTでは石灰化を思わせるような著明な高吸収領域と，出血を思わせる淡い高吸収領域とが散見される．

〈検査条件〉
　CT，MRIともに5mm程度の薄いスライスにて撮影．CTにおいては石灰化または出血の鑑別を行うためにも単純CTを撮影しておくとよい．
　造影CTより後腹膜浸潤の程度を評価する．またMRIでは骨髄転移，腫瘍への血管の巻き込み状態などを観察する．

● ワンポイント ●

・現症状，臨床検査情報の確認．
・尿中のVMAやHVAなどの検査値をチェック．
・発熱にて腹部単純像を撮影した場合には腫瘍の有無をチェックする．また，肝，腎辺縁などの軟部影の観察，石灰化の有無に注意を払う．

box box box box box

神経芽細胞腫(neuroblastoma)

　小児の固形腫瘍としては最も多いもので，男女比は1.5で男児に多く，0～3歳に多い．副腎髄質および交感神経節に原発するneural crest tissue由来の腫瘍で，そのうち未分化の小型細胞からなる悪性のものを神経芽細胞腫，大型の成熟神経節細胞からなる良性腫瘍を神経節細胞腫，両者の組織像が混在し，あるいは中間の組織像を示すものを神経節芽細胞腫といい，この腫瘍は局所浸潤や転移を示す．胎児あるいは新生児および乳児の副腎髄質には微小な神経芽細胞腫が高頻度にみられ，大部分は自然退縮するものと考えられている．まれに大きい腫瘍の自然治癒もみられる．

　発生部位は後腹膜が6～8割を占めるが，後縦隔，骨盤，頸の交感神経に原発するものもある．後腹膜例の4割は副腎原発と推定される．

症状：原因不明の発熱，元気がない，顔色が悪いなどの不定の全身症状がみられる．貧血症状，腹部膨隆，腫瘤，四肢痛，眼球突出を初発症状とすることもある．まれに皮膚紅潮，発汗，頻脈，高血圧などの腫瘍のカテコールアミン産生による症状がみられる．頑固な慢性下痢を初発症状とすることもある．

臨床所見：腹部に原発の場合は，腹部触診で下方に圧排された腎臓あるいは腫瘍を触知する．腫瘍は小石が集まり塊となったような硬い小結節群として触れ，背部と腹部の両方から手で触れうることも少なくない．正中線を越えて両側にまたがることが多く可動性はない．転移の兆候として頭蓋の小結節，眼瞼下垂，眼球突出，眼瞼皮下血腫，頸部および鎖骨上窩リンパ節腫大，肝腫大などがみられる．脊髄腔内のアレイ状浸潤による圧迫症状を呈する場合がある．乳児（ことに新生児）では多発性の青味を帯びた皮下結節をみることがある．後縦隔原発の場合は上大静脈圧迫，気管圧迫の症状が末期に出現する．頸部原発ではHorner症候群がみられる．

画像診断：腹部単純X線像で腫瘍内に微細石灰化巣をみることがある．静脈性腎盂造影では腫瘍と同側の腎は外側または下外側に圧排されるが，腎盂の形状は正常のことが多い．胸部では脊椎部に円形あるいは楕円形の陰影として心陰影に重なってみられる．骨転移は長管骨，頭蓋骨に多く，骨破壊像が最も多いが骨膜肥厚，骨棘(spicula)がみられることもある．

治療：可能なかぎり多くの腫瘍を摘出する．全摘出できなかった場合は放射線照射および化学療法を行う．予後は病期により異なるが，1歳以下の症例では40～70%の長期生存がみられる．

腹　部

65　下血
melena

● 主訴・症状 ●

倦怠感・食欲不振・腹痛・出血による貧血症状．

● 画像診断情報 ●

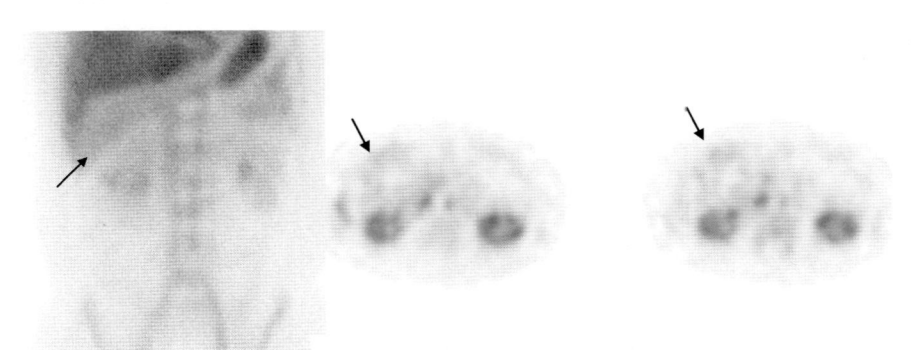

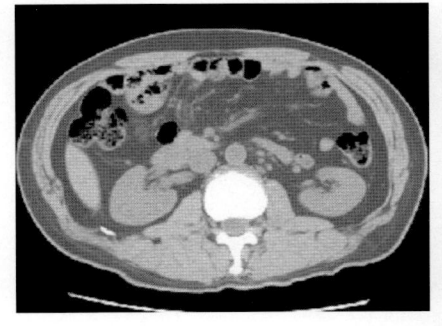

99mTc-RBC出血シンチプラナー像　　　　出血シンチSPECT像

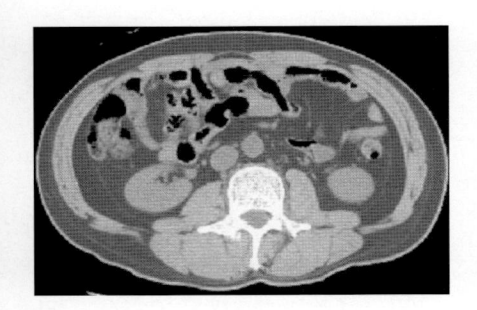

腹部CT像

　出血性ショックをきたし緊急消化管出血シンチが行われ，出血点が検出された（→）．この時点で出血はほぼおさまっていると判断され，緊急血管造影にはいた

らなかった.

　CT画像上，右上腹部では小腸壁の肥厚がみられ，小腸は周囲と癒着を示唆する所見が認められる．小腸の炎症（癒着）部位からの出血と思われた．

〈検査条件〉

　出血源が^{99m}Tc-RBCの正常集積部位と重なり，出血量も少ない例では，正面像では診断が困難な場合があり，SPECT像が有用な場合がある．

　消化管出血シンチはプラナー像で0.05mL/minの出血量および間欠出血でも検出できるとされているが，出血部位を同定することは困難．血管撮影では持続出血で0.5mL/minと劣るが，出血部位を同定できればただちに塞栓術を行うことが可能である．

● ワンポイント ●

・出血部位に相当するCT像では消化管の壁肥厚が認められた．
・後日行われた血管撮影では異常が認められなかった．
・この症例では出血の原因を特定することはできなかった．

〈消化管出血の原因となる疾患〉

　メッケル憩室，小腸腫瘍，腸結核，潰瘍，憩室炎，クローン病，大腸ポリープ，虚血性大腸炎，潰瘍性大腸炎，薬剤性大腸炎，感染性大腸炎，大腸癌，痔核，上・下腸管膜動脈血栓症，腸重積症，血管腫，動静脈奇形，アミロイドーシスなど．

● 必要な対応事項 ●

・バイタルサインのチェック：血圧，脈拍などよりショック症状の有無．
・黒色便（タール便），暗赤色便の場合には上部消化管内視鏡を施行．鮮血便の場合は大腸内視鏡検査を施行し，出血源を検索．
・内視鏡下で出血源を確認できたら，内視鏡下で止血術を試みる．内視鏡で出血源が明らかでない場合は消化管出血シンチ施行．

腹　部

● **緊急対応事項** ●

検査中の患者の様態変化に備え，モニタ観察が必要である．

---

box box box box **box**

下血（melena）
　語源的には，黒色でネバネバしたタール便の排出を意味し，臨床的には鮮血便，粘血便も含み，便のなかに血液が混入している状態をさす．一般的にタール便は胃・十二指腸潰瘍，胃癌，急性胃炎，上行結腸癌を，吐血を伴うときは食道静脈瘤，食道癌を，鮮血便は直腸癌，横行・下行結腸癌，痔核などを，粘血便は腸結核，潰瘍性大腸炎，赤痢，腸チフスなどの場合に多い．タール便は出血部位が横行結腸より口側にあり，鮮血便では肛門側にあると考えられている．またタール便には血液の腸内停留時間が8時間以上必要とされており，出血部位が上部消化管でも，大量出血でかつ腸通過が早いときは鮮血便を伴うことがある．

血栓症（thrombosis）
　血栓の形成または存在，血管内での凝固をいい，その血管の支配領域の組織の梗塞を起こすことがある．

66 膵臓癌術後出血
the bleeding after the operation of pancreas cancer

● 主訴・症状 ●

膵臓癌にて当院受診．2003．4．21手術施行，その後の経過良好．6月に退院．その2か月後（8月）に吐血にて来院．

● 画像診断情報 ●

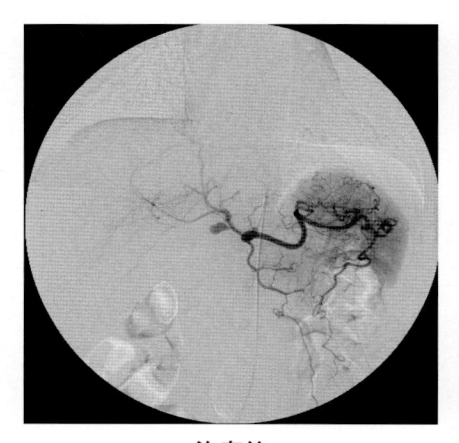

治療前 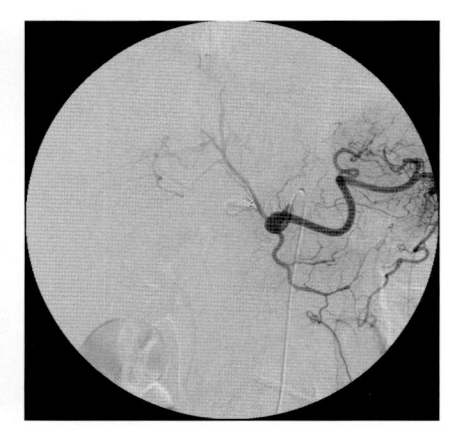　　　　　　　　　　治療後

腹部血管撮影像（DSA）

原因検索のため超音波・CTが施行され，肝動脈仮性動脈瘤より出血の疑い．
出血点の検索および治療を目的とし，血管撮影を実施．
肝動脈瘤より出血確認．そのままcoilおよびヒストアクリルで止血された．

腹 部

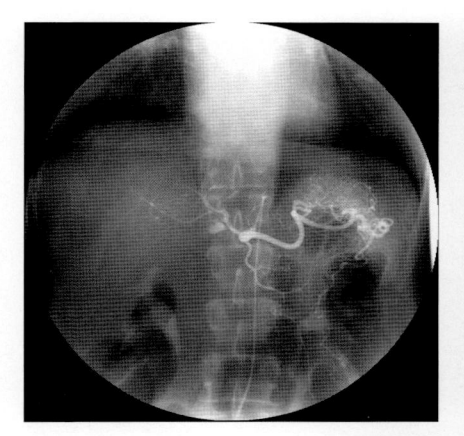

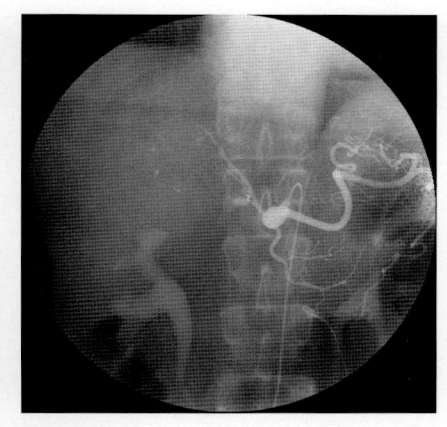

腹部血管撮影像（DA）

画像診断情報 100

67 腸閉塞症
イレウス（ileus）

● **主訴・症状** ●

1か月前より下血あり．就寝中に下血あり，眩暈はあるが意識は清明．トイレで倒れこんだため救急車コール．

● **画像診断情報** ●

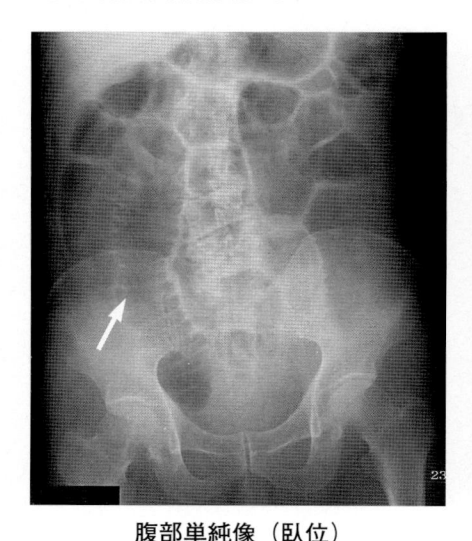

腹部単純像（臥位）

⇒：小腸のケルクリンク（kerckring）・小腸ガス

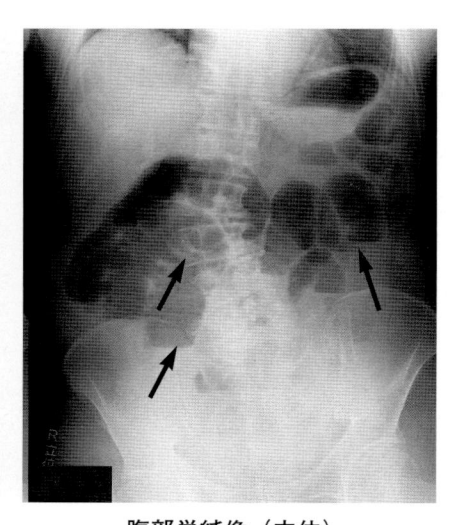

腹部単純像（立位）

→：立位X線での鏡面像ニボー（niveau）

腹部単純像にて，イレウスに特徴的な所見である小腸ガス，ニボーの形成がみられる．

症状は腹痛，腹部膨満，悪心（吐き気），嘔吐，排便排ガスの停止がある．

イレウスを疑う場合，腹部単純像を撮影する．腹部立位，臥位で腸内ガスの量，

形状〔小腸のケルクリング（kerckring）ひだや大腸の結腸膨起〕拡張程度，位置，立位腹部単純像での鏡面像〔ニボー（niveau）〕などから閉塞部位や程度を読みとる．

● ワンポイント ●

〈機能的イレウス〉

　機能的（麻痺的）イレウスとは，物理的原因がなくても腸管の運動が低下することにより，腸内容物を進めることができないものである．原因は，消化管穿孔などによる汎発性腹膜炎，急性膵炎，術後腸麻痺，外傷や全身性因子などがある．

〈機械的イレウス〉

　機械的イレウスは全体の約90％を占めるが，腸管内腔がなんらかの物理的原因により閉塞されると，閉塞部位により口側の腸内容は閉塞部を通過できないため停滞する．

　機械的イレウスの原因は，腸管の腫瘍による内腔の閉塞，異物，胃石，胆石，糞石などによる内腔の閉塞，腹部術後や外傷，炎症などによる癒着，腸管壁外腫瘍による圧排，特殊なものとして腸重積，軸捻転などがある．

　頻度は腹部手術後の癒着によるものが最も多く，大腸癌によるものが次に多い．

● 緊急対応事項 ●

・保存的な治療により9割の症例が1週間以内に完治する．
・保存的治療で閉塞が解除されないもの（原因が大腸癌，高度の腸管の癒着であるものなど）や，腸間膜血行の停止により腸管壊死を伴うイレウス（複雑性イレウス）では外科的治療が必要．

画像診断情報 100

68 大腸癌による腸重積
intussuscception

● 主訴・症状 ●

下血・腹痛，腹部膨満・嘔吐．

● 画像診断情報 ●

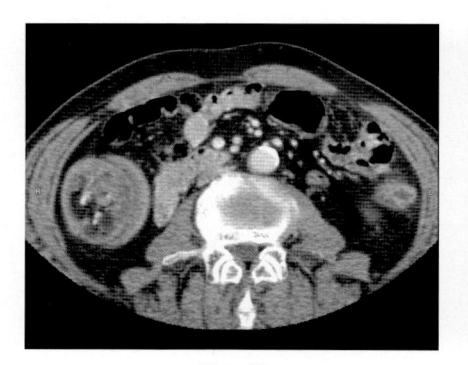

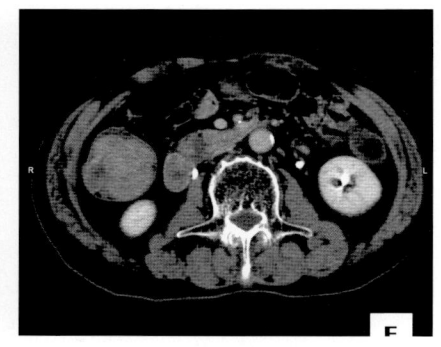

嵌入部　　　　　　　　　先進部

腹部CT造影像

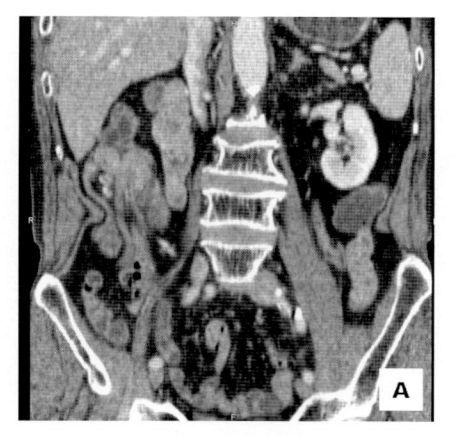

MPR（冠状断像）

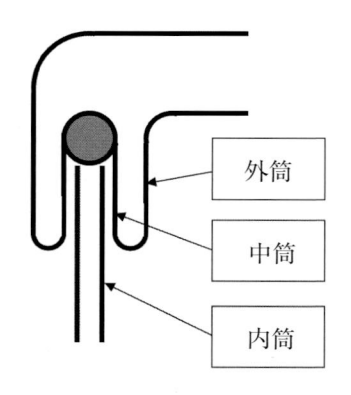

外筒
中筒
内筒

188

嵌入部では，内筒・中筒・外筒・腸間膜（脂肪と血管）が確認できる．
　先進部では，大腸癌と考えられる腫瘍が認められる．
　MPR（冠状断）像では重積の全体像が把握できる．
〈検査条件〉
　造影剤注入により，先進部の腫瘍・腸間膜内の血管を同定しやすくなる．
　可能であれば薄いスライス厚で撮像し，MPR画像などにて注意深く観察する．

● 検 査 フ ロ ー ●

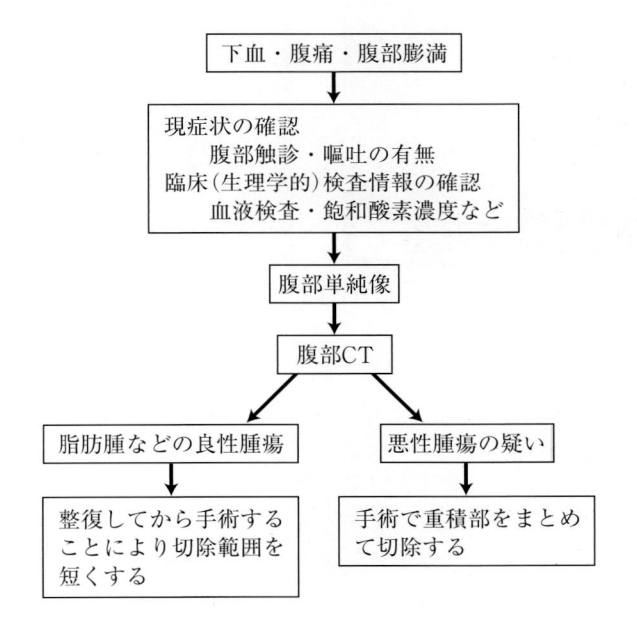

```
           ┌─────────────────────┐
           │  下血・腹痛・腹部膨満  │
           └──────────┬──────────┘
                      ↓
        ┌──────────────────────────────┐
        │      現症状の確認              │
        │    腹部触診・嘔吐の有無        │
        │  臨床(生理学的)検査情報の確認   │
        │    血液検査・飽和酸素濃度など   │
        └──────────────┬───────────────┘
                       ↓
                 ┌───────────┐
                 │  腹部単純像 │
                 └─────┬─────┘
                       ↓
                 ┌───────────┐
                 │   腹部CT   │
                 └─────┬─────┘
          ┌────────────┴────────────┐
          ↓                         ↓
 ┌──────────────────┐      ┌──────────────┐
 │ 脂肪腫などの良性腫瘍 │      │  悪性腫瘍の疑い │
 └────────┬─────────┘      └───────┬──────┘
          ↓                         ↓
 ┌──────────────────┐      ┌──────────────┐
 │ 整復してから手術する │      │ 手術で重積部を │
 │ ことにより切除範囲を │      │  まとめて切除する│
 │ 短くする           │      │               │
 └──────────────────┘      └──────────────┘
```

● ワンポイント ●

MIP像を再構成することにより，静脈の走行が容易に可能であった．

腸重積を伴った結腸癌は，比較的早期に腸重積の症状で発見されるので予後はよい．

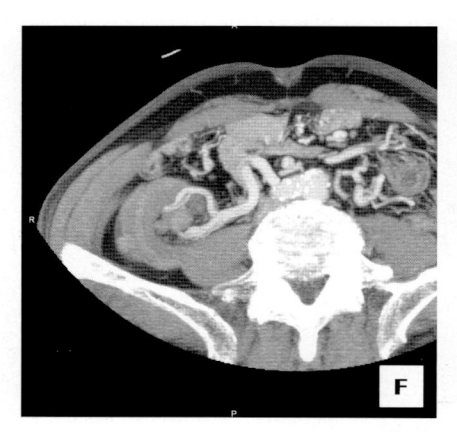

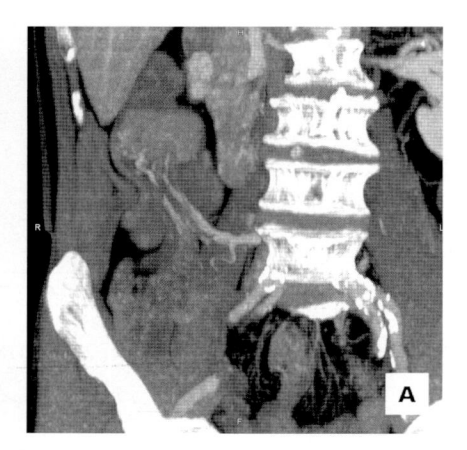

腹部CT造影像

● 必要な対応事項 ●

・腫瘍が原因の腸重積は，悪性化の率が高く，手術の際に重積を整復するかどうかの判断が必要となる．
・無理な整復は癌の管腔内播種や静脈腫瘍栓の原因となり，腸管を破裂させれば腹腔内播種をきたす可能性があるので，重積部をまとめて切除すべきといわれている．
・CT検査により腸重積を早期に発見し，腸閉塞や血行障害で全身状態が悪化する前に手術をするほうがよい．

● **緊急対応事項** ●
・無理な整復は癌の管腔内播種や静脈腫瘍栓の原因となり，腸管を破裂させれば腹腔内播種をきたすおそれがある．
・個々の状態に応じて判断すべきである．

---

box box box box box

腸重積（症）（intussusception）
　ある部分が別の部分に嵌入または嵌頓すること，特に腸の1分節が別の分節に陥入すること．乳幼児にしばしばみられるもので本症の75％は生後1年以内の男児である．口側部が内に入り込む形が大部分であり，逆は例外的である．乳幼児では小腸週末部が回盲弁部を侵入門として盲腸，下行結腸部へ入り込む形が普通である．
画像所見：X線像では逆行性に注入された造影剤が陥入部先端において流入を阻止される．その際，外鞘腸壁と陥入部腸壁との間隙に流入した造影剤がカップ状（coilspring appearance）を呈し，中心部に小さな造影剤侵入路がみられる．早期のものは注腸造影を行い診断確立と，透視下にてそのまま内圧を加えてゆけば容易に整復できる．しかし，逆行性造影剤が到達しても閉塞部位が固定して動かず，周辺にカップ状陰影がみられず，中心部流入路のみがみられる場合は，血管閉塞を起こしてくる前の重大な時期であり十分な注意が必要である．

69 閉鎖孔ヘルニア
obturator hernia

● 主訴・症状 ●

88歳，女性．腹痛．イレウスと臨床診断され，イレウス管挿入されている．CT検査にて左閉鎖孔ヘルニアを認め，緊急手術となった．

● 画像診断情報 ●

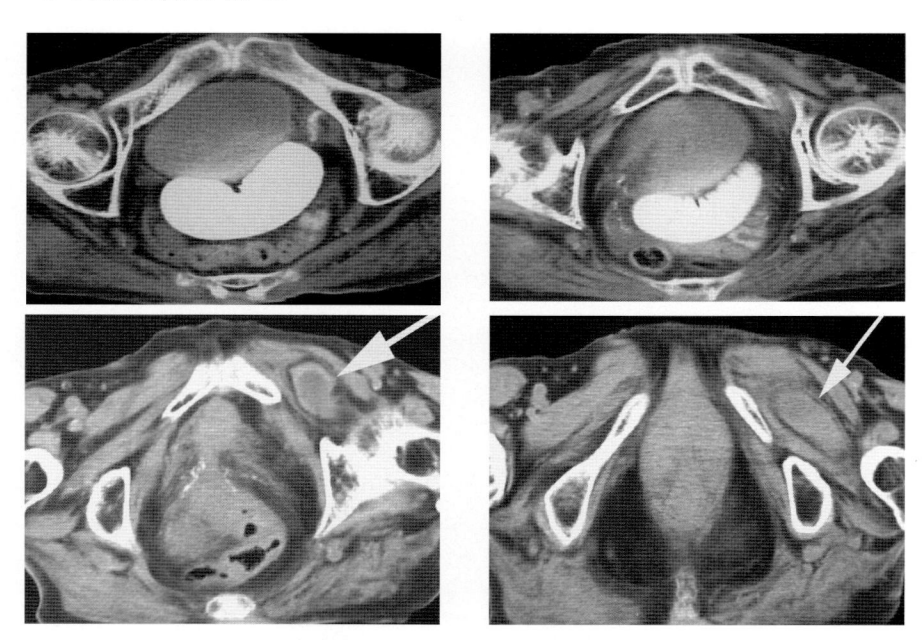

左閉鎖孔ヘルニア嵌頓小腸（⇒）
骨盤部CT像

骨盤腔内の拡張した小腸にイレウス管より注入された造影剤が流入している．
　拡張した小腸は左閉鎖孔に向かって先細り様の狭窄を示し，左閉鎖孔～恥骨筋～外閉鎖筋間に，嵌頓小腸と思われる壁の厚い嚢胞性腫瘤を認める（⇒）．

腹　部

〈検査条件〉
　恥骨結合下縁やや下方（閉鎖孔レベル）まで撮像する．

● ワンポイント ●
　緊急手術が施行された．回腸末端部より50cmの小腸が左閉鎖孔に嵌頓しており，小腸切除術が行われた．

● 必要な対応事項 ●
・高齢のイレウス患者では，常に閉鎖孔ヘルニアの可能性を念頭に置き，必ず恥骨結合下縁やや下方（閉鎖孔レベルまで）を撮像する．
・閉鎖孔ヘルニア嵌頓は通常緊急手術を要する重篤な病態との認識が必要．
・放射線科診断医または依頼医に速やかに連絡することが重要である．

---

box box box box box

腸閉塞（症）（ileus）
　イレウス，機械的，運動亢進性または無力性の腸管閉塞で，激しい仙痛や腹部膨満感，嘔吐，糞便排出困難，ときに発熱や脱水を伴う．
閉鎖孔ヘルニア（obturator hernia）
　閉鎖孔からのヘルニア．

70 子宮外妊娠
extra uterine pregnancy

● 主訴・症状 ●

無月経,不正出血.

● 画像診断情報 ●

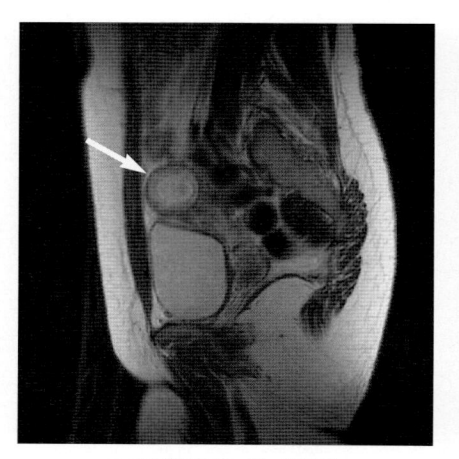

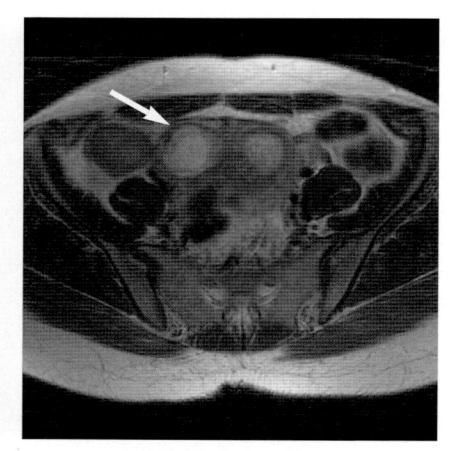

T2強調画像(矢状断)　　T2強調画像(横断)

骨盤部MRI像

　MRI・T2強調画像で3cmほどの胎嚢(GS)が間質部に存在する(⇨).
〈撮像のポイント〉
　超音波と臨床所見のみで診断は可能であるが,MRIでは補助的に胎嚢の位置確認と骨盤内の出血の有無を目的として用いられる.
　横断像での検索を行い,子宮外妊娠の部位により矢状断や冠状断を追加する.胎嚢は嚢胞のようにT2強調画像で撮像すると,高信号で描出される.
　胎嚢は小さい嚢胞状の構造として描出され,周囲の絨毛組織に著名な造影効果がみられる.

〈子宮外妊娠の着床部位〉
　　卵管妊娠：膨大部・峡部・間質部
　　卵巣妊娠
　　頸管妊娠
　　腹腔妊娠
〈診断のポイント〉
　妊娠反応陽性を行い，超音波検査で子宮内の胎嚢の有無を調べる．また腹腔内出血，血腫を認めるとき，子宮外妊娠の破裂を疑う．
　MRIは超音波検査で胎嚢が確認できないときや全体像を把握するために行う．
　非妊娠の場合は，強い腹痛や腸管ガス貯留などにより，超音波検査で十分な情報が得られない場合にCT検査を行う．
〈婦人科領域に関連した急性腹症〉
　子宮外妊娠，卵巣腫瘍性病変の茎捻転があり，比較的慢性に経過する腹痛には骨盤内炎症性疾患（PID），子宮内膜症，子宮腺筋症，子宮筋腫に伴う炎症や出血などがある．

71 中腸回転異常，中腸軸捻転
midgut volvulus

● 主訴・症状 ●

1歳8か月の女児，たびたび嘔吐を繰り返すため，GER（胃噴門部逆流）の疑いで上部消化管造影を施行（図1）．

● 画像診断情報 ●

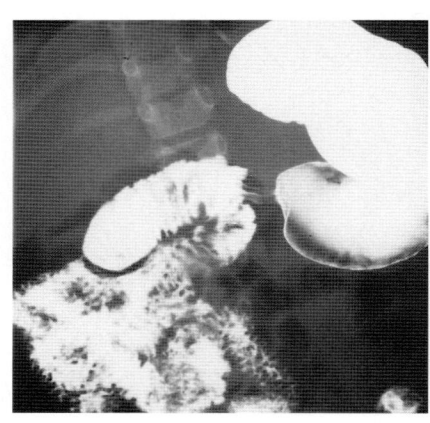

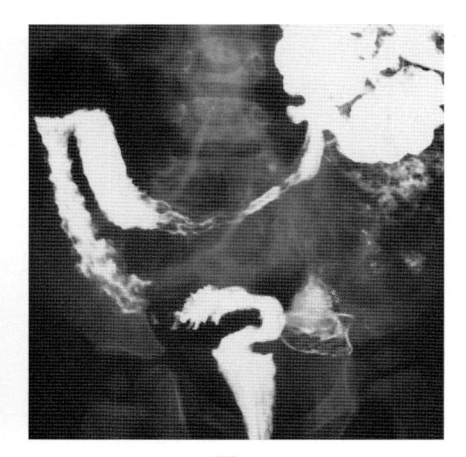

図1　　　　　　　　　図2
消化管造影像

造影剤は幽門部を通過し難く，十二指腸に流れ込み空腸へ流れているが，走行は回転を伴って左方向に到達しない異常がある．中腸回転異常を観察するため注腸検査も施行（図2）．盲腸の位置が左側にあり中腸回転異常（malrotation）である．

腹　部

● ワンポイント ●

　腸管（中腸，midgut）は胎生期に反時計回りに270°回転して腹腔内にTreitz靱帯で固定される．その発育に異常があると中腸回転異常となる．

　固定が異常な場合，Ladd's bandと呼ばれる結合織ができ，これにより十二指腸を圧迫することがある．十二指腸は固定されておらずLadd's bandの周りで捻れるようになる．これが中腸軸捻転（midgut volvulus）である．

● 緊急対応事項 ●

・上部消化管造影を行う場合，右前を下にした斜位で造影剤の流れをみる．
・回転異常では十二指腸から空腸まで下方ばかりの流れを示し，軸捻転を起こしていれば時計方向回転のcork screw signが確認できる．
・この症例では，仰臥位にて造影剤を注入しているが，この体位がとりにくい患者であり造影には2人以上の術者が必要である．
・1歳8か月で中腸回転異常の存在を把握しておらず，GERの検査で造影剤はバリウムを使用しているが，中腸軸捻転で即日開腹手術が必要な場合はガストログラフィンを用いる．

box box box box box

中腸回転異常（midgut malrotation）
　胎児腸管は1本の頭尾方向に走る原腸から発達する．発生学上，腹腔動脈，上腸間膜動脈，下腸間膜動脈により血液供給されている腸管をそれぞれ前腸（foregut），中腸（midgut），後腸（hindgut）という．これらの境界は十二指腸下行部と横行結腸にあり，中腸と十二指腸下行脚の途中から横行結腸の途中までを指す．胎生初期には中腸・上腸間膜動脈と腸管膜は矢状面の構造であるが，その後いったん，腹腔から臍帯内に脱出して，再度腹腔に戻る．この脱出時に上腸間膜動脈を中心に反時計周りに90°，帰還時に180°，合計270°回転して，小腸間膜は左上部（Treiz靭帯）から右下部（回盲部）に至る長い付着部を有し，上行結腸は腸管膜を失い後腹膜に固定される．この過程の異常が中腸回転異常である．

腸管回転異常症（anomalies of rotation, malrotation）
　胎生期に臍係蹄の回転異常があり，あるいは小腸間膜の固定が不十分であるため，生後腸管通過障害や腸管循環障害をきたすことがある．これらを一括し腸管回転異常症という．

正常な腸管回転：正常では胎生10週頃，臍係蹄は，上腸管膜動脈を軸として正面からみて時計針進行方向と逆に270°回転して固定される．すなわち十二指腸空腸部（duodenojejunal loop）は盲腸結腸部（cecocolic loop）の後方で上腸管膜動脈の下を回り込み，盲腸結腸部は上腸管膜動脈の前方を回り右側歯腹部へ固定される．これら両者の回転により正常の各腸管の位置が決定される．

回転異常の型：回転異常には無回転（nonrotation，時計の針と反対方向に90°回転して止まったもの），腸管回転異常第Ⅰ型（malrotationⅠ，腸管の回転が180°で止まったもの），腸管回転異常第Ⅱ型（malrotationⅡ，時計の針と同方向に90°あるいは180°回転して止まったもの），総腸間膜症（mesenterium commune，腸管の回転異常はないが腸管膜が後膜壁に固定されていないもの），臍帯ヘルニアがある．最も普通に遭遇するのはmalrotation（180°）である．

画像診断：腹部単純X線像では，十二指腸閉塞によるdouble bubble像が見られる．注腸造影では盲腸，上行結腸が右下腹部に固定されず右上方や中間部に終わる．上部消化管撮影ではTreiz靭帯が形成されていないから造影剤は十二指腸から空腸へと垂直に落下する．

治療：手術はまず軸捻転を解除し，さらに根治手術としてLaddの手術を行う．

中腸軸捻転（volvulus）
　胎生期に上腸膜静脈を中心に起こる．正常な腸管の回転が行われず，結果として腸軸捻転を生じ通過障害などの症状を惹起する疾患群である．上腸間膜動脈・静脈の位置が途中で左右逆転したり，回転すると同時に腸管や腸間膜がこれらの血管周囲を取り巻く特徴的な所見を呈し，whirl（pool）signと呼ばれている．

脊椎

72 頸椎脊椎・脊髄外傷
cervical spine and spinal cord injury

● 画像診断情報 ●

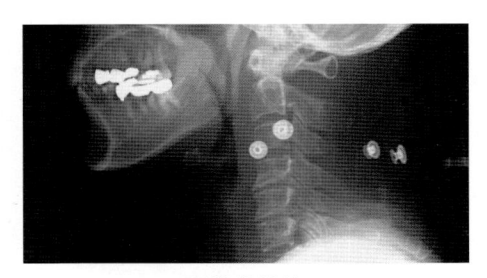

頸椎単純像

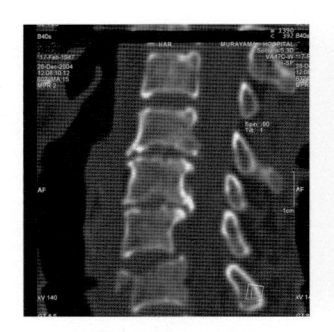

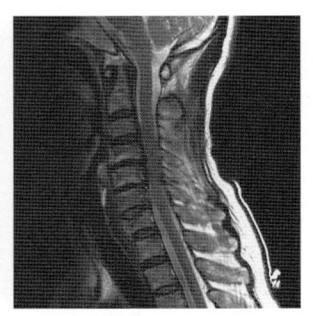

頸椎CT像（MPR）　　頸椎MRI像（T2強調画像）

〈検査のポイント〉

単純撮影：正面，側面の2方向撮影が基本である．上位頸椎C1，C2では骨折が見逃されることが多く，開口位撮影も同時に行う．下位頸椎から胸椎の側面像では描出しにくいので画像条件に注意が必要である．

CT撮影：単純撮影で不鮮明な骨折や，脊柱管内への骨片の突出等の確認．

MRI撮像：椎間板の脱出の有無や，脊髄損傷（出血，挫滅，浮腫）の状態確認．

脊 椎

● ワンポイント ●

脊椎・脊髄外傷は，軽症の打撲，捻挫から重症の四肢麻痺，呼吸麻痺をきたす頸髄損傷などがある．

脊椎・脊髄外傷では以下の3つのパターンに分けて診断される．

①脊椎損傷（脊髄損傷なし）②脊髄損傷（脊椎損傷なし）③脊椎損傷＋脊髄損傷

意識障害や受傷後の精神的動揺などがある場合，患者の詳細な診察が困難であるが，初期診断，治療によっては回復度に少なからず影響するので，正確な診断が必要である．

頸部痛，腰背部痛がある場合は必ず単純撮影を行い，下肢だけの運動，知覚麻痺であれば胸髄，腰髄損傷を，上肢の麻痺を伴えば頸髄損傷を疑う．

表 脊髄損傷における麻痺の程度と実用的運動度を評価するFrankel分類

Grade	程度	運動	知覚
A	complete	完全麻痺	完全麻痺
B	sensory only	完全麻痺	ある程度
C	motor useless	実用にならず	＋
D	motor useful	実用になる	＋
E	recover	正常	正常

● 緊急対応事項 ●

受傷時の損傷，破壊を避けることはできないが，検査での搬送，移動などでさらなる破壊を絶対にしてはならない．頭，頸部，体幹，四肢を1本の丸太のようにして丁寧に扱わなくてはならない．

頸髄損傷の場合，検査中に呼吸停止，ショック，心停止となる可能性があり，検査中の注意深い観察が必要である．

73 頸椎硬膜外血腫
cervical epidural hematoma

● 主訴・症状 ●

突然の頸部・背部痛の出現．四肢のしびれの出現．

● 画像診断情報 ●

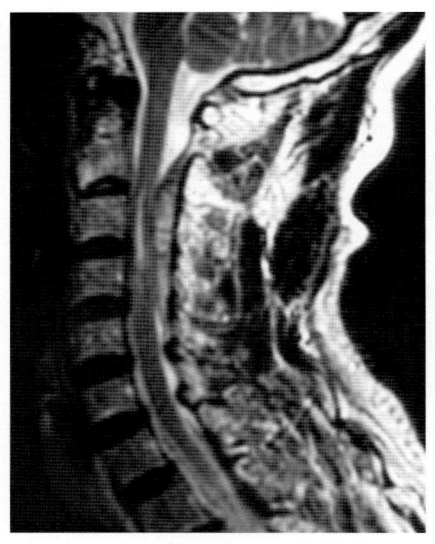

T2強調画像

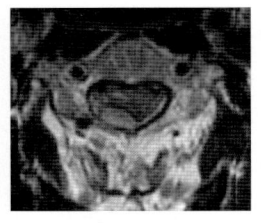

T2強調画像

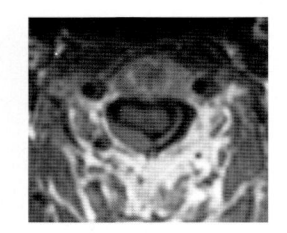

T1強調画像

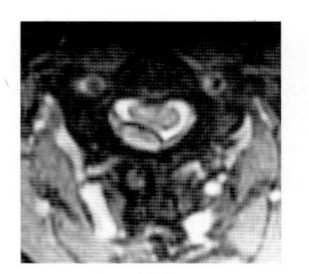

T2*強調画像

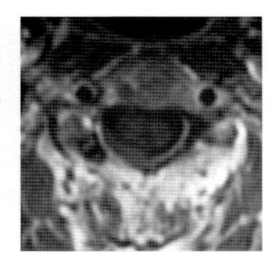

造影像

頸椎MRI像

T2強調矢状断像にて頸髄にcord damage（損傷）を示唆する．線状の高信号が認められる．

横断像ではT1強調画像でやや低信号，T2強調画像で高信号，T2*強調画像ではやや高信号であり，造影後は増強効果を示さなかった．急性期の硬膜外血腫による頸髄圧迫の所見が認められる．

〈撮影のポイント〉

脊髄内損傷の有無．脊髄圧迫の有無・程度・範囲の鑑別．腫瘍（神経鞘腫，髄膜腫など）と血腫の鑑別．腫瘍または血腫の位置判別（硬膜内・硬膜外）．

● 検査フロー ●

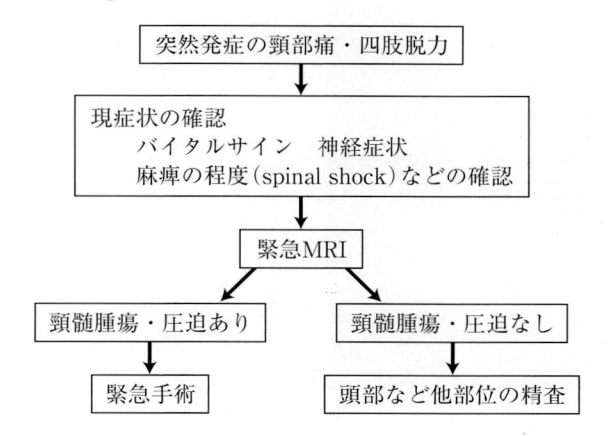

```
突然発症の頸部痛・四肢脱力
          ↓
現症状の確認
  バイタルサイン　神経症状
  麻痺の程度（spinal shock）などの確認
          ↓
       緊急MRI
        ↙   ↘
頸髄腫瘍・圧迫あり　頸髄腫瘍・圧迫なし
      ↓                ↓
   緊急手術      頭部など他部位の精査
```

● 必要な対応事項 ●

〈麻痺の高位診断〉
・完全麻痺——回復の可能性がきわめて低い．
・不完全麻痺——回復の見込みあり，緊急手術あり．

● 緊急対応事項 ●

・頸髄損傷による横隔膜，肋間筋などの麻痺が起こるため呼吸管理に注意する．
・脊髄損傷急性期には膀胱の弛緩性麻痺による閉尿に十分注意する．

74 咽後膿瘍
retropharyngeal abscess

● 主訴・症状 ●

頸部痛，発熱，嚥下障害，呼吸困難，全身状態の悪化．

● 画像診断情報 ●

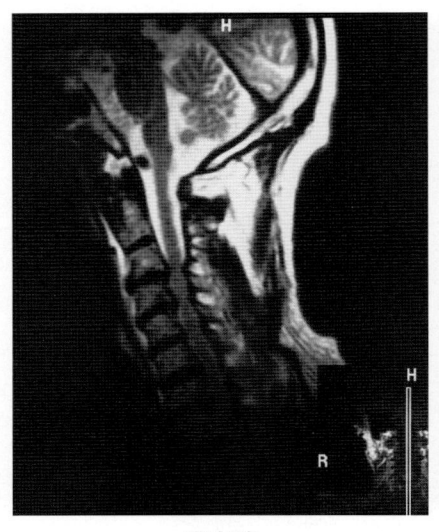

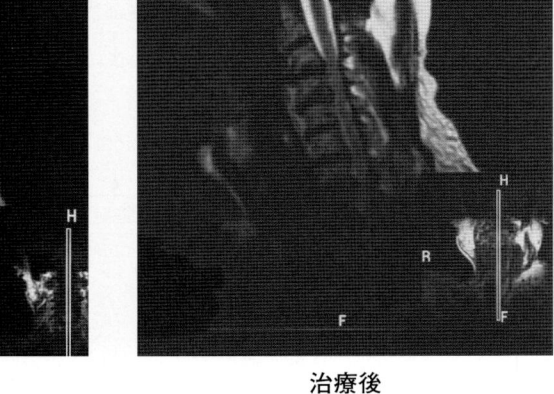

発症時　　　　　　　　　　　治療後
頸椎MRI像（T2強調画像）

　T2強調画像にて，頸椎前方に上下に連続する高信号領域が認められ，膿瘍と考えられる．抗生剤投与による治療の後，撮影したT2強調画像では高信号領域は消失している．
　頸部痛が主訴の場合，頸椎を中心に観察しがちであるが，発熱や嚥下障害があれば頸部全体を注意深く観察する．小さな膿瘍の場合はCTよりもMRIの方が描出能に優れる．

脊　椎

〈追加情報〉

　頸椎の単純撮影にて，C2（椎体下面の）レベルの椎体前方の軟部組織の厚さが8mm以上あれば異常であり，追加検査が必要である．

● **必要な対応事項** ●
・抗生物質の投与と全身状態の改善に努める．
・咽頭あるいは外頸部経由からの膿瘍の切開．

● **緊急対応事項** ●
・気道狭窄などの重篤な症状が確認されれば切開が必要．
・炎症が尾側へ進展し縦隔炎を併発することがある．また，背側へ進展すれば椎体の骨髄炎を起こしうる．

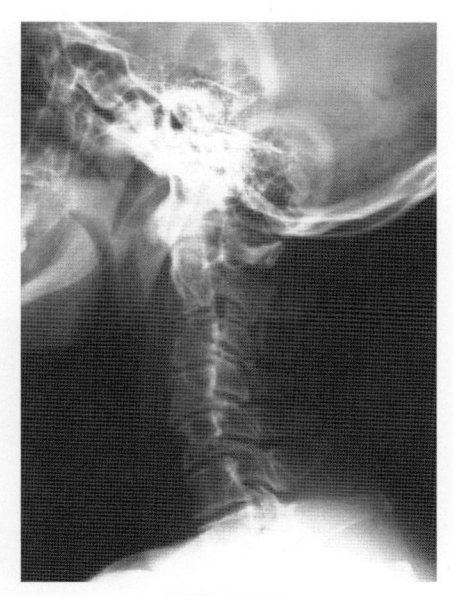

頸椎単純像

● **検 査 フ ロ ー** ●

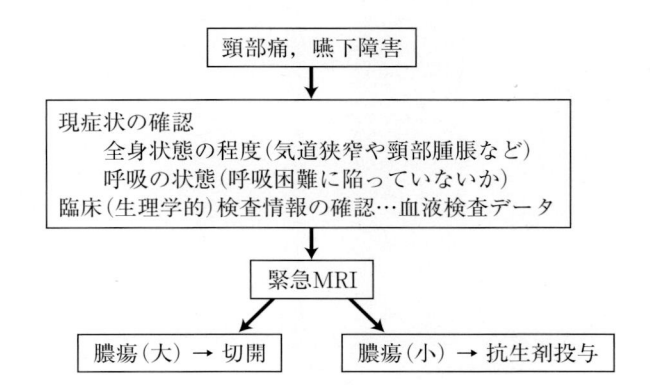

```
          頸部痛，嚥下障害
                ↓
   ┌──────────────────────────────┐
   │ 現症状の確認                    │
   │   全身状態の程度（気道狭窄や頸部腫脹など）│
   │   呼吸の状態（呼吸困難に陥っていないか） │
   │   臨床（生理学的）検査情報の確認…血液検査データ │
   └──────────────────────────────┘
                ↓
             緊急MRI
         ↙           ↘
  膿瘍（大）→ 切開    膿瘍（小）→ 抗生剤投与
```

205

75 第12胸椎脱臼骨折
Th12 fracture and dislocation

● 主訴・症状 ●

3mの高さより転落，臍下部知覚完全脱失，完全対麻痺．

● 画像診断情報 ●

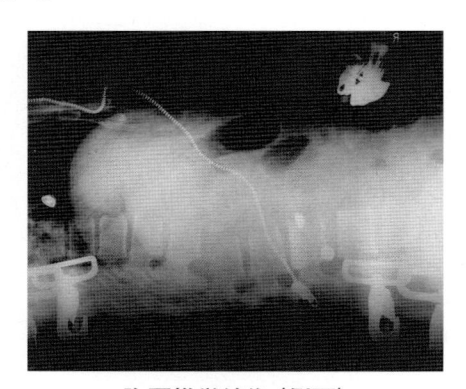

胸腰椎単純像（側面）

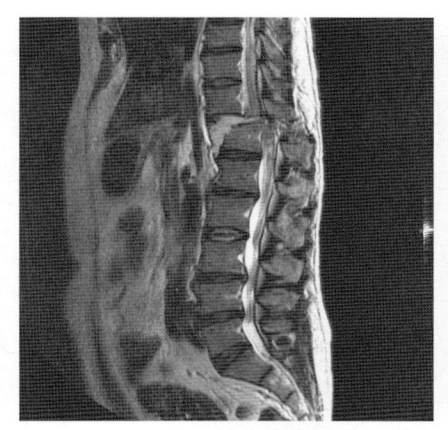

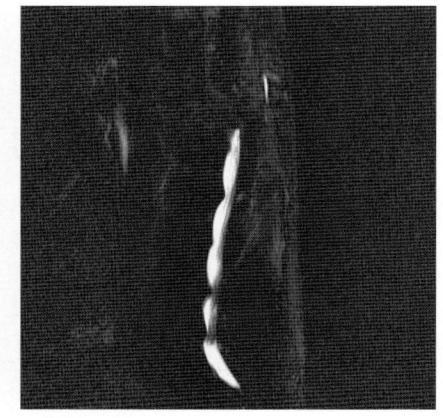

胸腰部MRI像（T2強調画像，矢状断）

脊椎

　第12胸椎脱臼骨折．MRIにて骨折部位から頭側が前方へ偏位，脊柱管が前後にずれて屈曲し，狭小化されている．胸髄はこのレベルにて菲薄化し，連続性を追うことが困難であり，その上下にも信号変化が認められる．骨折による脊柱管狭窄，脊髄損傷．

〈検査条件〉
・損傷脊椎の固定を確保したまま，諸検査を行う．
・MRIにて脊髄損傷の程度，靱帯，椎間板損傷などの評価を行う．

〈追加情報〉
　第3〜4腰椎，第4〜5腰椎に椎間板膨隆が認められる．

● 検査フロー ●

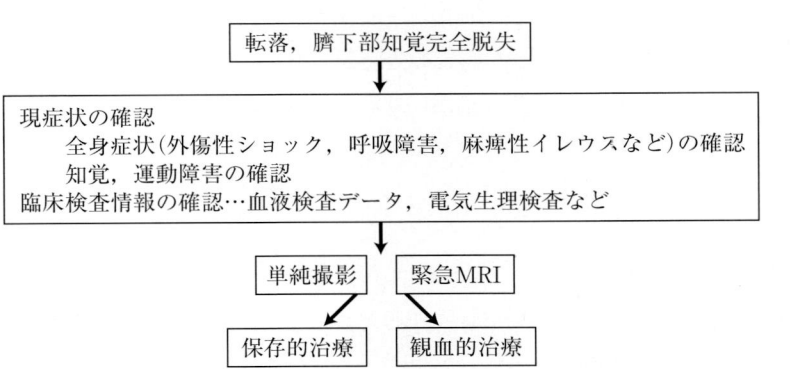

```
           転落，臍下部知覚完全脱失
                   ↓
  ┌─────────────────────────────────────┐
  │ 現症状の確認                         │
  │   全身症状(外傷性ショック，呼吸障害，  │
  │   麻痺性イレウスなど)の確認           │
  │   知覚，運動障害の確認                │
  │ 臨床検査情報の確認…血液検査データ，   │
  │   電気生理検査など                    │
  └─────────────────────────────────────┘
              ↓            ↓
          単純撮影      緊急MRI
              ↓            ↓
          保存的治療    観血的治療
```

● ワンポイント ●

〈臨床症状からみた神経支配領域〉

脳幹〜第1頸神経（脳幹C1）——頸，上肢，下肢，横隔膜

第2〜第3頸神経（C2-3）——上肢，下肢，横隔膜

第4〜第8頸神経C4-8——上肢，下肢

第1胸椎〜第1仙椎（Th1-S1）——下肢

第2胸椎〜第5仙椎S2-5——直腸，膀胱，性殖器

〈臨床症状からみた鑑別〉

完全麻痺：損傷レベル以下の3髄節以遠の髄節支配域の知覚，運動機能，深部反射が完全かつ持続的に消失．
仙髄髄節支配域の知覚，運動消失．
球海綿体反射（bulbocavernous reflex）の存在．
陰茎持続勃起症（priapism）．

不全麻痺：損傷レベル以下の髄節支配域の知覚，運動および深部反射に部分的な機能が残存．
非対称性の知覚，運動障害．
sacral sparing.
24時間内での麻痺回復．

四肢麻痺：脊柱管内での頸髄の損傷による知覚，運動機能の障害ないし消失四肢ならびに骨盤臓器に機能障害を認める．

対　麻　痺：脊椎管内での胸髄，腰髄，仙髄の損傷により下肢ならびに骨盤臓器に知覚，運動機能障害をみる．
脊髄円錐部損傷．

● **必要な対応事項** ●

・受傷初期では，救急処置と全身管理が必要，また，損傷脊椎の確実な安静保持．
・可及的早期での損傷脊椎整復，固定．

● **緊急対応事項** ●

・骨性構造損傷の高位と程度の把握．
・損傷による即時不安定性（神経組織損傷の危険性）および安定性の存続による晩期合併症（後彎変形と疼痛，晩期神経合併症）を予測し，これらを適切な治療法で未然に防ぐ，あるいはそれ以上の悪化を防ぐことが重要．

---
box box box box **box**

対麻痺（paraplegia）

　両下肢と下体幹の麻痺をいう．これは下肢についての両側錐体路の障害でも起こるし，腰髄前角以下の末梢運動神経が両側性に障害されて起こる．これに対し，両上肢が麻痺した場合は特に上肢対麻痺あるいは頸部対麻痺と呼ぶ．上肢対麻痺は下肢対麻痺と異なり錐体路障害によることなく，頸膨大部前角以下の末梢神経が両側性に障害されたものである．

　運動麻痺は臨床的に筋力低下として現れ，大脳運動領域から身体の随意運動筋までの運動系のいずれかの部分の障害により引き起こされる．

　運動麻痺はその程度により完全麻痺と不完全麻痺に分けられる．完全麻痺は随意運動がまったくできない麻痺であり，不完全麻痺は多少なりとも随意運動が可能な状態である．

　運動麻痺はまた，麻痺に伴う筋トーヌスの異常状態から弛緩性麻痺と痙性麻痺に分けられる．弛緩性麻痺は筋トーヌスが低下し，麻痺した四肢を受動的に動かすと抵抗が少なく，痙性麻痺は筋トーヌス亢進のみられるもので，四肢の受動運動で抵抗が増大し硬い感じである．

画像診断情報 100

76 外傷性胸椎圧迫骨折
traumatic thoracic vertebra dislocation fracture

● 主訴・症状 ●

オートバイによる単独受傷，左肩打痕あり，左肩，背部肩甲骨の間の疼痛あり．

● 画像診断情報 ●

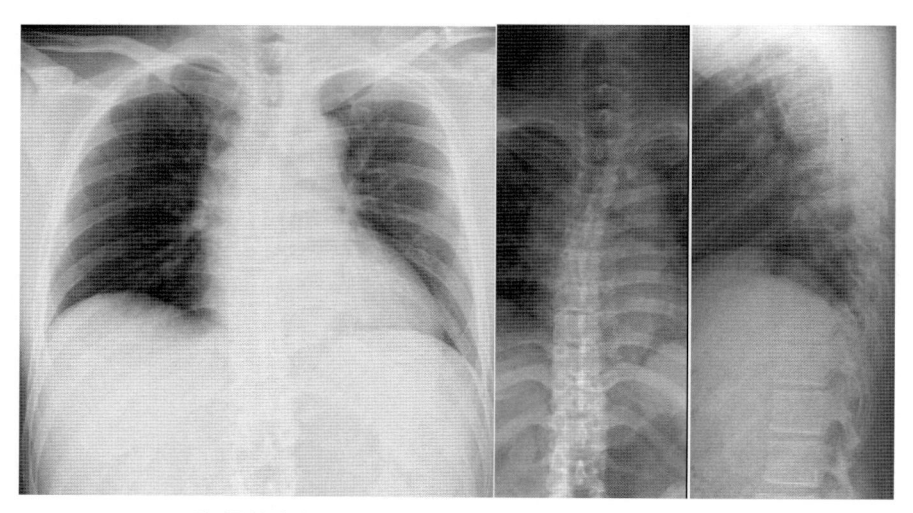

胸部単純像　　　　　　正面　　　側面
　　　　　　　　　　　　胸椎単純像

〈検査条件〉

単純撮影　　胸部単純撮影　92KV　3.2mAs
　　　　　　胸椎正面撮影　72KV　20mAs
　　　　　　胸椎側面撮影　72KV　25mAs
MRI　　　　矢状断像：T1強調・T2強調・T2強調脂肪抑制画像
　　　　　　横断像：T1強調・T2強調画像

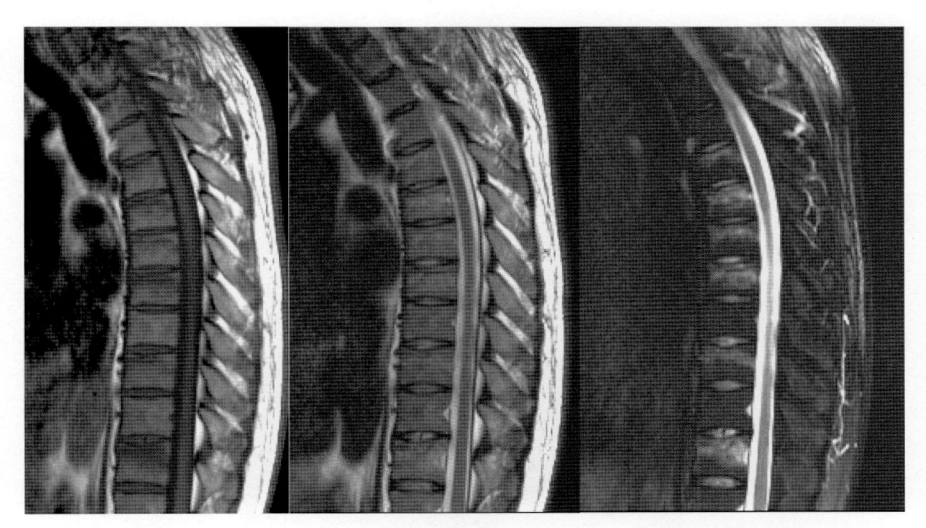

脊　椎

T1強調画像　　　　T2強調画像　　　　T2強調脂肪抑制画像
胸髄MRI像（矢状断）

〈画像評価〉
　胸部単純像と胸椎単純像より，Th5からTh12までの圧迫骨折を認める．脊髄損傷の合併が示唆されたためMRI検査が行われた．MRIによりTh5からTh8，Th10，Th12の圧迫骨折が認められた

● ワンポイント ●
　脊椎の骨折が疑われる症例では，fatsatを負荷した撮像をすることにより，椎体に含まれる脂肪成分がのぞかれ，骨折箇所がより明瞭な高信号として現れ判別しやすくなる．

画像診断情報 100

77 外傷性腰椎圧迫骨折
traumatic lumbar vertebra dislocation fracture

● 主 訴・症 状 ●

長椅子が転落してきて衝突，腰部打撲．頭部打撲あり．両下肢運動・感覚麻痺あり．

● 画像診断情報 ●

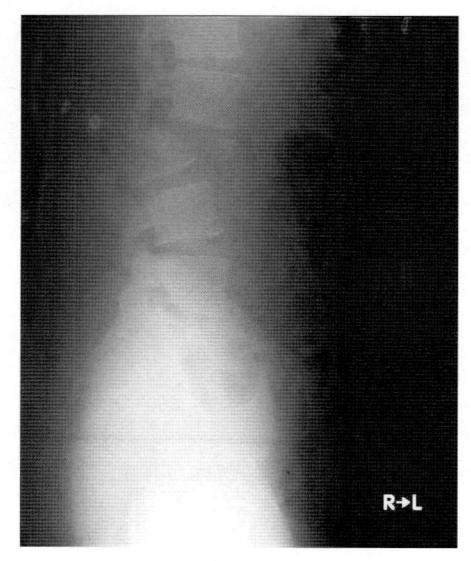

腰椎単純像（側面）

〈検査条件〉

単純撮影　85KV　50mAs　120cm　ストレチャー上で仰向けにて撮影．

MRI　　　矢状断像：T1強調・T2強調・T2*強調画像
　　　　　横断像：T1強調・T2強調画像

脊　椎

| T2強調画像 | T1強調画像 | T2＊強調画像 |

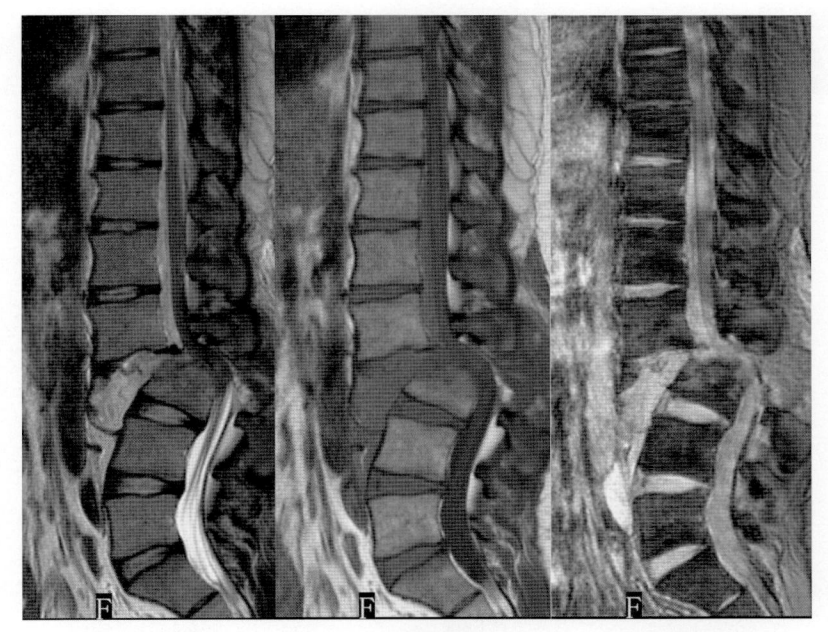

胸腰部MRI像

〈画像評価〉

　単純撮影により，L2/3で高度な前方へのdislocationを認める．L3椎体の骨折を伴い，椎間関節脱臼骨折が示唆される．脊髄損傷の合併が示唆されるためMRI検査が行われた．

　MRIではL3上部の骨折とL2より上方部の前方脱臼がみられ，脊柱管は完全blockがみられ脊髄も連続が明確でない状態．L3前面と筋肉内側には限局した血腫が認められた．

● ワンポイント ●

　外傷時の脊椎損傷におけるMRI検査では，一般撮影ではわかりにくい軽微な骨折の有無や骨折に伴う周辺組織の損傷が評価することが可能である．

画像診断情報 100

78 器材落下による脊椎損傷
vertebral injury of material drop

● 主訴・症状 ●

両下肢の麻痺．

● 画像診断情報 ●

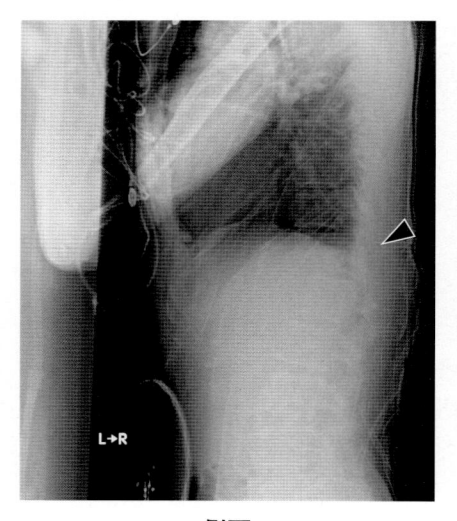

側面　　　　　　　　　　　　　　正面
胸腰椎単純像

第12胸椎脱臼骨あり（▶）．

　仰臥位での正側2方向撮影を行う（外傷X線診断においては，まず頸椎側面，胸部正面，骨盤正面の順序で撮影する）．
　上位頸椎損傷が疑わしいときは開口位正面像を撮影する．

脊　椎

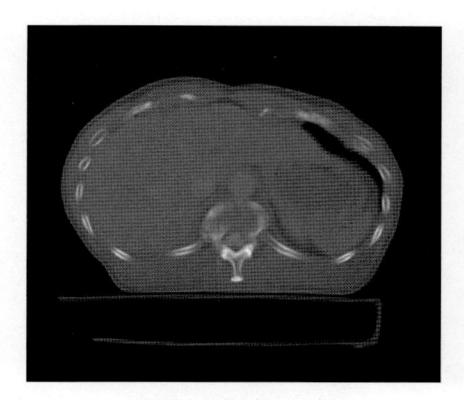

胸椎CT像（Th12）

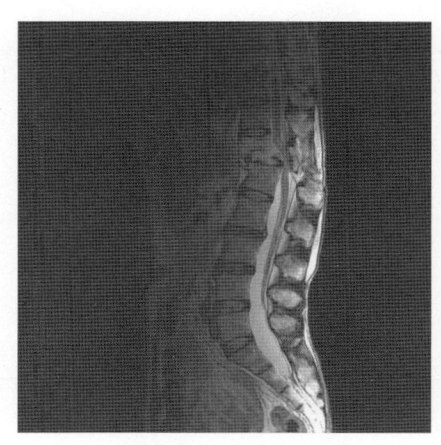

胸椎部MRI像（矢状断）

　CTはスライス厚5mm以下のthin sliceで撮影し，骨条件での画像再構成をする．

　画像再構成で冠状断・矢状断像を作成することにより，歯突起骨折や環軸椎脱臼など，診断に有効な情報を得られる場合がある．

　CT画像は脊椎の骨折の評価によく，特に破裂骨折での脊柱管内への骨片の陥入程度の評価によい．

　脊髄の損傷を疑いMRIを行う．

　形態的変化にはT1強調画像で評価可能．

　出血・浮腫はT2強調画像で高信号に描出される．

　骨折した椎体により脊髄の圧迫を認める．

　脊椎損傷自体は，脊髄損傷を合併していなければ生命予後に影響を与えることはないが，不適切に扱った場合は脊髄損傷を引き起こす危険がある．したがって，撮影時は脊椎の軸にひねりや屈曲を加えないようにする．

画像診断情報 100

● ワンポイント ●

　骨傷のない頸髄損傷があるので，単純撮影やCT検査にて異常がなくとも，臨床上脊髄損傷を疑わせるときはMRI検査を行う．

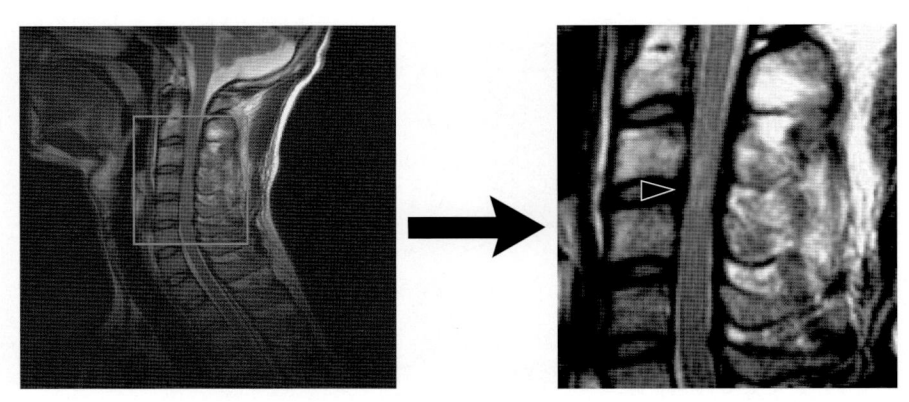

C3・4レベルの脊髄内に高信号病変あり．

小児救急

79 鎖骨骨折
fracture of the clavicle

● 主 訴・症 状 ●

椅子から転落，上肢を動かさない．

● 画像診断情報 ●

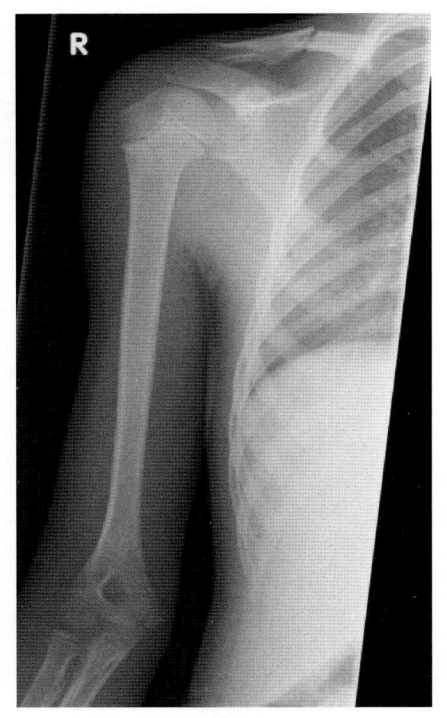

右上肢単純像

　本検査では上腕骨撮影として依頼されていたが，上腕骨のみを狙って撮影すると鎖骨は画像上に描出されておらず，診断されないことになる．

上腕骨には異常はみられない．

　鎖骨骨折がみられる．

〈検査条件〉

　上腕骨として指示される場合があるが，鎖骨を含めて撮影するとよい．

〈留意事項〉

　患児は一見異常がみられないことが多ので，無理に腕を引っ張らないようにする．

画像診断情報 100

80 若木骨折
greenstic fracture

● 主訴・症状 ●

上肢を動かさない．
左腕を痛がる．

● 画像診断情報 ●

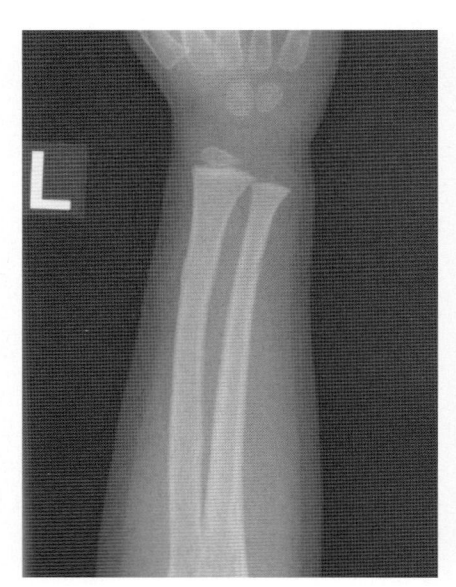

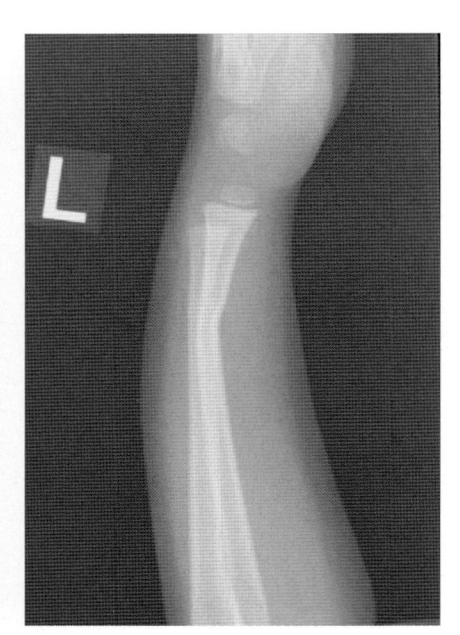

左前腕単純像

　正面像において橈骨表面に凸部が確認できる．側面像では明らかに橈骨遠位端部に骨折がみられる．
〈検査条件〉
　患児を前抱っこし，椅子に座り撮影する．できない場合は臥位にて撮影する．

小児救急

〈留意事項〉
・小児の骨は完全に骨化していないため，柔らかく若木が折れ曲がるような骨折となるので，表面および全体のアライメントを確認する．
・健側も比較のため撮影するのが望ましい．

● ワンポイント ●

変形が少ないかあるいは変形に気づかないと，痛みが引かないため数日後に単純撮影を行い骨折がわかる場合がある．

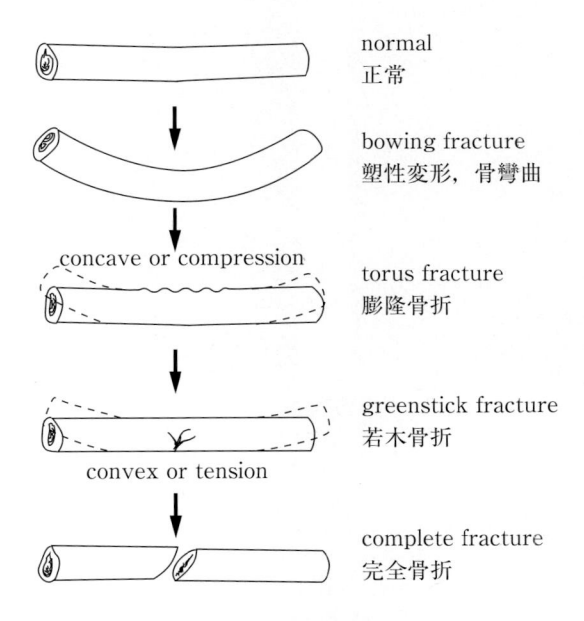

normal
正常

bowing fracture
塑性変形，骨彎曲

concave or compression

torus fracture
膨隆骨折

greenstick fracture
若木骨折

convex or tension

complete fracture
完全骨折

小児における長管骨折のメカニズム

---

box box box box **box**

若木骨折（greenstic fracture）
　彎曲の陥凹部のみに起こる不完全骨折を伴う骨の屈曲．小児の骨折で，骨皮質が骨折線で解離せず折れ曲がったようになったものをいう．

81 上腕骨顆上骨折
supracoudylar fracture

● **主 訴・症 状** ●

上肢を動かさない．
肘を曲げると痛がる．

● **画像診断情報** ●

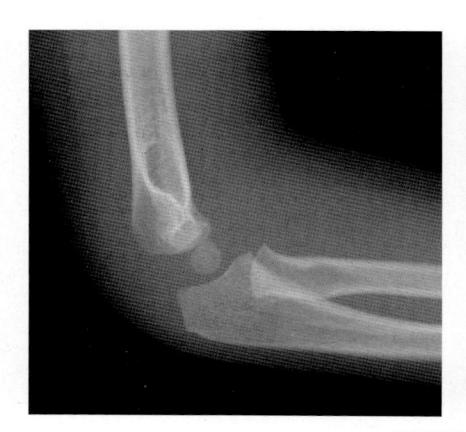

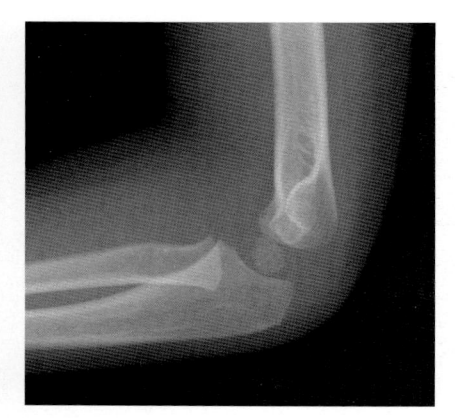

肘関節単純像

上腕骨には異常はみられない．
左上腕骨窩にlow denstiy（fat pad sign）を認める．
〈検査条件〉
患児を前抱っこし，椅子に座り撮影する．できない場合は臥位にて撮影する．
〈留意事項〉
・臥位にて撮影することもできるが，正しい肘関節側面でないとfat padは描出しにくい．
・健側も比較のため撮影するのが望ましい．

小児救急

● **ワンポイント** ●

- 小児でもっとも高頻度の骨折のひとつで，5〜10歳に多い．
- 小児が転倒して肘近傍を痛がった場合は，本骨折を考える．
- 上腕骨下端レベルの骨折で，骨片が回旋して転位する．肘頭が後方に突出してみえる．
- 腫れと痛みが増強する場合は，Volkmann拘縮を起こすことがあるため，緊急を要する．

　Volkmann拘縮：前腕の血行不全の結果，前腕とくに屈側筋が瘢痕化，線維変
　　　　　　　　性を生じて拘縮を生じる．

- 肘関節近傍の骨端核の出現時期を理解することは重要．

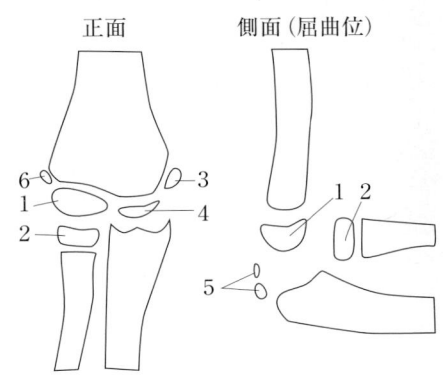

正面　　側面（屈曲位）

肘関節近傍の骨端核
1. capitellum（上腕骨小頭）………… 1歳
2. radial head（橈骨頭）………… 3〜6歳
3. medial epicondyle（内側上顆）　5〜7歳
4. trochlea（上腕骨滑車）……… 9〜10歳
5. olecramen（肘頭）………… 6〜10歳
6. lateral epicondyle（外側上顆）　9〜13歳

anterior fad pad　上腕骨　posterior fat pad
尺骨　橈骨　関節包

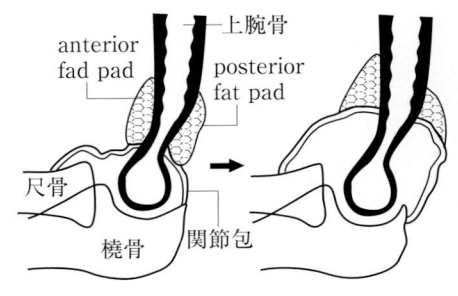

anterior fat padの前方への偏位と
posterior fat pad（矢印）の出現

肘関節のfat pad sign

82 気管支喘息
bronchial asthma

● 主訴・症状 ●

喘鳴，呼吸困難．

● 画像診断情報 ●

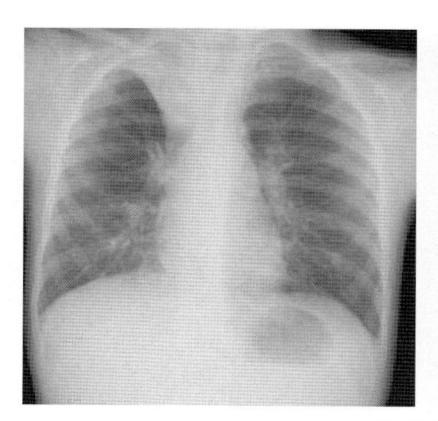

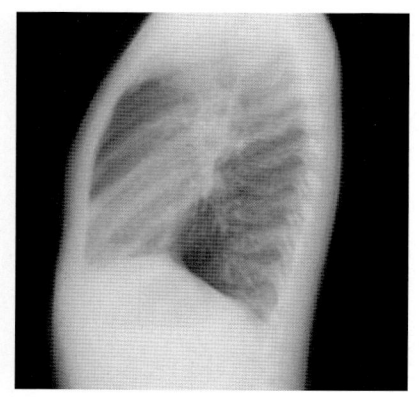

胸部単純像

右上葉に無気肺を認める．

〈留意事項〉

単純撮影は，正面と側面の2方向が必要である．

● **ワンポイント** ●

〈気管支喘息〉

　気管支，細気管支の直径の広汎で大部分が可逆的減少によって特徴づけられる急性または慢性の疾患で，さまざまな程度の平滑筋の収縮，粘膜浮腫，気管内腔への分泌物過多に基づく．主症状は頑固な咳，喘鳴，呼吸困難．発作または増悪は室内のアレルゲン（カビ，花粉，動物のふけ，チリダニ，ゴキブリ抗原），吸入性刺激物（冷気，タバコの煙，オゾン），運動，呼吸器感染，心理的ストレス，その他の因子により引き起こされる．小児期に始まる喘息はアレルギー性のものが多く，季節変動を示す．成人の慢性喘息の原因としては，室内の刺激物質やアレルゲンの職業性暴露が重要であることが認識されてきている．発症年齢は2歳が最も多く，学童期までに90％が発生．

　胸部単純像では，肺の過膨張，気管支壁の肥厚がみられる．

　臨床的に気管支喘息と思われても，以下のような別疾患のことがある．

［心臓喘息（cardiac asthma）］心臓喘息と気管支喘息の鑑別は，専門医でも困難な場合がある．

［異物誤嚥］幼児はなんでも口のなかに入れる時期があり，ピーナツなど，異物誤嚥による気道狭窄・閉塞がある．正月に餅の誤嚥で高齢者が窒息する場合もある．

［体位による影響］肺癌による喘鳴は体位の影響を受ける．例えば，左下側臥位で喘鳴が生じ，右下側臥位で消失する場合，左主気管支に生じた肺癌の可能性がある．

● **緊急対応事項** ●

　チアノーゼ（爪床，口唇が青紫色になること），意識混濁がある場合，喘息死の危険があり，人工呼吸を含む緊急処置の準備がただちに必要．

83 中腸軸捻転
midgut volvulus

● 主訴・症状 ●

7歳，女児．胆汁性嘔吐，下血，腹痛．

● 画像診断情報 ●

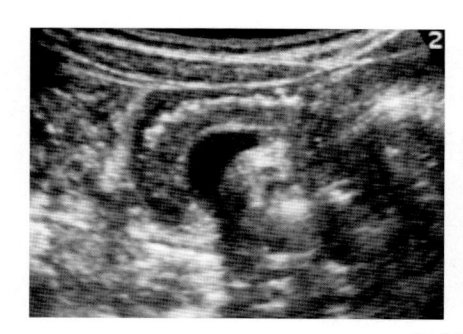

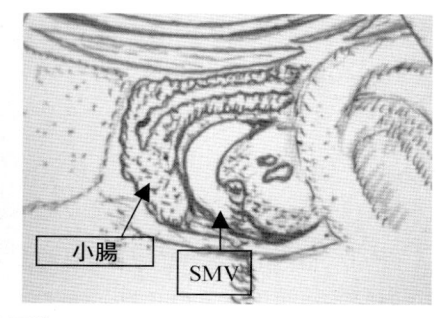

超音波画像

上腸間膜静脈や小腸像が上腸間膜動脈の周囲をらせん状に走行する"whirlpool sign"．腹部正中，上腸間膜動脈付近を観察し，正常な上腸間膜静脈や上腸間膜動脈の走行が観察できない．上腸間膜動脈を中心に，上腸間膜静脈や小腸像がらせん状に描出される．

〈追加情報〉

画像診断後，緊急開腹手術施行，捻転解除とLadd靭帯切離（Treitz靭帯は認められなかった）．

● ワンポイント ●

救急超音波検査においては，臨床症状，臨床データより可能性を有する疾患名とその超音波画像を想定しつつ検査を施行する．一つひとつ否定除外し，可能性のある疾患画像を描出することが必要である．

超音波で描出可能な消化管疾患

疾患名	臨床症状	超音波画像
肥厚性幽門狭窄症	生後2～3週 噴水嘔吐，吐物ミルク胃液	幽門筋層肥厚
アレルギー性紫斑病	2～8歳が多い 腹痛，血便	十二指腸の腸管壁肥厚
虫垂炎	腹痛，嘔吐，発熱	虫垂の腫大，虫垂結石 虫垂周囲脂肪織炎
急性腸炎	嘔吐，腹痛，下痢，発熱	腸管壁の粘膜，粘膜下層の肥厚
回腸末端炎	腹痛，嘔吐，下痢，発熱 虫垂炎と症状ほぼ同じ	回腸末端部の壁肥厚 腸管膜リンパ節の腫大
中腸軸捻転	生後数日～数週間以内が多い	上腸間膜静脈と小腸のうずまき像
腸間膜嚢腫	腹痛	腸管壁辺縁のcystic area （隔壁を有する場合もある）
腸重積症	3か月～1歳が多い 腹痛，嘔吐，血便	大腸重積像　target sign
イレウス	腹痛，嘔吐，膨満感	腸管の拡張Kerckring皺襞の描出 （keyboard sign）

● 検 査 フ ロ ー ●

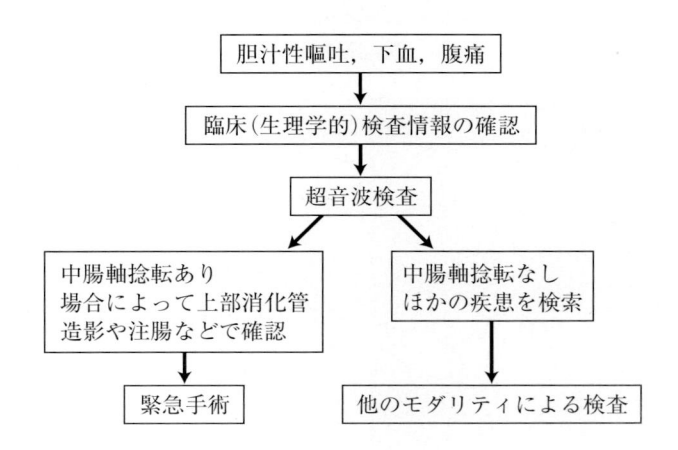

```
胆汁性嘔吐，下血，腹痛
          ↓
臨床（生理学的）検査情報の確認
          ↓
      超音波検査
       ↙      ↘
中腸軸捻転あり      中腸軸捻転なし
場合によって上部消化管   ほかの疾患を検索
造影や注腸などで確認
     ↓              ↓
  緊急手術    他のモダリティによる検査
```

● 必要な対応事項 ●

捻転した部分の腸管壊死の可能性があり，緊急手術が必要．

84 異物誤飲（ボタン電池）
swallow of foreign object（button battery）

● 主 訴・症 状 ●

テーブルの上においてあった電池がなくなっていた．

● 画像診断情報 ●

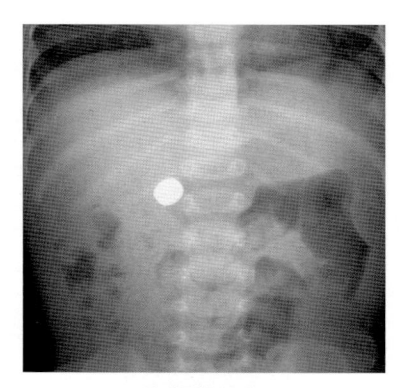

腹部単純像

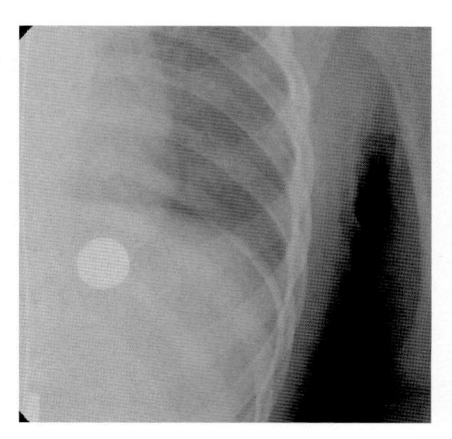

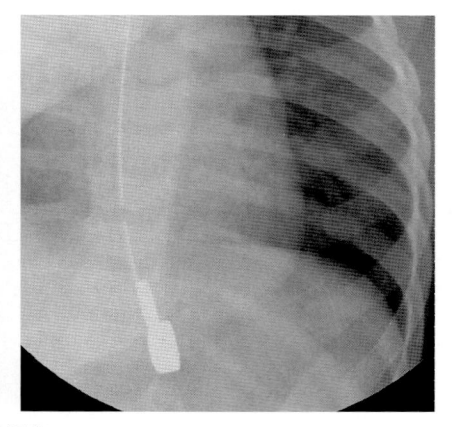

X線透視像

ボタン電池が胃内に認められる．

マグネットカテーテルによる異物除去.
〈留意事項〉
　検査室は暖めておく，児が暴れると除去が困難になるためしっかり抑える.

● ワンポイント ●

ボタン電池の影響
〈腐食による効果〉
　アルカリマンガン電池（LR），水銀電池（MR，NR1），酸化銀電池（SR），空気亜鉛電池（PR）は内部にアルカリ成分の液体を含んでおり，溶け出すと腸管を腐食させ，穿孔，出血を伴う.
〈電流による効果〉
　放電した電流により過熱し，低温やけどを引き起こす.
〈その他の異物〉

| 鍵 | おはじき | 髪留め |

腹部単純像

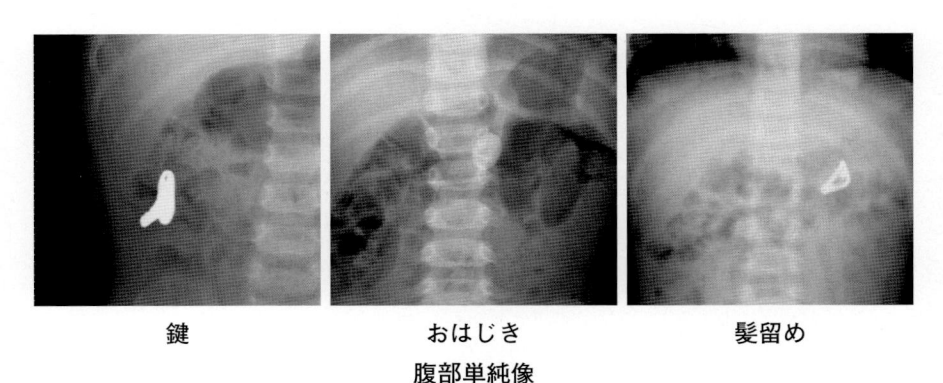

　誤飲された異物は48時間程度で排出されるため，形状や素材によって経過を観察する.

● **必要な対応事項** ●

・マグネットカテーテルにて異物除去を行う．
・透視下にて異物除去ができないと手術になる場合がある．

● **緊急対応事項** ●

・電池の種類および使用済みであるかを確認する．
・異物の種類・形状によっては危険性がある．
・画像に写り難い異物もあるため，撮影時には必ず誤飲した可能性のあるものを検査時に持参してもらう．大腿部などに異物を載せて撮影すると比較しながら確認できる．

小児救急

85 腸重積
intussusception

● 主訴・症状 ●

不機嫌, 断続的な嘔吐, 血便.

● 画像診断情報 ●

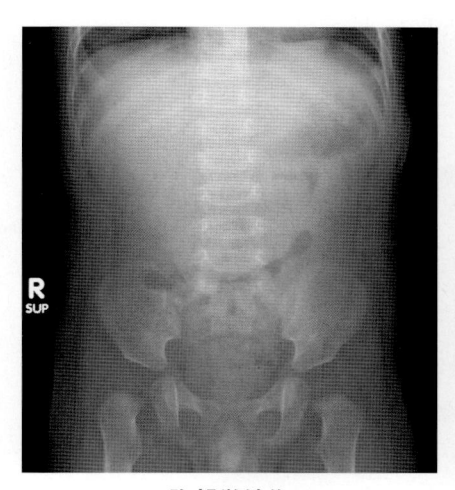

腹部単純像 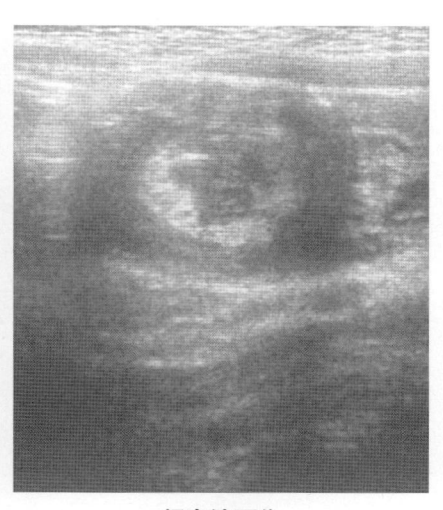　　　　　　　　　超音波画像

　第4腰椎右側に軟部腫瘤様陰影が確認できる. 一般にはイレウス様または腫瘤所見がみられるか, まったく所見が確認できないものもある.
　確定診断のための超音波検査が重要である. ターゲットサインが確認できる.
〈検査条件〉
　立位・臥位を撮影するのが理想だが, 臥位のみでも確認可能である.
〈留意事項〉
　撮影中, 嘔吐など異常が認められた場合, スタッフを集められる態勢を作って

おく．

● **ワンポイント** ●

〈注腸整復〉
・シート，包帯，暖めた生食，ヨード系造影剤（希釈したバリウム），バルーンカテーテル，4号包帯，ボトルなどを用意する．
・点滴台に検査台より液面が1mになるようにセットする．
・チューブ内に造影剤を満たし，生食を入れる．

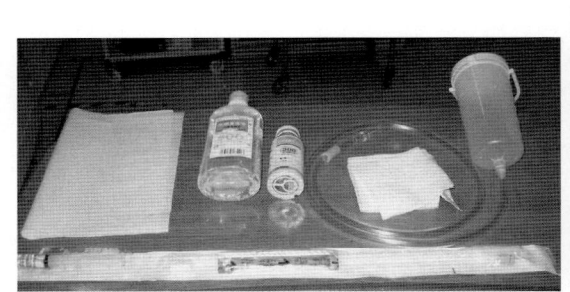

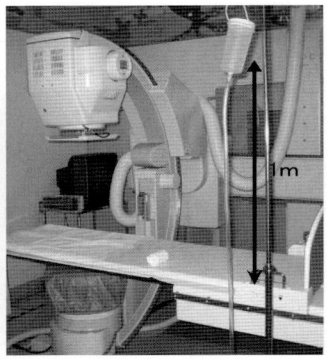

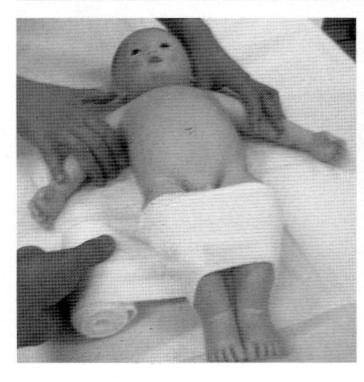

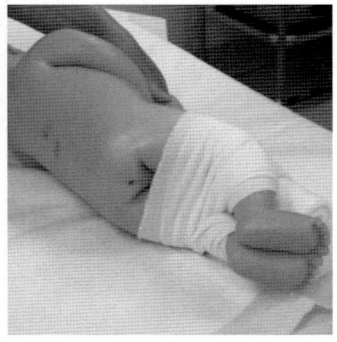

　児の膝を包帯で固定する．肛門の上下を幅広のエラスチコンテープなどで固定するとチューブがより抜けにくくなる．

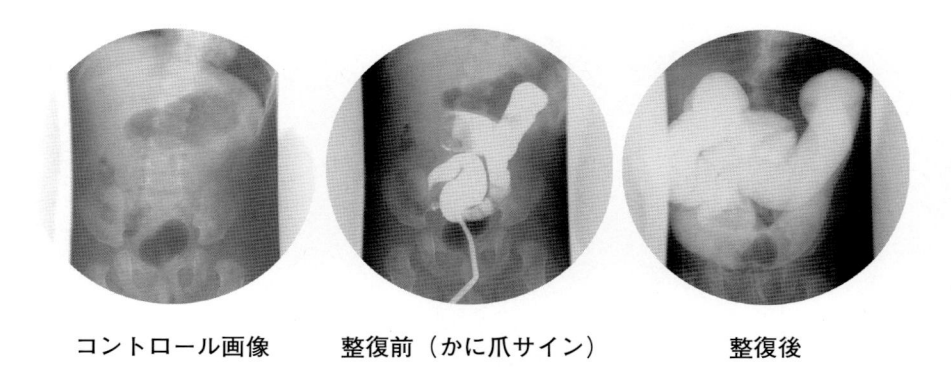

小児救急

　　コントロール画像　　　整復前（かに爪サイン）　　　整復後

● **必要な対応事項** ●
・嘔吐し始めてから24時間以内，または症状が軽度ならば透視下整復．
・透視下整復ができない場合は手術となる画像情報．

● **緊急対応事項** ●
・整復時は小児外科医が必ず手技を行い，消化管破裂を想定して準備を行う．
・整復を3回試みて改善されないようならば手術へ移行する．
・整復はエコー使用することにより被ばくが低減できる．

〈禁忌事項〉
　free air，腹膜炎などが確認できる場合や，全身症状によっては注腸整復は禁忌となる．

骨折, 外傷等

86 胸部・胸郭外傷および損傷
thoracic injury

● 画像診断情報 ●

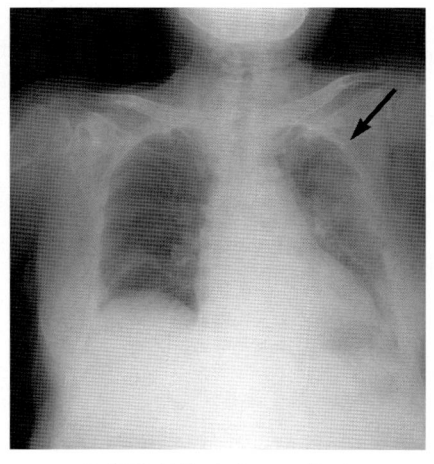

胸郭の異常：気胸，血胸，肺挫傷，血腫
縦隔の異常：縦隔気腫，心タンポナーデ
胸壁の異常：肋骨骨折，皮下気腫，異物

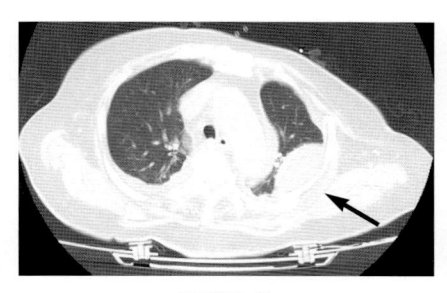

胸部単純像（ポータブル）

肺野条件 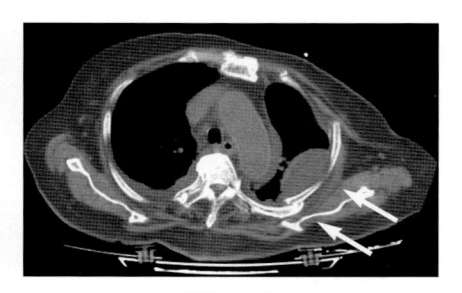　　　　縦隔条件

胸部CT像

骨折，外傷等

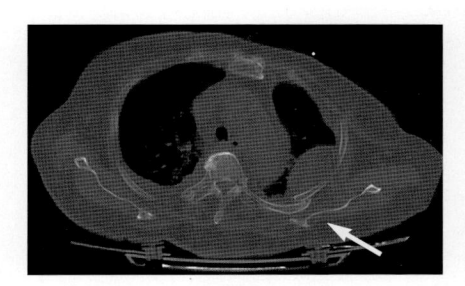

骨条件

● ワンポイント ●
・血腫，皮下気腫の有無を確認する．
・骨条件画像も作成すると，骨折の確認が容易になる．

● 必要な対応事項 ●
・胸部CT検査時も撮影範囲すべてを注意深く観察し，腹部領域の疾患も見逃さないように心がける．
・腹部臓器に低吸収域を認める場合，臓器損傷を考えなければいけない．

87 肩関節
Hill-Sacks lesion

● 主訴・症状 ●

22歳男性．スノーボードで転倒．前方脱臼するが自分で整復する．よく脱臼するとのこと．

● 画像診断情報 ●

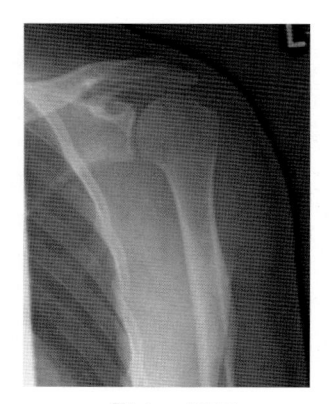

図1　正面

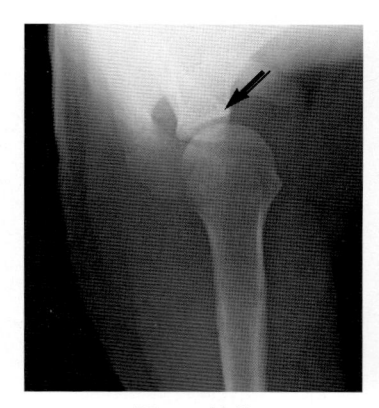

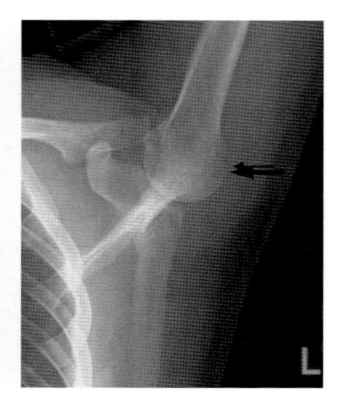

図2　軸位　　　図3　Stryker法
左肩関節単純像

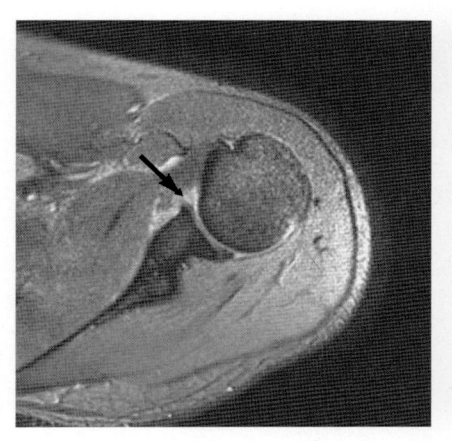

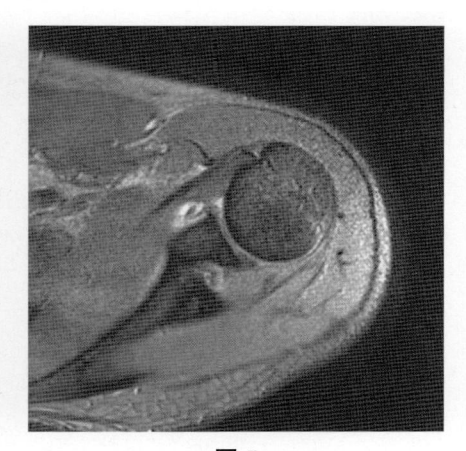

骨折，外傷等

図4　　　　　　　　　図5
左肩関節MRI像

・骨頭後外側部の欠損（図1）．
・関節窩前縁の鈍化（図2）．
・骨頭後外側部の欠損（図3）．
・前方関節唇の鈍化，関節包の高信号，骨頭後外側部の欠損（図4，図5）．

88　肩関節前方脱臼
front side dislocation of right shoulder (Hill-Sacks lesion)

● 主訴・症状 ●
野球競技中に無理な体勢で投球．脱臼歴3回．

● 画像診断情報 ●

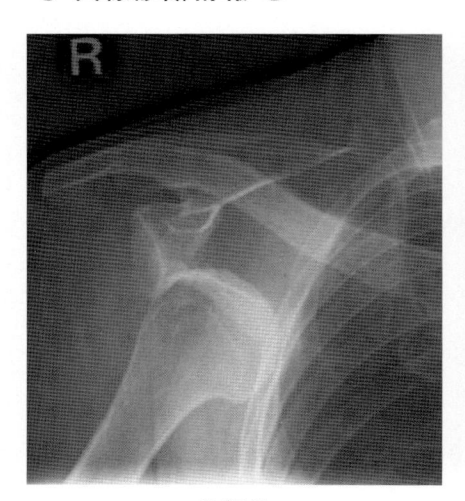

整復前 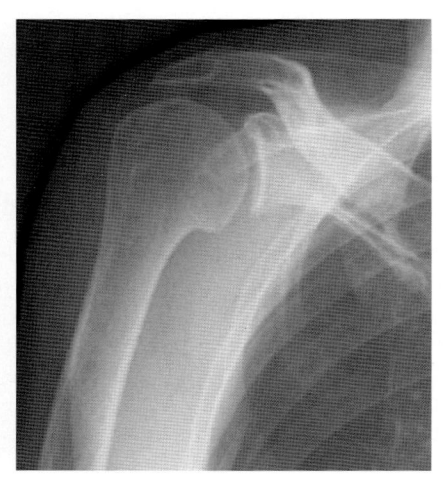　　　　　　　　　　　　整復後

右肩関節単純像

〈Hill-Sacks lesionの所見〉
・骨頭外側部の欠損．
・上腕内旋位．

● **ワンポイント** ●

〈肩関節撮影のチェックポイント〉

・再現性のある画像情報が重要である．

・撮影法の取り決めが必要（医師と技師間）．

・安定した画像提供（技師の腕のみせどころ）．

・撮影技術に存在するあいまい性の改善が求められる．

89 左肩脱臼
dislocation of left shoulder

● 主訴・症状 ●

運動会のリレーで肩から転倒．左肩痛．骨折疑いで救急搬送．

● 画像診断情報 ●

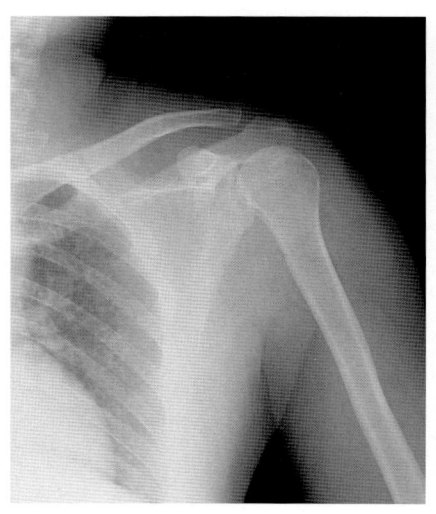

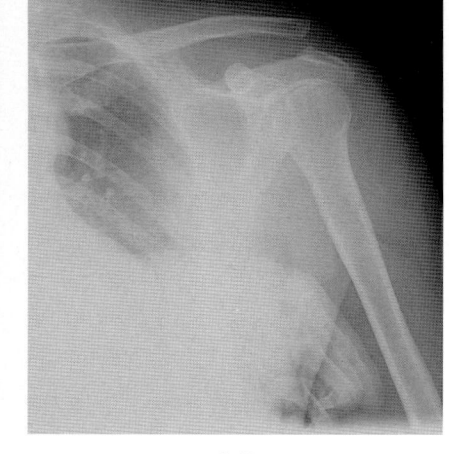

臥位　　　　　　　　　　立位

左肩関節単純像

臥位撮影では脱臼の有無は判断できないが，立位撮影では肩鎖関節の脱臼が認められる．

〈撮像条件〉

肩鎖関節のアライメントの診断には立位を基本とし，肩鎖関節に上肢の自然下垂による負荷が加わるようにする．

骨折，外傷等

● **ワンポイント** ●
・肩鎖関節の脱臼は，スポーツ外傷のなかでも頻度が高い．
・脱臼があれば下方ストレス撮影の追加を行う場合もある．

● **必要な対応事項** ●

　全身状態や明らかな骨折，肩関節の脱臼などを把握して臥位，立位，ストレス撮影を考慮する．

---

box box box box **box**

ストレス撮影（stress radiography）
　骨格系撮影において関節の機能を診断するために行う．荷重状態，過伸展，強制内反，外反などの負荷をかけて撮影する手法が用いられる．撮影されたX線像上で不安定性の大きさを計測する．関節造影を行う場合もある．

画像診断情報 100

90 骨盤骨折（1）
fracture of the pelvic bones

● 主訴・症状 ●

オートバイで乗用車の側面に追突し受傷．受傷後痙攣が数分間みられた．BP：120mmHg．

● 画像診断情報 ●

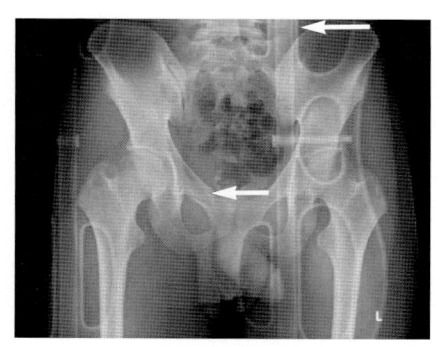

図1　初療時

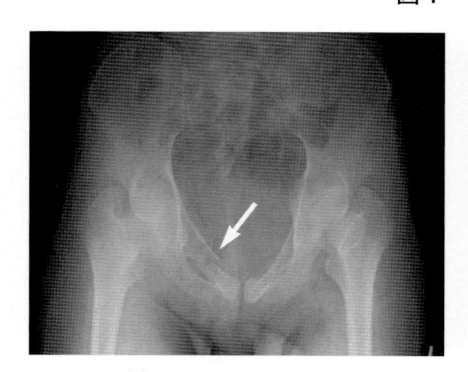

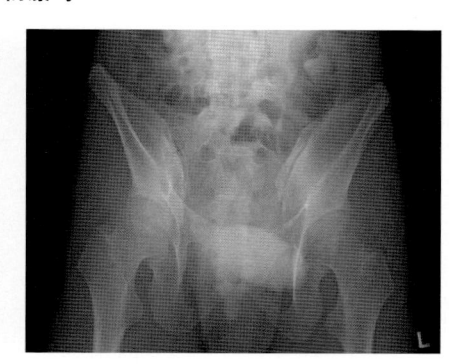

図2　インレット位　　　図3　アウトレット位
骨盤単純像

ポータブル撮影による初療時の骨盤単純像では，恥骨上枝に骨折が認められる

(図1).右の仙腸関節近傍での離開,第5腰椎横突起の骨折も疑われる.
　骨盤半分の後方転位と骨盤前部の内旋あるいは外旋の状態がわかる（図2）.
　骨盤の後半分の上方転位と骨盤前部の上下転位の状態がわかる（図3）.

● 検査フロー ●

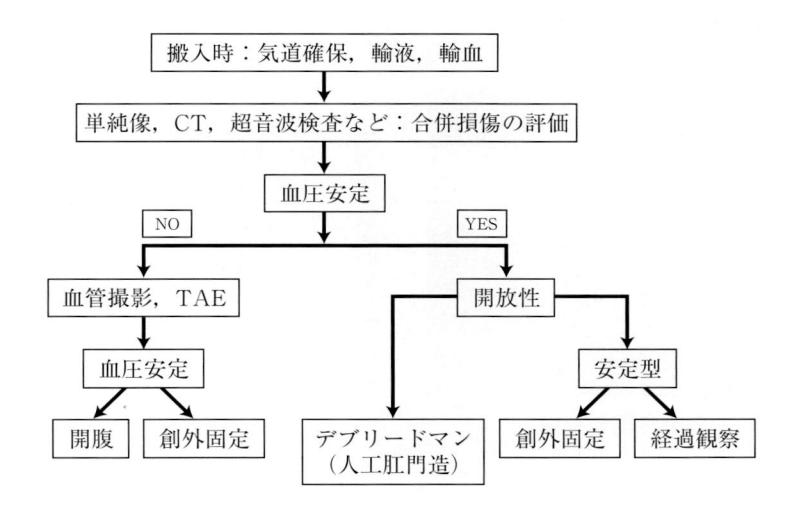

```
搬入時：気道確保，輸液，輸血
          ↓
単純像，CT，超音波検査など：合併損傷の評価
          ↓
       血圧安定
      NO ↙   ↘ YES
  血管撮影，TAE    開放性
      ↓         ↓    ↓
   血圧安定          安定型
   ↙    ↘      ↓    ↙    ↘
 開腹  創外固定  デブリードマン  創外固定  経過観察
               （人工肛門造）
```

● ワンポイント ●

〈骨盤骨折を疑わせる所見〉
　腰部の打撲,出血斑.恥骨周囲の疼痛,皮下出血.骨盤可動性.下肢肢位の異常,短縮.出血源不明のショック.血尿,血便.
〈生命予後を影響するもの〉
　出血と合併損傷,出血性ショック,直腸損傷,膀胱,尿道損傷.
〈外傷時の骨盤単純像チェックポイント〉
　恥骨結合は離開していないか.骨盤輪は保たれているか.仙腸関節近傍に骨折線はないか.寛骨臼に骨折線はないか.脊椎や横突起に骨折はないか.左右対称か.

91 骨盤骨折（2）
fracture of the pelvic bones

● 主訴・症状 ●

交通外傷による全身打撲.

● 画像診断情報 ●

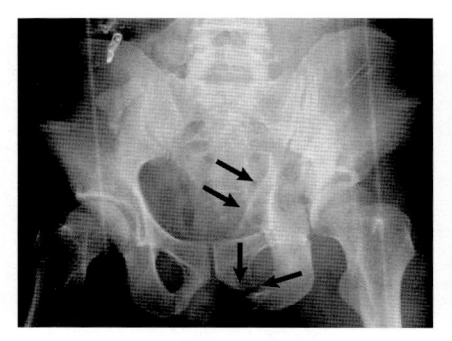

来院時骨盤単純像

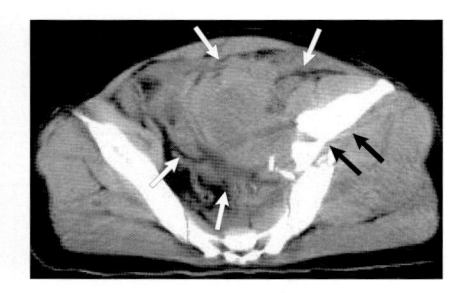

骨盤部CT像

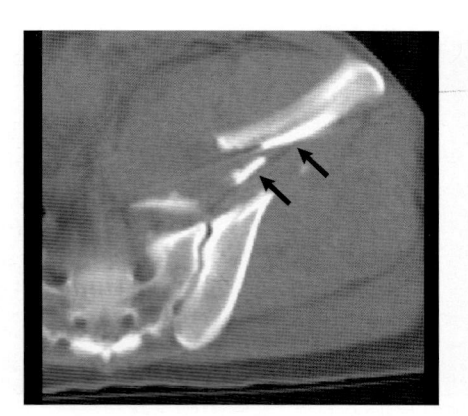

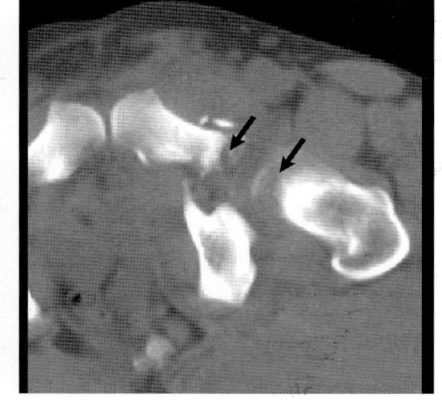

骨盤部CT像（骨条件）

左腸骨および寛骨・恥骨に骨折が認められる（→）．

骨折部から骨盤腔～後腹膜腔にかけて軟部陰影を認め，骨盤骨折に伴う後腹膜血腫が考えられる（⇒）．膀胱は血腫に圧排され右側に偏移している．緊急に止血が必要な状況である．

〈検査条件〉

細部にわたる骨折の診断にはCT検査が有用であり，骨条件の追加が望ましい．さらに造影CTを併用できる条件ならば，単純CTと対比することで後腹膜血腫の進展をよりよく確認でき，出血の状態がわかりやすくなる．

● 緊急対応事項 ●

・骨盤骨折の可能性があれば，出血の有無をCTで確認する必要がある．
・出血の状態に応じて，緊急に手術やTAE（transarterial embolization）の適応となる．
・常に患者様態に注意し，急変やショックに留意する．

---

box box box box box

創外固定（external skeletal fixation）
　骨折した骨の近位と遠位に刺入したKirschner（キルシュナー）鋼線またはscrewピンを，体外でしかるべき連結釘で固定する方法である．感染の併発が危惧される開放骨折では，創部から離れた部位で固定できる利点がある．Hoffmann法，Ilzarov法などがある．

デブリードマン（De'bridemant）
　創から壊死組織や異物を除去し，他の組織への影響を防ぐ外科的処置をいう．

恥骨結合解離
　恥骨結合は生理的にも分娩時には若干の解離を生ずることがあるが，まれに骨盤輪の前後方向の圧迫で解離することがあり，この状態をいう．

TAE（transarterior embolization）
　経皮的血管カテーテルによる治療．病気の進行に伴い，癌の成長や炎症による局所代謝の亢進により血流の需要が高まる．血流の需要が高まるときは血管新生が盛んであり，病気の勢状が強まるときには血流が必須である．新生血管は，正常組織や臓器の血管より分岐しており，大腿動脈よりカテーテルを挿入し選択的，超選択的にカテーテルを操作し，体内で出血している部分の止血を行う，あるいは，腫瘍を栄養にする新生血管を塞栓し細胞を死滅させる治療法である．

画像診断情報 100

92 骨盤骨折，腎損傷
fracture of the pelvic bones, kidney injury

● 画像診断情報 ●

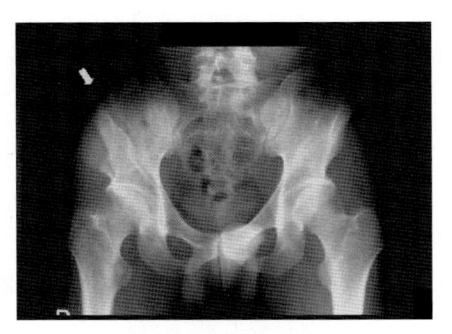

搬入時骨盤単純像

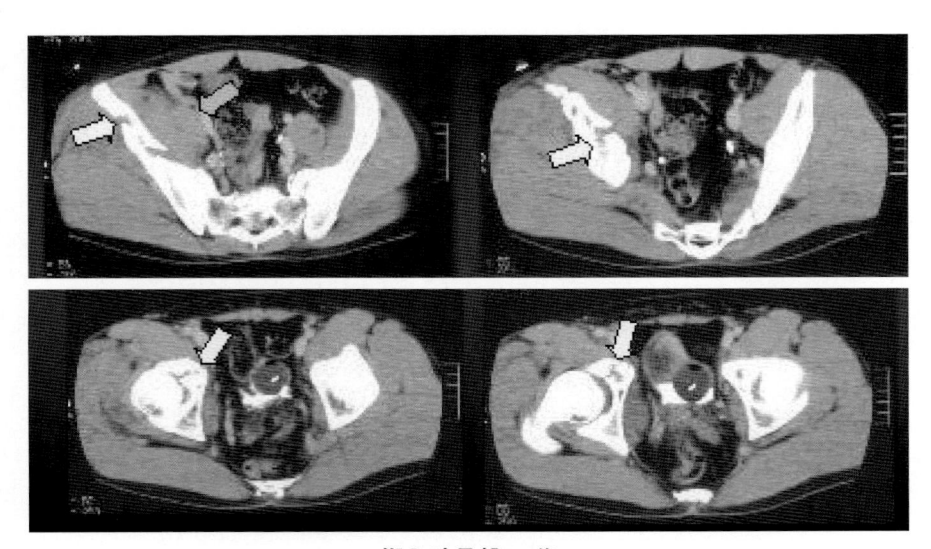

搬入時骨盤CT像

248

骨折，外傷等

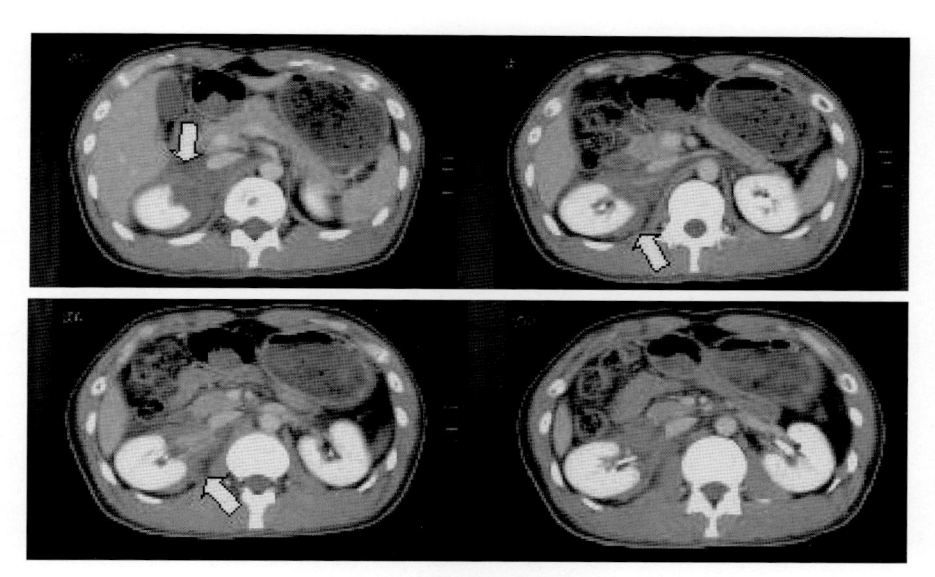

搬入時腹部CT造影像

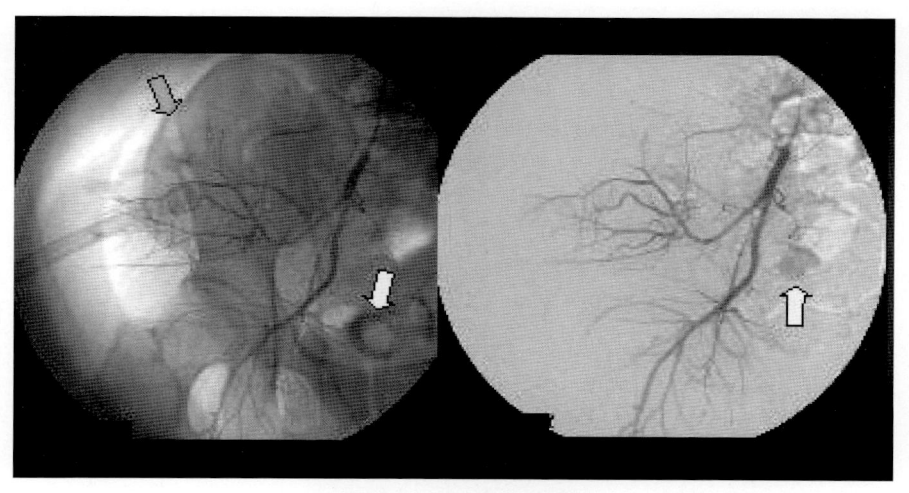

血管撮影像（内腸骨動脈）

249

画像診断情報 100

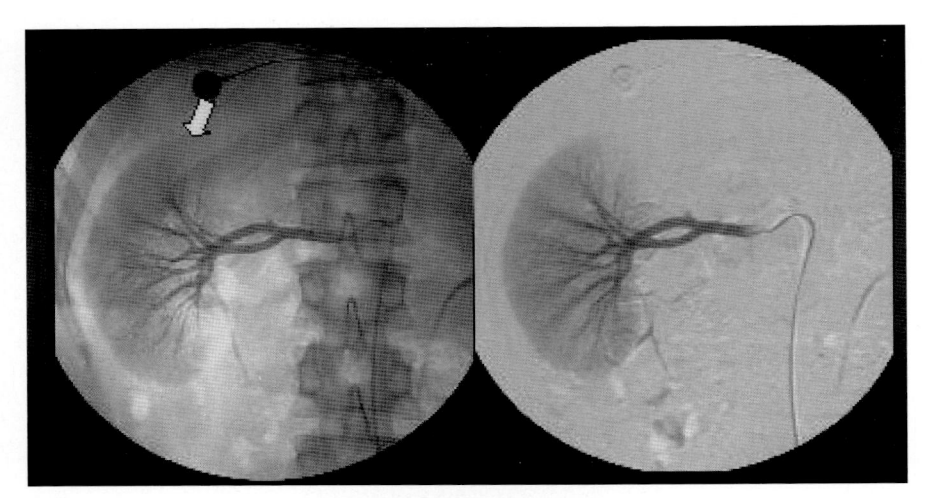

血管撮影像（右腎動脈）

● 検 査 フ ロ ー ●

外傷による血尿の治療方針

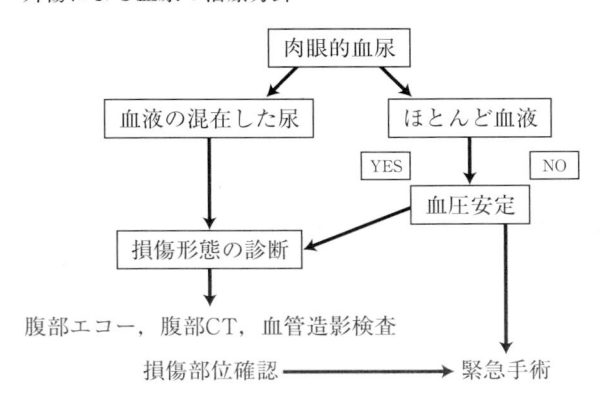

```
          肉眼的血尿
         ↙      ↘
  血液の混在した尿    ほとんど血液
        ↓       YES ↓  NO
        ↓          血圧安定
        ↓         ↙    ↓
      損傷形態の診断 ←
```

腹部エコー，腹部CT，血管造影検査

損傷部位確認 ────→ 緊急手術

骨折, 外傷等

93 下腿骨骨折（右下腿粉砕骨折）
comminuted fracture of the leg

● 画像診断情報 ●

〈症例1〉下腿骨骨折（右下腿開放骨折）

　鉄骨資材10トンが落下し下敷きになる．

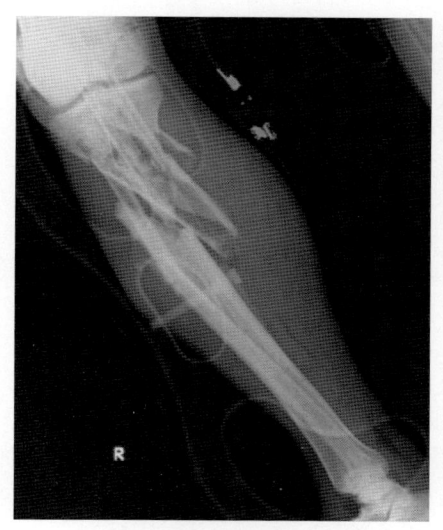

初治時右下腿単純像

画像診断情報 100

〈症例2〉下腿骨骨折（右下腿開放骨折　変形）
　自転車の前輪を持ち上げて走行し転倒．

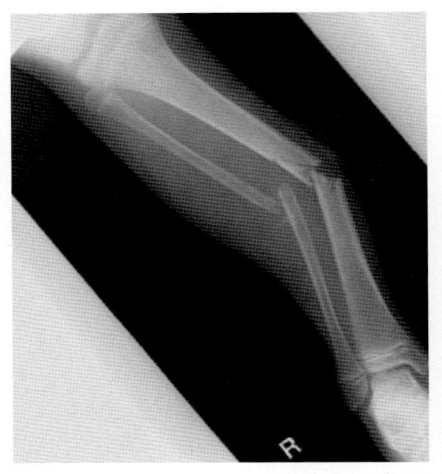

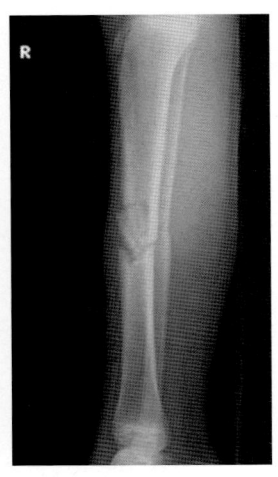

初治時右下腿単純像

〈症例3〉下腿骨骨折（右下腿開放骨折　螺旋状骨折）
　自転車にて転倒受傷．

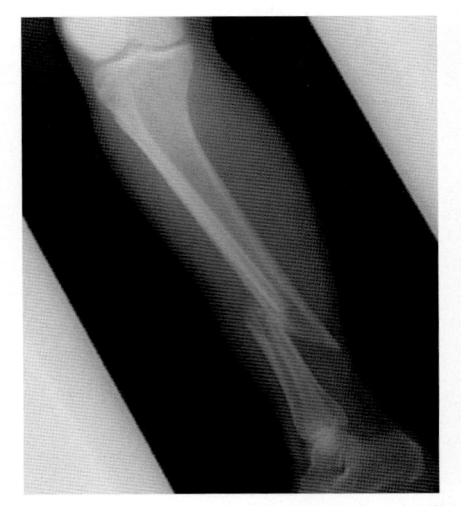

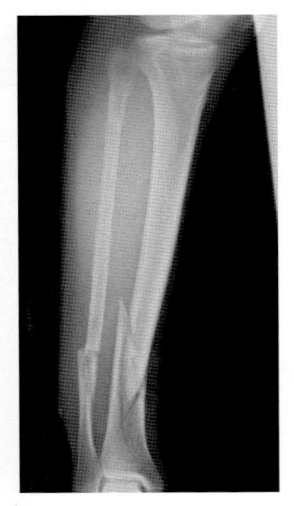

初治時右下腿単純像

骨折，外傷等

● ワンポイント ●

〈救急時大腿骨，下腿骨撮影のチェックポイント〉
・変形を伴っていたらそのままの体位で撮影を行う．
・側面方向撮影は臨機応変．
・左右間違って撮影していないか．
・撮影室は清潔度を保つ．

〈長幹骨への外力〉

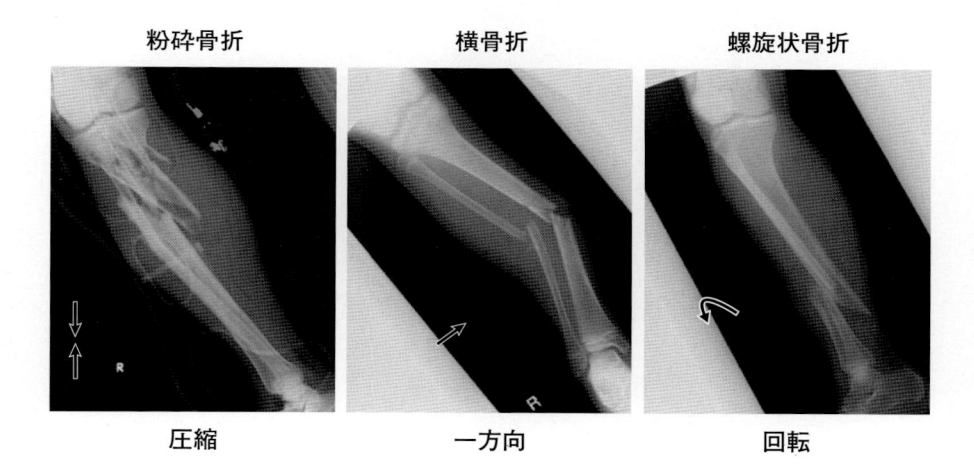

粉砕骨折	横骨折	螺旋状骨折
圧縮	一方向	回転

---

box box box box box

粉砕骨折（comminuted fracture）
　骨片がばらばらに細かく砕かれた骨折をいう．

横骨折（transverse fracture）
　骨折線が骨軸と直角をなす骨折．骨折型の分類としては，横骨折，斜骨折，螺旋骨折，二重骨折〔ひとつの骨（例えば長管骨など）が上下二か所で折れたもの〕粉砕骨折，陥入骨折（骨折線がかみ合うようになっているもの），若木骨折がある．

螺旋状骨折（spiral fracture）
　骨折線が螺旋状を呈する骨折．

画像診断情報 100

94 左足関節外果骨折
fracture of the malleolus (left)

● 主訴・症状 ●

転倒し受傷．

● 画像診断情報 ●

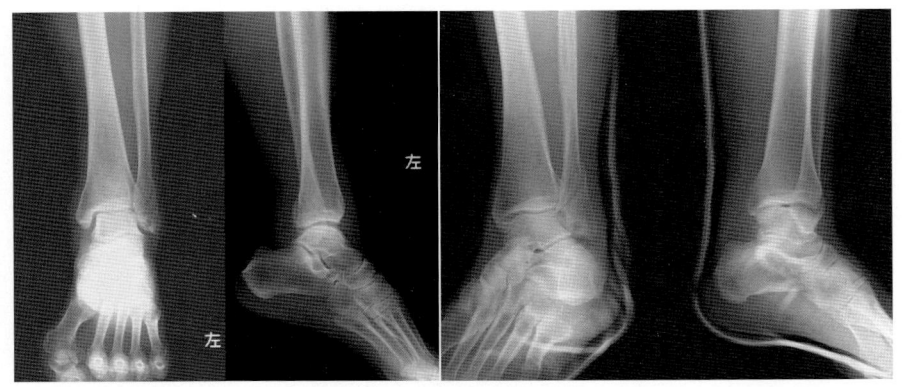

正面　　　側面　　　内旋斜位　　　外旋斜位
左足関節単純像

　初期単純像より，腓骨外果部の骨折が認められ，また斜位像では骨折線の走行がより明瞭となっている．しかし，腓骨と距腿関節面のアライメントは保たれていることがわかる．

〈解剖〉
　足関節は脛骨の下関節面・内果関節面・腓骨の外果関節面が連なって下方へ開いている関節窩に距骨滑車が入り構成されている関節である．

〈画像評価〉
・正確に2方向撮影がなされ，特に正面像においては距腿関節面が明瞭に認められるか．

・正面像において腓骨外果外縁が過濃度でないか．
・側面像で距骨と重なる腓骨外果が観察できる濃度か否か．
・両斜位撮影を行うことにより，脛骨または腓骨の遠位端骨折像の位置関係や骨折線走行の仕方，また，正面・側面像ではわからなかった病変など多くの情報が得られる．

● ワンポイント ●

　足関節骨折は，歩行やスポーツ中での捻挫，転倒などにより過大外力が加わることで生ずる．外力がさらに続けば，靭帯が断裂し，距骨の関節相互面が接触を失った状態である脱臼が生じる．外力の作用により果部骨折は，内転骨折・外転骨折・外旋骨折と分類されている．

　足関節は荷重関節であるため正確に整復されないと，将来，変形性足関節症を招くことになり注意を要する．

　骨折線に転位のない症例はギブス固定で保存的に治療し，転位のある症例は手術的に整復し治療する必要が生じる．

画像診断情報 100

95 左前腕・手関節（コーレス骨折）
colles fracture（left）

● 主 訴・症 状 ●

玄関の掃除中に転倒し受傷．

● 画像診断情報 ●

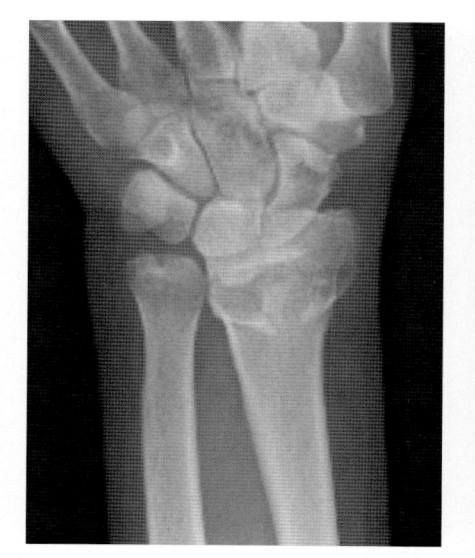

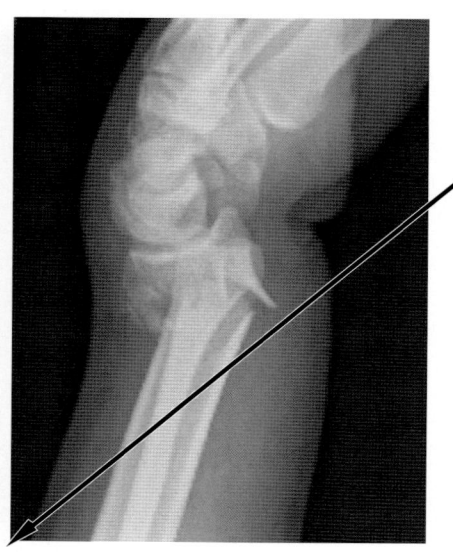

左手関節単純像

外見にはホーク状変形を呈する．

● ワンポイント ●

〈前腕骨，手関節撮影のチェックポイント〉
・適正な体位での正確な2方向撮影が必要．

骨折，外傷等

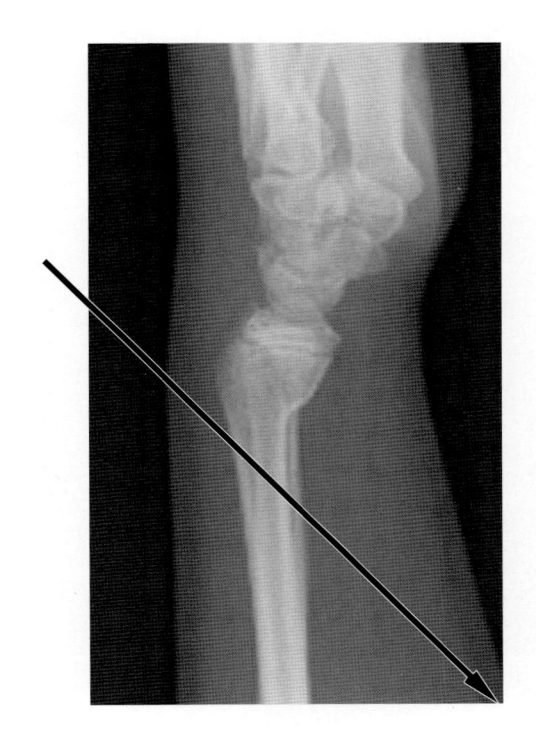

- 安定した写真（細かい部分での統一性）が求められる．
- 撮影体位のマニュアル化が重要．
- 補助具などの整備，統一が必要．

---

box box box box box

コーレス（コリーズ）骨折（Coll's fracture）
　末梢骨片が背側に偏位している橈骨下端の伸展骨折．同じ位置における末梢骨片の掌側への偏位はreversed Colle's fractureまたはSmith's fractureとも呼ばれる．

スミス骨折（Smith's fracture）
　手掌面への骨片の脱臼を伴う橈骨下関節面近くの橈骨骨折（＝reversed Colle's fracture）．

画像診断情報 100

96 多発外傷(1)
multiple trauma

● 画像診断情報 ●

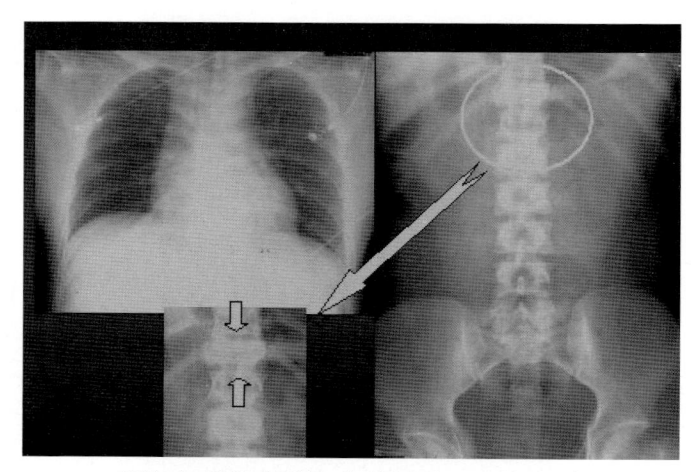

来院時X線検査所見(両側血胸, 膀胱破裂)

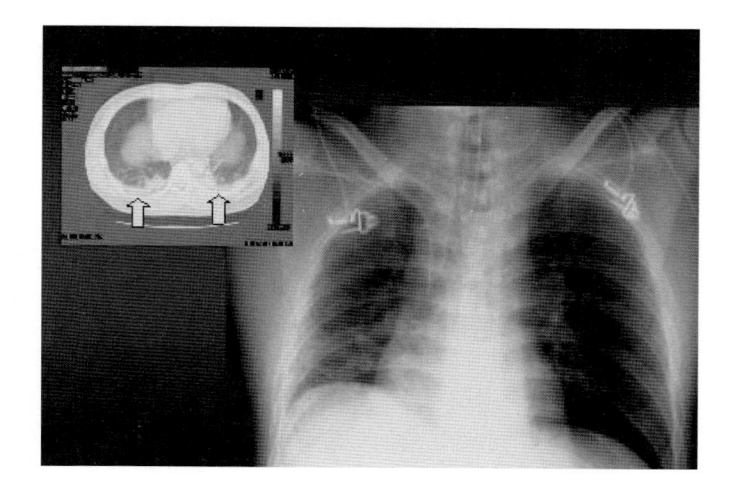

骨折, 外傷等

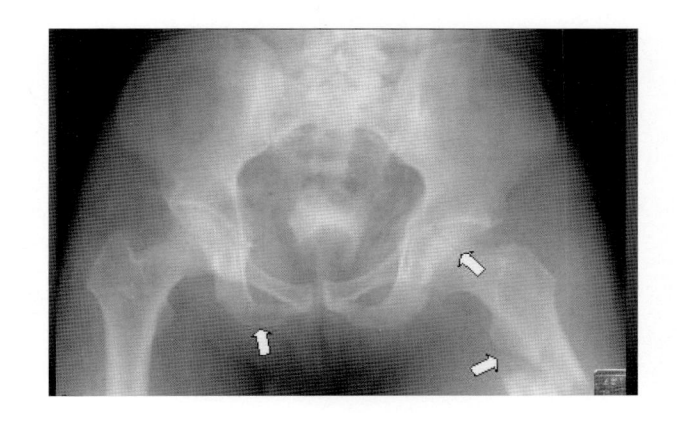

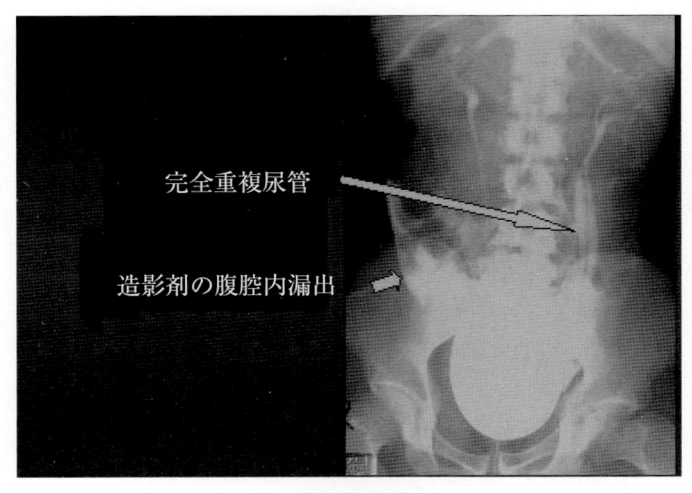

膀胱造影像

完全重複尿管
造影剤の腹腔内漏出

- 両側血胸
- 第12胸椎圧迫骨折, 不全対麻痺
- 骨盤骨折 (左坐骨, 仙腸関節, 右恥骨骨折)
- 左大腿骨折
- 膀胱破裂

〈骨盤骨折の特徴〉

・大きな外力：転落・交通外傷
・多発外傷：腹部・胸部・頭部外傷
・致死的内出血：後腹膜血腫
・合併損傷：膀胱・尿路・直腸損傷

〈骨盤X線検査のチェックポイント〉

・左右対称か
・骨盤輪は保たれているか
・恥骨結合は離開していないか
・仙腸関節付近に骨折線はないか
・寛骨臼に骨折線はないか
・脊椎や横突起に骨折はないか

● ワンポイント ●

〈骨盤骨折を疑わせる所見〉

・腰部の打撲・出血斑
・恥骨周囲の疼痛，皮下出血
・下肢肢位の異常・短縮
・骨盤可動性
・出血源不明のショック・血尿・血便

● 検 査 フ ロ ー ●

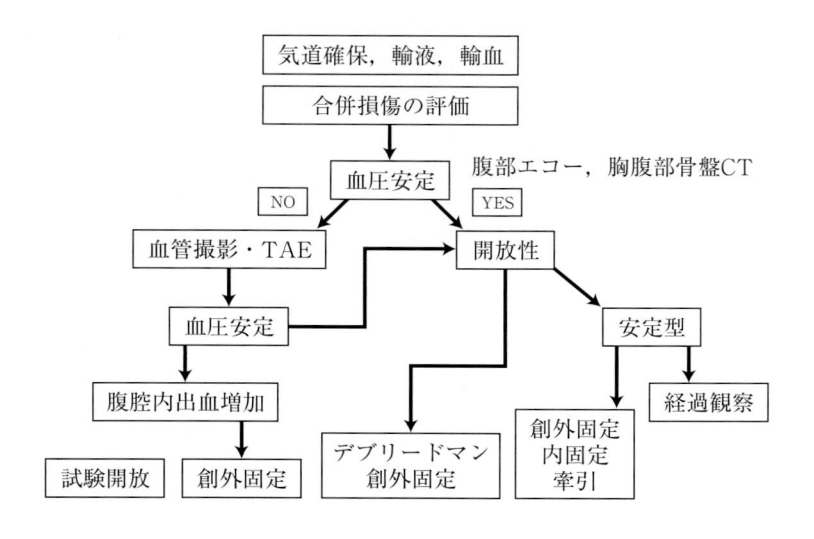

```
          気道確保，輸液，輸血
                 ↓
          合併損傷の評価
                 ↓
              血圧安定       腹部エコー，胸腹部骨盤CT
         NO ↙     ↘ YES
    血管撮影・TAE    開放性
         ↓        ↓    ↓
      血圧安定         安定型
         ↓              ↓
    腹腔内出血増加    経過観察
       ↙    ↘
   試験開放  創外固定   デブリードマン   創外固定
                       創外固定      内固定
                                    牽引
```

骨折，外傷等

97　多発外傷（2）
maltiple trauma

● 主訴・症状 ●

22歳，男性．乗用車同士の衝突，乗用車の助手席に乗車し受傷．

搬入時，BP152/70mmHg，PR64/min，RR15/min，意識Ⅲ-200（JCS），右耳出血あり，尿道口より出血．

● 画像診断情報 ●

〈搬入時の画像所見〉

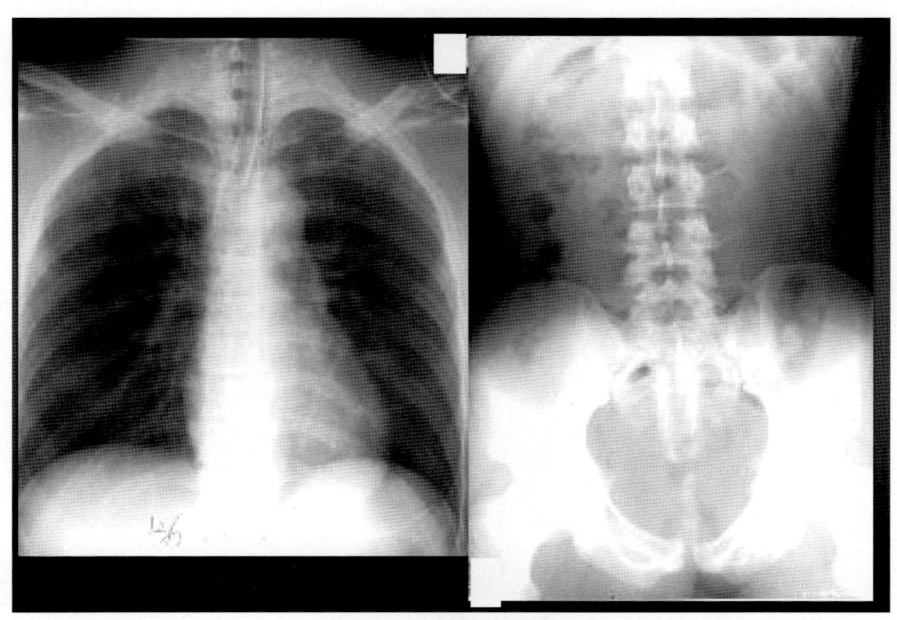

図1　胸・腹部単純像

画像診断情報 100

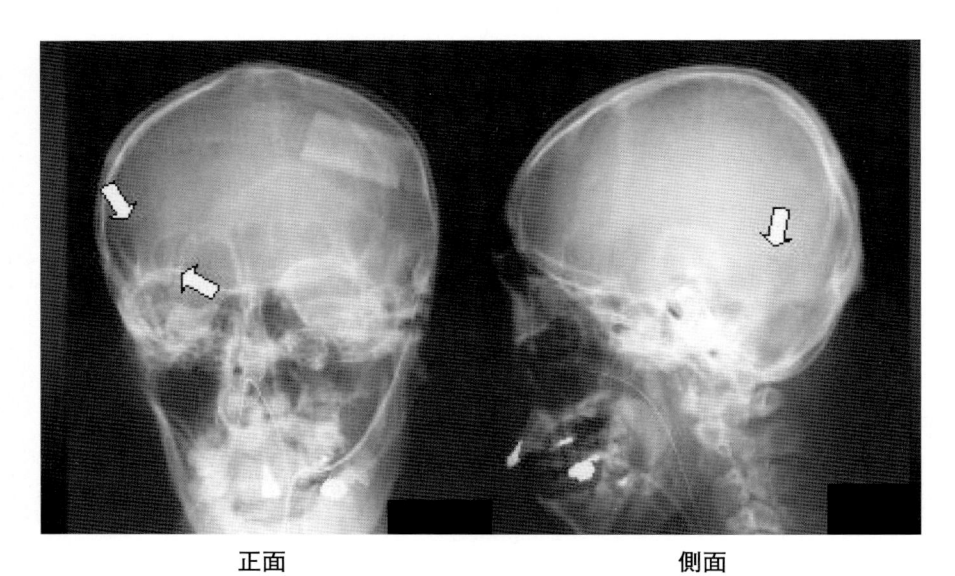

正面　　　　　　　　側面
図2　頭部単純像

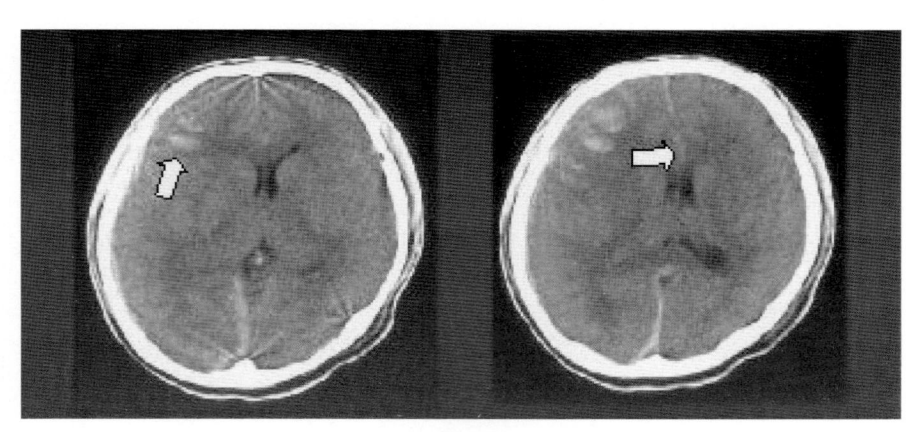

図3　頭部CT像

262

骨折, 外傷等

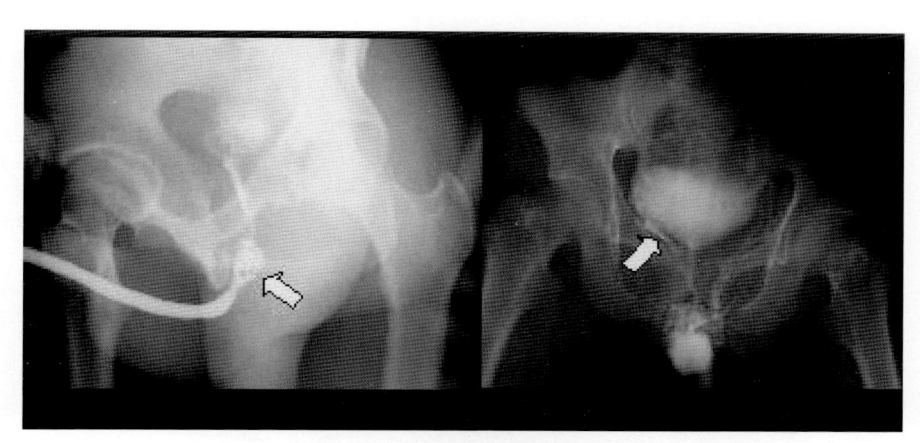

図4 逆行性尿道造影

Malgaigne骨折(骨盤2箇所の垂直縦断骨折)

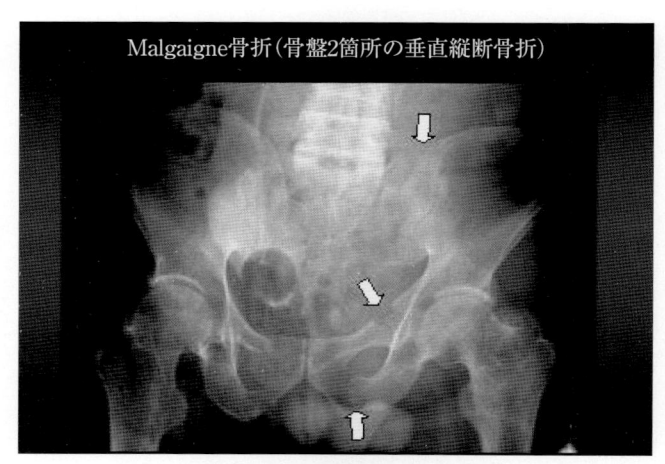

図5 骨盤単純像(正面)

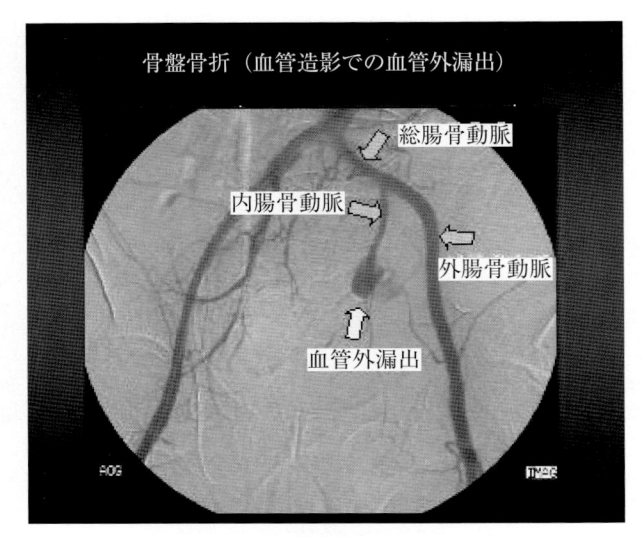

図6　血管撮影像（骨盤）

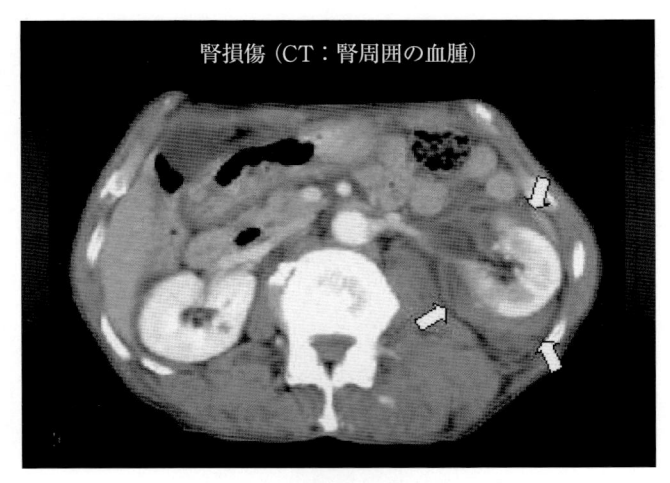

図7　腹部CT造影像

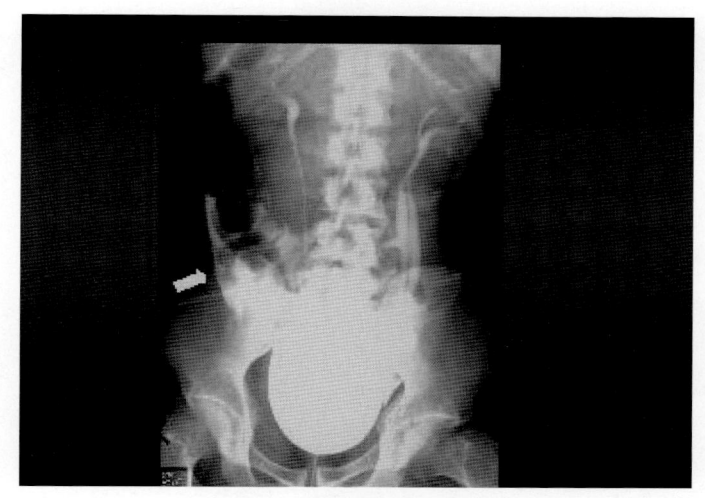

図8　腹部造影CT像

- 左鎖骨骨折（図1）
- 右側頭骨骨折，脳挫傷（図2，図3）
- 外傷性くも膜下出血，硬膜下出血（図3）
- 尿道損傷（尿道球部損傷と造影剤の漏出）（図4）
- 骨盤骨折（恥骨結合離開，左恥骨骨折，臼蓋骨折）（図5，図6，図8）
- 腎損傷（図7）

---

box box box box **box**

マルゲーヌ骨折（Malgaigne骨折）
　骨盤輪の骨折は直達外力による両側恥骨の上枝・下枝の同時骨折が多く，そのなかで片側の恥骨，坐骨および腸骨の垂直骨折を起こした状態をいう．前方骨盤輪（恥骨，坐骨）と後方骨盤輪（腸骨垂直型）の合併した骨折で，全骨盤骨折の約10％である．

98 右股関節開排制限（股関節脱臼）
dislocation of right hipjoint

● 主訴・症状 ●

4か月時より経過観察．5か月時まで改善せず，エコーにてgrade 2．

● 画像診断情報 ●

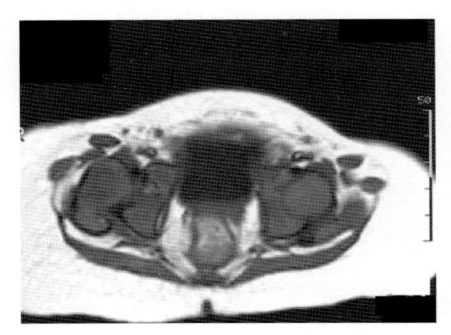

伸展位　　　　　　　　　　　　　屈曲位
股関節MRI像（T1強調画像，横断）

右臼蓋形成不全あり．股関節内には脂肪を思わせるhigh intensity（＋）．右大腿骨頭は伸展位で腹側に，屈曲位では背側に偏位している．また大腿骨頭は屈曲位では1/2程度しか臼蓋内にないようである．

伸展位と屈曲位を撮像することにより，大腿骨頭と臼蓋との位置関係がわかりやすくなり，治療方針の決定に有用な情報を与える．

〈留意点〉
・一般撮影では必ず左右対称に撮影する．無理な開排は避ける．
・ポータブル撮影では牽引中の撮影は睡眠時に行う．
・MRI撮像では伸展位，開排位，屈曲位の横断像を撮影する．
・両股関節正面単純像における種々の基本線を把握しておく必要がある．

骨折，外傷等

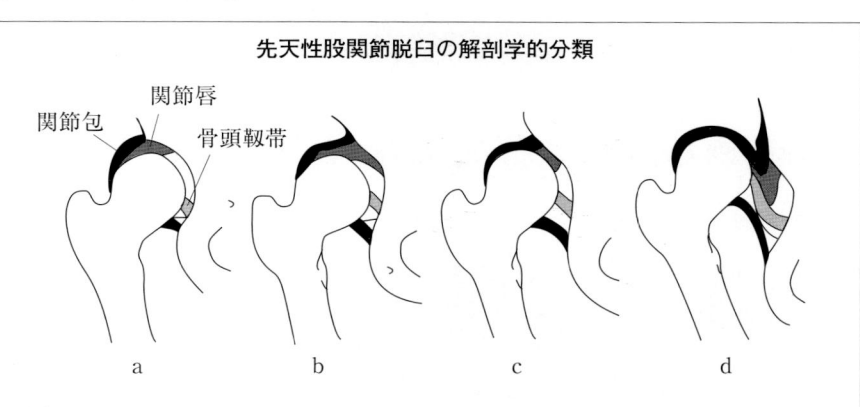

● ワンポイント ●

先天性股関節脱臼の解剖学的分類

関節包
関節唇
骨頭靱帯

a　b　c　d

a. 正常
b. grade 1：新生児期の関節包弛緩による．骨頭はほぼ球形でごく軽度外方化を示す．関節唇は外反し変形はほとんどない．軽度の臼蓋形成不全を有する．click sign（−）のことが多い．軽度の開排制限を有する．
c. grade 2：骨頭は変形し，外方化する（臼蓋縁に接する）．関節唇は変形，萎縮する．関節包は外上方へ引き延ばされる．click sign（＋）で，開排制限著明である．
d. grade 3：骨頭変形著明となり，後外方へ変位し臼蓋の外に位置し，腸骨との間に新臼蓋を形成する．関節唇の内反著明となる．その他の整復障害因子が揃う．

Dunn, P.M.: Proc. R. Soc. Med., 62：1035-1037, 1969より

（鳥巣岳彦，国分正一・編．標準整形外科学　第9版．医学書院；2005. p515. より転写）

● 必要な対応事項 ●

　脱臼の重症度を正しく評価する．整復治療には合併症（骨頭壊死）を伴うことがあるため，重症度にあった治療方法の選択（牽引，リーメンビューゲルなど）．整復治療ができない場合には，手術の適用となる．

99 右ペルテス病
Legg-Calve-Perthes disease (LCPD) (right)

● 主訴・症状 ●

2週間前より右股関節痛．近医にて股関節単純像より上記が疑われ当院紹介受診．

● 画像診断情報 ●

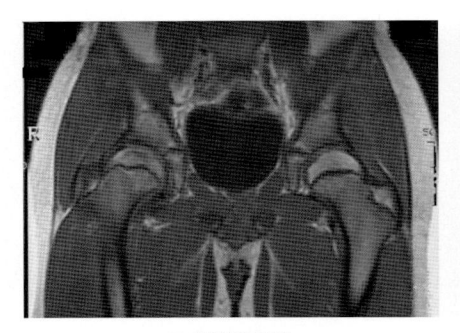

T1強調画像 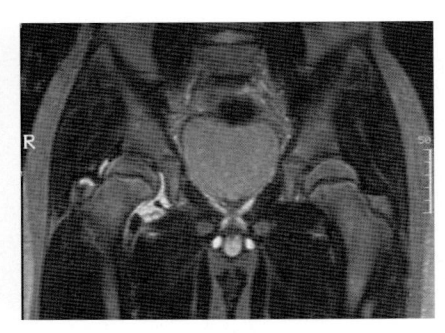　　　　　　　　T2強調画像

股関節MRI像

　右大腿骨の変形（扁平化）を認める．骨頭部にはT1強調画像，T2強調画像ともに低信号を呈する不整な線状影が認められる．T2強調画像において高信号は認められず，壊死期（necrosis stage）であると思われた．

　成長線も対側に比べ変形している．関節貯留液あり．

〈検査条件〉

　基本は，T1強調画像，T2強調画像を5mm以下の薄いスライスにて冠状断面を撮像する．STIR冠状断像を追加することにより病変部を詳細に描出することができる．またプロトン密度強調脂肪抑制画像により関節軟骨を描出できる．

骨折，外傷等

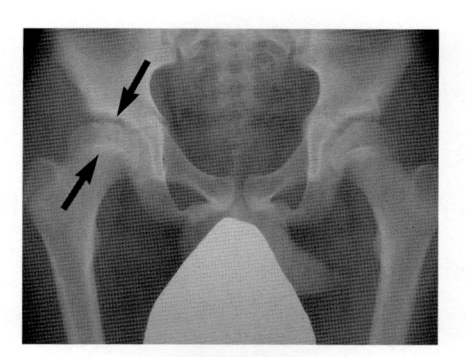

股関節単純像

股関節単純撮においても骨頭の変形，成長線の変化を確認できる．

● **ワンポイント** ●

〈現症状の確認〉

大腿から膝関節の痛みを訴える（随意性跛行）．この際，膝部単純像のみでは股関節病変を見逃す恐れがある．

関節可動域では開排（屈曲，外転），内旋が著しく障害される．

〈留意点〉

股関節単純像およびMRIによる定期的な経過観察が必要．

● **必要な対応事項** ●

早期診断，治療開始が必要．骨が成長期にあるため，治療成績と予後は骨頭の変形を最小限に抑えられるか否かにかかっている．

画像診断情報 100

100 右大腿骨頭すべり症
slipped right upper femoral epiphysis

● 主訴・症状 ●

2週間前より右下肢痛．股関節単純像より上記が疑われ当院入院．

● 画像診断情報 ●

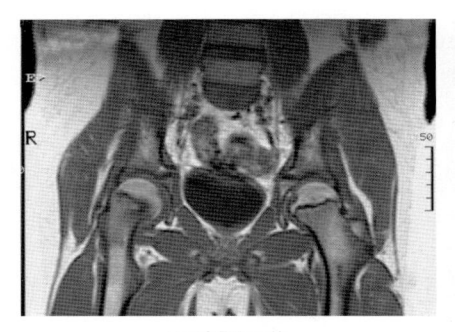

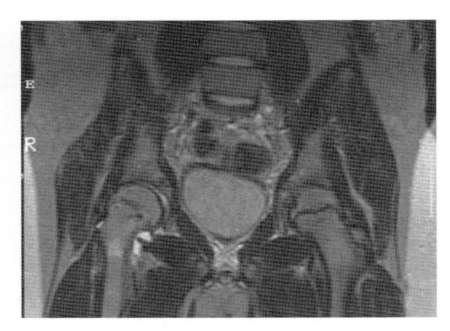

T1強調画像　　　　　　　　　T2強調画像

股関節MRI像

　右大腿骨頭のすべりあり，大腿骨頸部や成長軟骨部周囲にbone bruiseあり．関節液貯留少量．成長軟骨の離開はあるも軟骨そのものは比較的保たれているように認められた．

〈検査条件〉

　T1強調画像，T2強調画像を5mm以下の薄いスライスにて冠状断を撮影後，T2強調画像横断像を撮影するのが望ましい．STIR冠状断を追加することにより病変部を強調できる．またプロトン密度強調脂肪抑制画像，T2*強調画像により関節軟骨を描出できる．

　3次元CT像により，すべりの度合が明確になる．

骨折，外傷等

〈追加情報〉

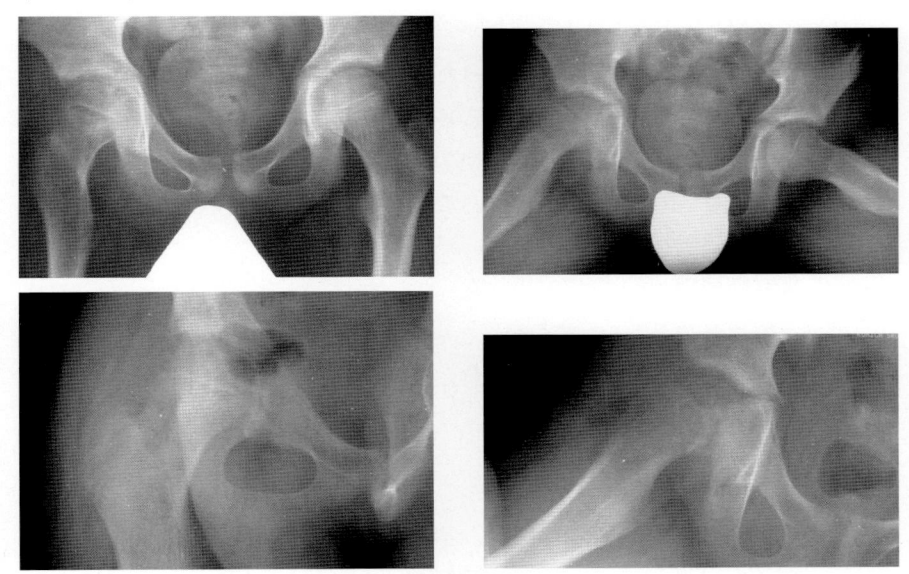

股関節単純像

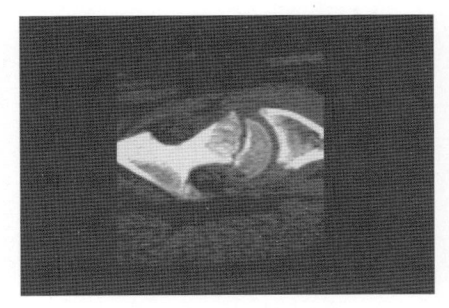

股関節CT像（3D）

　骨端線の幅が拡大し，骨幹端部は不規則な波状を呈し不鮮明である．骨端核は内方へ転位し，側面像では骨端核は明らかに後方へのすべりを呈する．

● **ワンポイント** ●

　正確な正面像と側面像の2方向撮影が必要である．本症では強い外旋拘縮があり，正確な前後像を得るのが大変であった．この場合は，骨盤を傾斜させても常に膝蓋骨を正面に向けての前後像を撮る必要がある．

　合併症として，大腿骨頭壊死症，軟骨壊死などを起こす可能性があるため，MRIによる定期的な経過観察が必要である．

● **必要な対応事項** ●

　急性型と慢性型がある．症状の軽微な症例では早期診断が遅れることがある．また，経過中に軽微な外傷などにより急にすべりが増強することがあるので注意を要する．

索　引

【数字】

3-3-9度方式 ……………………………23
3D-CTA for BA検査 ………………………123
3D-CT血管撮影 …………………………122
^{99m}Tc-RBC ……………………………181，182

【A】

abnormal wall motion of left ventricle …81
acute cerebral inferction or transient ischemic attack（TIA）……………………36
acute cholecystitis ………………172，173
acute epidural hematoma（AEDH）…12
acute hemorrhagic pancreatitis ………177
acute milliary tuberculosis ……………130
acute myocardial infarction（AMI）
　………………………………………78，80
acute pancreatitis ………………175，177
acute subarachnoid hemorrhage（SAH）
　………………………………16，19，23
acute subdural hematoma（ASDH）……4
ADC ………………………………41，51
AEDH ……………………………………12
air leakage ……………………………117
alimentary tract perforation
　………………………134，136，138，150
AMI …………………………78，80，81
aneurysm of right middle cerebral artery
　…………………………………………56
anisocoria ………………………………5
apparent diffusion coefficient（ADC）
　…………………………………………41
ASDH ………………………………4，28

【B】

bilateral chronic subdural hematoma …14
bleb ……………………………………115
Boerhaave症候群 ………………106，107
bone metastasis of lung cancer ………64
brain contusion …………………………34
bronchial asthma ………………………224
bronchoeoesophageal fistula …………109
bulla ……………………………115，117

【C】

cerebellor infarction ……………………48
cerebral aneurysm ………………25，59
cerebral arteriovenous malformation …25
cerebral hemorrhage ……………………34
cerebral hernia …………………………5
cerebral infarction ………………40，42，44
cerebral parenchymatous hemorrhage
　…………………………………………34
cerebral thrombosis ……………………53
cerebral venous thrombosis ……………50
cervical epidural hematoma …………202
cervical spine and spinal cord injury …200
check valve mechanism ………………113
cholecystitis ……………………………173
choledocholithiasis ……………………174
cholelithiasis ……………………172，174
chronic cholecystitis …………………174
chronic subdural hematoma（CSDH）
　…………………………………………14
coil ……………………………………184
colles fracture（left）…………………256
Coll's fracture …………………………257

comminuted fracture	253
comminuted fracture of the leg	251
congenital esophageal atresia	108
contusion	28
cord damage	203
CSDH	14, 28

【D】

DeBakey分類	87, 89
De'bridemant	247
delayed rupture	161
depressed skull fracture	5
diffusion weighted image (DWI)	37, 39, 45, 47
dislocation of left shoulder	242
dislocation of right hipjoint	266
dissectin aneurysm	87
dissecting aneurysm of aorta	86
dissecting aneurysm of thoracic to abdominal aorta	88
duodenal ulcer perforation	142, 144
DWI	36, 37, 39, 45, 47

【E】

EDH	31
EMR	150, 155
esophageal atresia	109
esophageal perforation	105
extra uterine pregnancy	194
extradural hemorrhage	35
extra-pleural sign	126, 127
extravasation	163, 164, 165

【F】

fat pad sign	222, 223
fracture of the clavicle	218
fracture of the malleolus (left)	254
fracture of the pelvic bones	244, 246, 248
Frankel分類	201
free air	134, 135, 136, 137, 138, 157
front side dislocation of right shoulder	240

【G】

general peritonitis	157
GER	196
glioblastoma	68
greenstic fracture	220, 221
Grossの食道閉鎖分類	108, 109

【H】

Hampton's hump	94
Hb値	158
head injury	6, 8
heart failure	84
hemoptysis	121, 123
herpes encephalitis	72, 73
Hill-Sacks lesion	238, 240
HVA	179

【I】

ICH	10, 30, 31, 33
ideopathic esophageal perforation	102
idiopatic myocardiopathy	83
ileus	186
influenzal encephalitis	70
intra arterial signal	45
intracerebral hemorrhage (ICH)	10
intussusception	188, 191, 231

【K】

kerckring	187
kidney injury	248
knuckle sign	94

【L】

LAD ··78, 79, 80
LCPD ··268
Legg-Calve-Perthes disease（LCPD）
（right）···268
light reflex ··5

【M】

Malgaigne骨折 ···························263, 265
Mallory-Weiss症候群 ···············106, 107
malrotation······································196
maltiple trauma ································261
MCA ···42
mediastinal emphysema ···················125
melena ···································181, 183
meningioma······························66, 67
middle cerebral artery（MCA）·········42
midgut malrotation ··························198
midgut volvulus ······················196, 226
MRA ···47
MRI拡散強調画像 ····························40
MRV ···98
MS ··74, 75
multiple injury ·····································2
multiple sclerosis（MS）··········74, 75
multiple trauma ································258
myocardial infarction ·························79
myocardiopathy ·································83

【N】

natural pneumothrax ························112
neuroblastoma···························178, 180
niveau ·····································186, 187
non-archetype subarachnoid hemorrhage
··26

【O】

obturator hernia ··························192, 193
occlusion of right middle cerebral artery
··54

【P】

pancreatitis ·······································177
paraplegia ···209
perforation ·······································107
perforative peritonitis ······················156
peritonitis ·······································157
peumomediastinum ··························124
pneumothorax··························115, 116
pulmonary embolism ·························96
pulmonary embolism deep vein
thrombosis ·······································98
pulmonary infarction ···················94, 95
pulmonary tuberculosis ···126, 128, 130

【R】

ransverse fracture ····························253
raumatic lumbar vertebra dislocation
fracture ···212
RCA ···78, 79
rectus abdominis muscle hematoma ···168
retropharyngeal abscess ···················204
rupture of abdominal aneurysm ···90, 91
rupture of metastatic liver cancer ······158
rupture of thoracic aneurysm ············93

【S】

SAH ·····························16, 19, 23, 29
sausage appearance ···························94
skull metastasis of lung cancer ·········60
slipped right upper femoral epiphysis···270
SMA ···146
SMA thrombosis ······························148

small SMV sign	147
spiral fracture	253
splenic injury	163, 166
splenic trauma	160
spontaneous pneumothorax	115
Stanford分類	87, 89
stress radiography	243
Stryker法	238
subarachnoid hemorrhage	22
subcutaneous emphysema	124
subdural hemorrhage	5
superior mesenterica artery thrombosis	146
superior mesenterica artery (SMA)	146
supracoudylar fracture	222
suspected of lung cancer	110
swallow of foreign object	228

【T】

T1WFS	60
T1WI	39
T1強調画像	36, 37, 39
T2WI	39
T2強調画像	37, 39
T1強調脂肪抑制画像	60
TAE	167, 247
takotsubo cardiomyopathy	81, 83
TEF	108, 109
Th12 fracture and dislocation	206
the bleeding after the operation of pancreas cancer	184
thoracic injury	236
thrombosis	53
TIA	36, 39
tracheoesophageal fistula (TEF)	109, 109
traffic accident acute epidural hematoma	12
transarterial embolization (TAE)	247
transient ischemic attack (TIA)	39
traumatic intracerebral hemorrhage	10
traumatic intracerebral hemorrhage&hematoma	10
traumatic pneumothorax	118
traumatic thoracic vertebra dislocation fracture	210

【V】

vertebral injury of material drop	214
VF	80
VMA	179
Volkmann拘縮	223
VT	80

【W】

Westermark's sign	94
whirlpool sign	226

【あ】

アウトレット位	244
アニソコリア	4
アニソコリー	2, 4
イクストラプルーラルサイン	127
一過性脳虚血発作	36, 39
異物誤飲	228
胃噴門部逆流	196
イレウス	186
咽後膿瘍	204
インフルエンザ脳症	70
インレット位	244
嚥下障害	204
横骨折	253

【か】

外傷既往	160
外傷性気胸	118
外傷性胸椎圧迫骨折	210
外傷性脳実質内出血および血腫	10
外傷性腰椎圧迫骨折	212
外傷による腹痛	168
解離腔	86
解離性大動脈瘤	86
解離性動脈瘤	87, 88
拡散強調画像	36, 37, 38, 39, 41, 45, 48, 49, 51
拡散係数画像	51
下腿骨骨折	251
下大静脈	100
下大静脈フィルタ	101
肩関節	238
肩関節前方脱臼	240
喀血	121, 123
完全麻痺	203, 208
嵌頓小腸	192
機械的イレウス	187
気管支喘息	224, 225
気管支動脈造影3D-CT検査	123
気管食道瘻	108, 109
気胸	115, 116
器材落下による脊椎損傷	214
気腫性肺嚢胞	113
機能的イレウス	187
急性期脳梗塞	41
急性くも膜下出血	16, 18, 19, 20, 21, 23
急性硬膜外出血	35
急性硬膜下血腫	4, 28
急性出血性膵炎	177
急性出血性胆嚢炎	173
急性心筋梗塞	78, 80, 81
急性膵炎	175, 177
急性膵炎のCT grade分類	176
急性粟粒結核	130
急性胆嚢炎	172, 173
急性脳梗塞	36
急性汎発性腹膜炎	144
胸腔ドレナージ	117
胸痛	98
胸部外傷	125
胸部・胸郭外傷および損傷	236
胸腹部解離性大動脈瘤	88
胸部造影3D-CTA検査	122
胸部大動脈瘤破裂	93
胸膜線pleural line毛髪線	116
鏡面像	138
鏡面像ニボー	186
くも膜下出血	21, 22, 24, 26, 27, 29
経カテーテル的動脈塞栓術	167
頸椎硬膜外血腫	202
頸椎脊椎・脊髄外傷	200
頸部痛	204
下血	181, 183
血圧低下	160
結核性胸膜炎	126
血管外漏出	163
血管外漏出像	158
血性腹水	158
血栓症	53
交通外傷による急性硬膜外血腫	10
交通外傷による脾臓損傷	166
広汎性腹膜炎	157
硬膜外血腫	13
硬膜外出血	35
硬膜下出血	5
コーレス骨折	256, 257
股関節脱臼	266
呼吸困難	224

骨シンチ ……………………………60, 63
骨盤骨折 ……………………4, 244, 246, 248
骨融解像 ……………………………64, 127
コリーズ骨折 ……………………………257

【さ】

鎖骨骨折 ……………………………218
左室壁運動異常 ……………………81, 83
子宮外妊娠 ……………………………194
自然気胸 ……………………112, 113, 115
脂肪抑制 ……………………………60
脂肪抑制画像 ……………………………62
縦隔気腫 ……………………………124, 125
十二指腸潰瘍穿孔 …………………142, 144
絨毛組織 ……………………………194
出血性ショック ……………………………160
消化管出血シンチ ……………………181, 182
消化管穿孔 …125, 134, 135, 136, 138
小腸ガス ……………………………186
上腸間膜動脈塞栓症 ………146, 147, 148
小腸のケルクリング ……………………187
小脳梗塞 ……………………………48
小脳出血 ……………………………30
上腕骨顆上骨折 ……………………………222
食道穿孔 ……………………102, 104, 105
食道損傷 ……………………………107
食道破裂・穿孔 ……………………………104
食道閉鎖 ……………………………108
食道閉塞 ……………………………109
ショック症状 ……………………………90
心筋梗塞症 ……………………………79
心筋症 ……………………………83
神経芽細胞腫 ……………………178, 180
神経膠芽腫 ……………………………68
神経支配領域 ……………………………207
心室細動 ……………………………80
腎損傷 ……………………………248

深部静脈血栓症 ……………97, 98, 101
深部静脈血栓症による肺塞栓症 ……98
心不全 ……………………………84, 85
心房細動 ……………………………149
膵（臓）炎 ……………………………177
膵臓癌術後出血 ……………………184
髄膜腫 ……………………………66, 67
ストレス撮影 ……………………………243
赤沈 ……………………………130
穿孔 ……………………………107
穿孔性腹膜炎 ……………………………156
喘鳴 ……………………………224
造影3D PC法MR venography ……52, 53
総胆管結石胆石症 ……………………174
損傷 ……………………………203
損傷消化管穿孔 ……………………125

【た】

第12胸椎脱臼骨折 ……………………206
対光反射 ……………………………2, 5
大腸癌による腸重積 ……………………188
大動脈瘤の分類 ……………………………89
大動脈瘤破裂 ……………………………90, 91
胎嚢 ……………………………194
タコつぼ ……………………………81, 82
タコつぼ型心筋症 ……………………81, 83
多発外傷 ……………………2, 258, 261
多発性硬化症 ……………………………74, 75
胆石 ……………………………172, 174
胆石発作 ……………………………173
胆嚢炎 ……………………………173
胆嚢周囲の液体貯留 ……………………172
中大脳動脈 ……………………………42
中腸回転異常 ……………………196, 198
中腸軸捻転 ……………………196, 226
腸壊死 ……………………………147
腸管穿孔 ……………………………150

腸重積	191, 231	肺結核	126, 128, 130
腸閉塞症	186	肺血栓塞栓症	101
対麻痺	209	肺血流シンチ	98
デブリードマン	247	肺梗塞	94, 95, 97
転移性肝癌破裂	158	肺塞栓症	96, 97, 100
頭蓋陥没骨折	5	肺胞破裂	125
盗汗	130	剥離内膜	86
瞳孔左右不同症	4, 5	発熱	204
瞳孔同大	2	反跳痛	154
頭部外傷	6, 8	脾外傷	160
突発性喀血症	121	皮下気腫	102, 105, 106, 124
特発性食道破裂	102, 107	被殻出血	33
特発性心筋症	83	皮下膿瘍	127
		皮質下出血	33
【な】		ヒストアクリル	184
内開放性気胸	119	脾損傷	163
ニボー	187	左肩脱臼	242
脳幹出血	31	左冠動脈前下降枝梗塞	80
脳血管攣縮	42	左前下行枝	79, 80
脳血栓	42, 53	左前腕・手関節	256
脳梗塞	32, 40, 42, 44	左足関節外果骨折	254
脳挫傷	31, 34	非典型的くも膜下出血	26
脳実質内出血	34	不完全麻痺	203
脳静脈血栓症	50, 52	腹腔内出血	91
脳塞栓	42	腹腔内遊離ガス	139
脳動静脈奇形	24, 25	腹直筋血腫	168
脳動脈瘤	25, 59	腹部大動脈瘤	91
脳動脈瘤破裂	24	腹膜炎	143, 145, 157
脳内出血	34	腹膜気腫	138
脳内出血混合型	30, 33	不全麻痺	208
脳ヘルニア	4, 5	ブラ	113, 115, 117
膿瘍形成	102	ブレブ	113, 115
		粉砕骨折	253
【は】		閉鎖孔ヘルニア	192, 193
肺癌疑い	110	閉鎖孔レベル	193
肺癌の骨転移	64	壁肥厚	172
肺癌の頭蓋骨転移	60	ヘモグロビン	158

ヘルペス脳炎 ……………………72, 73
ボタン電池 ……………………228, 229

【ま】
マルゲーヌ骨折 ……………………265
慢性硬膜下血腫 ………………15, 28
慢性胆嚢炎 ……………………174
右下腿粉砕骨折 ……………………251
右冠状動脈 ……………………79
右冠状動脈梗塞 ……………………78
右股関節開排制限 ……………………266
右大腿骨頭すべり症 ……………………270
右中大脳動脈動脈瘤 ……………56, 57
右中大脳動脈閉塞 ……………………54
右ペルテス病 ……………………268

無脈性心室頻拍 ……………………80

【や】
遊離ガス ……………………142, 144
遊離気腫 ……………………139

【ら】
螺旋状骨折 ……………………253
両下肢チアノーゼ ……………………91
両側慢性硬膜下血腫 ……………………14
労作時呼吸困難 ……………………98
肋骨カリエス ……………………127

【わ】
若木骨折 ……………………220, 221

編集後記

　放射線治療による過剰照射事故，病院における明らかな腸閉塞画像の見逃しやCT画像の病変見逃し事故等々，近年になって，こうした医療事故の報道は枚挙にいとまがありません．そんな状況が続くなか，本会，小高喜久雄副会長より，「このようなときにこそ，国立病院療養所放射線技師会は事故防止に結びつく具体的な行動を起こすべきではないか．例えば全国の各施設より貴重な症例を提供していただき，救急医療に対応できるマニュアルを作成してはいかがなものか，それもできる限り早急に」との呼びかけがありました．

　その趣旨に賛同し，大塚次男会長の指導のもと，本会を挙げての企画活動と位置づけられ，さっそく各地区会長ならびに各施設技師長に症例および関連臨床情報提供のお願いをした結果，全国の施設から予想外に多くの貴重な症例を提供していただきました．それらの症例をさらに部位別，症例別に分類し，不足領域については症例指定にて追加依頼も行って，本書にみるとおりの100症例を完備させるに至ったものです．

　個人情報保護法との関連で何かと難しい状況下にもかかわらず，本企画趣旨を積極的に受け入れ，快く症例を提供して下さいました各施設・各位のご協力には，心からの感謝を申し上げる次第です．

　しかし，提供された資料構成の多様さから，編集作業には思いのほか時間がかかってしまいました．そのために，提供者の意図とは多少異なるニュアンスとなった症例もあるかと思われます．これは本書刊行の企図を生かすべく，学術部2人による判断として，敢えてオリジナルに手を加えたものであることをご諒解願いたく存じます．

　本書の刊行を機会に，将来，さらに症例の整備が行われ，改訂増補が繰り返され，診療放射線技師の画像診断情報がスタンダードとして確立されていくことが，編集を担った私たちの夢であることを申し添えます．

そして，ようやくそのゴールと新たなスタートを迎えようとする本書を前にして，あらためて「患者さんのために医療事故ゼロ」を，ここに誓う次第です．

　本書制作にあたり，多くの成書を参照させていただきました．それらの参考文献を巻末に列記するとともに，先達の皆様の学恩に深謝いたします．

　最後に，編集作業において懇切丁寧なご指導をいただきました医療科学社の古屋敷信一氏，齋藤聖之氏，丸山いつみ氏に御礼を申し上げます．

　　　　　　　　　　　　　　　　　　　　2006年3月
　　　　　　　　　　　　　　　　　　学術部　立道　信宏
　　　　　　　　　　　　　　　　　　　　　　山村　恭子

参考文献

1) 青木茂樹・他編．これでわかる拡散MRI．秀潤社；2002．
2) 青木茂樹・他編．新版　よくわかる脳MRI．秀潤社；2004．
3) 荒木　力．腹部CT診断120ステップ．中外医学社；2003．
4) 荒木　力．すぐわかる小児の画像診断．秀潤社；2003．
5) 伊藤勝陽・監訳．骨関節画像診断入門．HBJ出版局；1995．
6) 江原　茂．骨・関節のX線診断．金原出版；1995．
7) 太田富雄・編．脳神経外科学　改訂7版．金芳堂；1996．
8) 大西晃生・他訳．臨床神経学の基礎（メイヨー医科大学教材）．メディカル・サイエンス・インターナショナル；1982．
9) 大根田玄寿．脳出血の病理．文光堂；1974．
10) 大野藤吾・他．初学者のための骨，関節X線写真の読み方．中外医学社；1990．
11) 尾関巳一郎・他編．新放射線医学．南山堂；1973．
12) 笠井俊文, 土井　司・共編．MR撮像技術学．オーム社出版局；2001．
13) 亀田治男・編．消化器病学　第3版．医学書院；1988．
14) 亀山正邦・編．老年神経学．南江堂；1987．
15) 河合忠一・編．心筋症．朝倉書店；1985．
16) 黒岩義五郎・他編．多発性硬化症．新興医学出版社；1985．
17) 小林　登, 鴨下重彦・編．小児科学　第2版．医学書院；1987．
18) 佐野圭司・監．中枢神経系のCT診断．医学書院；1983．
19) 杉浦和朗．イラストによる中枢神経系の理解．医歯薬出版；1998．
20) 杉田秀夫・他編．神経．中外医学社；1988．
21) 南山堂医学大辞典．南山堂；1994．
22) ステッドマン医学大辞典　第3版．メジカルビュー社；1995．
23) Sebastin Lange．胸部X線診断プラクティス．中外医学社；1993．
24) 多田信平・他．1枚のX線写真から－鑑別診断の進め方と考え方－．金原出版；1993．

25）竹内一夫・監．標準脳神経外科学　第6版．医学書院；1994．
26）土屋一洋・監．小児画像診断のキーワード119．メジカルビュー社；2002．
27）土屋一洋・監．胸腹部・骨盤部 CT/MRIのキーワード160．メジカルビュー社；2002．
28）土屋一洋，青木茂樹・編．所見からせまる脳MRI．秀潤社；2003．
29）鳥巣岳彦，国分正一・編．標準整形外科学　第9版．医学書院；2005．
30）中田　力・他編．脳脊髄MRA．中外医学社；1997．
31）中村　實・監．X線造影剤検査の実践．医療科学社；2002．
32）中村　實・監．新編臨床医学概論．医療科学社；2004．
33）中村　實・監．造影CT検査の実践的活用．医療科学社；1999．
34）西村恒彦・他編．EBMに基づいた誰でもわかる心臓核医学．メジカルセンス；2002．
35）西本　詮・編．神経放射線診断学入門．朝倉書店；1985．
36）久　直史・編．初めての腹部エコー．秀潤社；1998．
37）久田欣一・他編．最新臨床核医学．金原出版；1995．
38）平山恵造．神経症候学．文光堂；2000．
39）本間日臣・編．呼吸器病学　第2版．医学書院；1987．
40）水野美邦・編．神経内科ハンドブック　第3版．医学書院；2003．
41）宮下英夫・監．心疾患の診断と治療．医学評論社；1989．
42）村田喜代史・他編．胸部のCT　第2版．メディカル・サイエンス・インターナショナル；2005．
43）柳下　章・編．エキスパートのための脊椎脊髄疾患のMRI．三輪書店；2004．
44）山崎純一・他監．Q&A 心臓核医学診断．メジカルセンス；2003．

患者さんのために知っておきたい
画像診断情報 100

価格はカバーに
表示してあります

2006年3月27日　第一版　第1刷　発行

編　者	全国国立病院療養所放射線技師会 ©
発行人	古屋敷　信一
発行所	株式会社 医療科学社
	〒113-0033　東京都文京区本郷3-23-1
	TEL 03 (3818) 9821　　FAX 03 (3818) 9371
	ホームページ　http://www.iryokagaku.co.jp
	郵便振替　00170-7-656570

ISBN4-86003-354-X　　　　　　　　（乱丁・落丁はお取り替えいたします）

本書の複製権・翻訳権・上映権・譲渡権・公衆送信権（送信可能化権を含む）は（株）医療科学社が保有します。

|JCLS|〈（株）日本著作出版権管理システム委託出版物〉

本書の無断複写は著作権法上での例外を除き，禁じられています。
複写される場合は，そのつど事前に（株）日本著作出版権管理システム
（電話 03-3817-5670，FAX 03-3815-8199）の許諾を得てください。

HITACHI MEDICAL CORPORATION

Perfect View by FPD

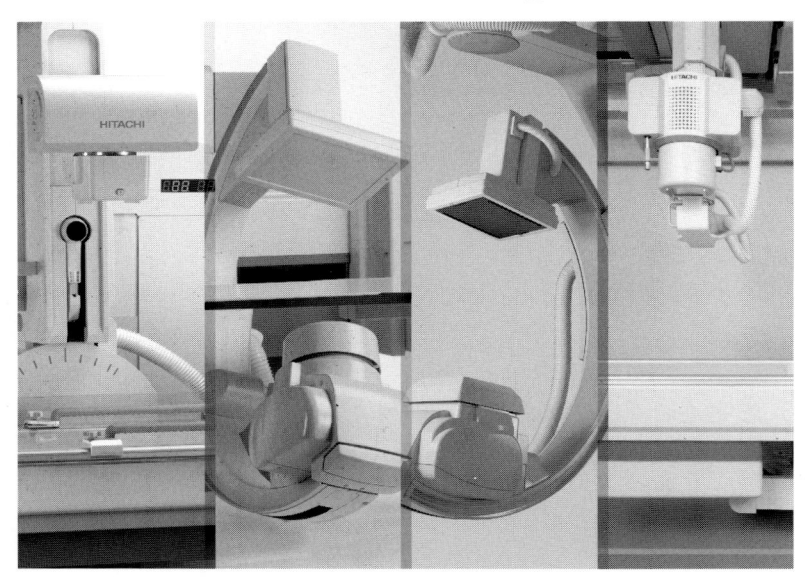

広視野&鮮明画像···X線画像診断の新潮流

消化管検査からIVRまで、日立のFPDなら
広く、しかもリアルタイムに鮮明画像が得られます。
妥協なき医療の最前線を、日立の先端技術がサポートします。

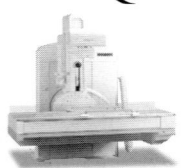

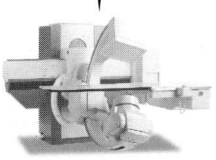

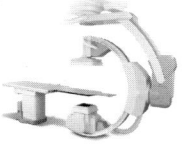

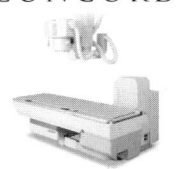

透視対応FPD搭載透視撮影システム
medites CREA

透視対応FPD搭載多目的イメージングシステム
VERSIFLEX

FPD搭載IVRシステム
PARTIRE

FPD搭載 アームレスX線テレビ装置
CONCORD

株式会社 日立メディコ

本社 〒101-0047 東京都千代田区内神田1-1-14 日立鎌倉橋ビル TEL.(03)3291-6391(代表)　URL http://www.hitachi-medical.co.jp

HITACHI MEDICAL CORPORATION

[e-Tool]は、いま第2楽章へ。

真に必要な機能による、道具としての使いやすさを追求した日立の超音波診断装置[e-Tool]シリーズ。これまでの実績をもとに、いま新たなステージの幕を開きます。使う人にもっとやさしい、画像診断の未来を明るく奏でる「第2楽章」へのステップアップです。

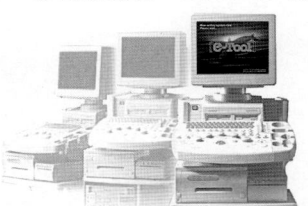

[e-Tool]®

株式会社 日立メディコ

[e-Tool]：expert（画質）、expand（拡張性）、easy（操作性）の3つのeを性能指針とした、日立が提唱する超音波診断装置のコンセプトです。

本社 〒101-0047 東京都千代田区内神田1-1-14 日立鎌倉橋ビル ☎(03)3291-6391（代表） URL http://www.hitachi-medical.co.jp

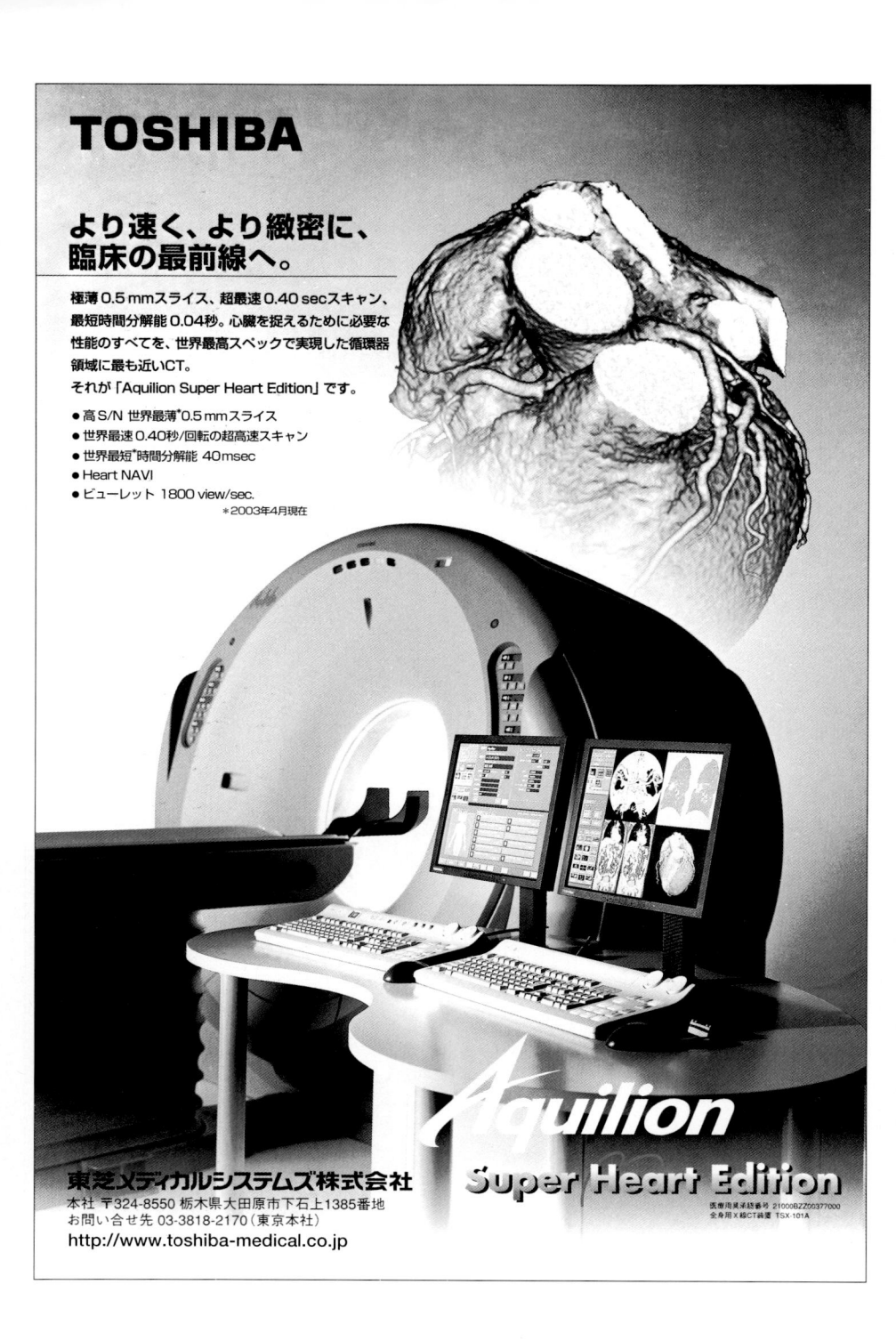

TOSHIBA

より速く、より緻密に、臨床の最前線へ。

極薄0.5mmスライス、超最速0.40secスキャン、最短時間分解能0.04秒。心臓を捉えるために必要な性能のすべてを、世界最高スペックで実現した循環器領域に最も近いCT。
それが「Aquilion Super Heart Edition」です。

- 高S/N 世界最薄*0.5mmスライス
- 世界最速 0.40秒/回転の超高速スキャン
- 世界最短*時間分解能 40msec
- Heart NAVI
- ビューレート 1800 view/sec.

*2003年4月現在

Aquilion Super Heart Edition

東芝メディカルシステムズ株式会社
本社 〒324-8550 栃木県大田原市下石上1385番地
お問い合せ先 03-3818-2170（東京本社）
http://www.toshiba-medical.co.jp

医療用具承認番号 21000BZZ00377000
全身用X線CT装置 TSX-101A

TOSHIBA

Fine & Fast
よりきれいに、より速く。

ℱine アルゴリズム
従来比最大約2倍のSN比向上を実現する新しい画像生成アルゴリズムを搭載。時間短縮と画質向上の両立進化を果たしながら診断能の向上を実現します。

ℱast アルゴリズム
画像再構成スピード従来比最大約2倍の高速化を実現。複雑膨大な処理をスピーディーにこなします。

ℬody Diffusion
話題の躯幹部拡散強調画像（Body Diffusion）にも高精度に対応。これからの新しい臨床アプリケーションを柔軟に取り入れます。

ℱlow-Spoiled FBI
四肢末梢血管の鮮明な動静脈分離を可能にした東芝独自のFlow-Spoiled FBI。F^2-Editionの高いポテンシャルによって非造影MRAはさらなる高みへ。

𝒲ide Area Imaging
Vantageの高いハードウェア性能をベースにした鮮明な広領域撮像。複数画像の自動つなぎ機能（Auto-Stitching）を搭載し広領域イメージングに対応します。

EXCELART Vantage
F^2-Edition

東芝メディカルシステムズ株式会社
本社 〒324-8550 栃木県大田原市下石上1385番地
お問い合せ先 03-3818-2170（東京本社）
http://www.toshiba-medical.co.jp

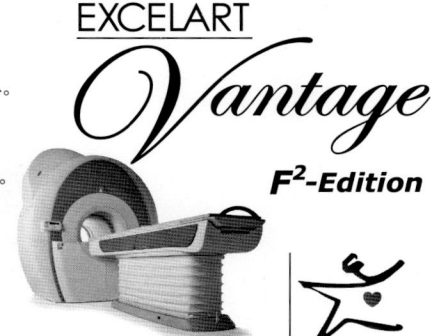

医療用具承認番号 21500BZZ00605000
超電導式磁気共鳴画像診断装置 EXCELART MRT-2003

Made for Life